图解中医系列丛书

图解常见病中医家庭疗法

李 铁◎主编

吉林科学技术出版社

图书在版编目（C I P）数据

图解常见病中医家庭疗法 / 李铁主编. -长春：吉林科学技术出版社，2009.3
ISBN 978-7-5384-4051-5

Ⅰ.图… Ⅱ.李… Ⅲ.常见病-中医治疗法-图解 Ⅳ.R242-64

中国版本图书馆CIP数据核字（2008）第192006号

图解常见病中医家庭疗法

主编：李　铁
编委：杨子江　康金涛　王守军　孙　也　李艳春　高　爽　冯化平　胡元斌
选题策划：李　梁
责任编辑：李　梁　王旭辉　周　禹
封面设计：涂图工作室　张　虎
技术插图：张海霆
制版：长春市创意广告图文制作有限责任公司
出版发行：吉林科学技术出版社
社址：长春市人民大街 4646 号
邮编：130021
发行部电话 / 传真：0431-85677817　85635177
85651759　85651628
编辑部电话：0431-85630195
团购热线：0431-85630195
邮箱：zhouyushiwo@gmail.com
网址：www.jlstp.com
实名：吉林科学技术出版社
印刷：唐山才智印刷有限公司
规格：720 毫米 ×990 毫米　16 开　15 印张　1 彩插　字数：300 千字
版次：2009 年 3 月第 1 版　2022年 1 月第 2 次印刷
书号：ISBN 978-7-5384-4051-5
定价：49.00 元

前言
FOREWORD

中医是我国的传统医学，是中华民族的文化遗产。中国是医药文化发祥最早的国家之一，中医承载着中国古代人民同疾病斗争的经验和理论知识，逐渐融入文明时代的光华之中，并发出独特的光芒照耀着祖国医坛，直至今天。

虽然叫“中医”可以很清楚的和“西医”区别开，但中医的“中”并非是指中国。最早在我国西汉时期开始有“中医”的说法，一代大医孙思邈曾经说过：“不知易便不足以言知医。”可见《易经》对中医的影响非常深远。《易经》将世界一切事物均纳入阴阳的轨道，所以中国古代的医学理论认为，人体的阴阳保持中和才会平衡不会生病。若阴阳失衡，则疾病必来。中医大夫有“持中守一而医百病”的说法，意即身体若无阳燥，又不阴虚，一直保持中和之气，则百病全无。因此“尚中”和“中和”是中医之“中”的真正含义。

本书根据中国传统医学理论，对现代人常见的31种病症进行系统阐述。将每种常见病症先进行辨证分型，根据病症的不同分型，细说其发病原因、症状表现、并发症，最后运用中医的传统疗法（食疗、中药、穴道）进行防治和保健。书中配有实用的图表、诙谐的插图、清晰的穴位图，让晦涩的中医知识也变得简单易懂。一些简单的疾病可不去看医生，可按图索骥，如法使用，即可获得痊愈或好转；对一些疑难杂症也可充分配合医生进行治疗，达到理想的疗效。普及医学科普知识、介绍简单的诊疗方法，为患者进行家庭医疗服务，是我们编写本书的主要目的。

但是需要说明的一点是，如果病情严重了，还是需要到正规的医疗机构去治疗的。每个人的体质都不同，症状也非常复杂，需要有经验的医生通过科学的检查手段才能确诊，如果一味在家自诊自疗，会错过治疗的最好时机，贻误病情。所以建议广大读者不要讳疾忌医，一定要到正规的医院就诊。

编者

目录

CONTENTS

第 9 章 便 秘
不通不畅的“后顾之忧”※65

第 10 章 打 嗝
肠胃的拔扯※73

第 11 章 胃 痛
被破坏营养加工厂※77

第 12 章 心绞痛
心胸难以开朗※86

第29章 腰痛

疲弱的腰部※205

第30章 肩周炎

肩关节的活动障碍※213

第31章 颈椎病

硬不起的脊梁骨※219

附录 中医验方※225

第 1 章

感 冒
呼吸通道的阻塞

感冒是在人体抵抗力下降，气候变化急骤的时候，感受了风、寒、暑、湿、燥、火(温、热)或疫毒等邪气而致的常见呼吸道疾病，其中风邪是造成感冒最主要的原因，而西医则认为感冒主要是由病毒或细菌感染所导致的。

感冒的发生过程一般是外邪侵入人体的肌表，与人体的正气（自身免疫力）进行对抗。中医认为“肺主一身之表”，卫气负责在体表抵抗外邪的侵入，因而会引起一系列肺卫功能失调的临床表现如恶寒、发热、头痛、鼻塞、流涕、喷嚏、全身不适等，都是正气与邪气在体表进行对抗的表现，同时，由于正气外出到体表抗邪，向内的正气减少，有时也会造成消化功能减弱的症状，如食欲减退，排便不畅等，

感冒为常见多发病，其发病之广，个体重复发病率高。一年四季均可发病，以冬春季为多。轻型感冒虽可不药而愈，重症感冒却能影响工作和生活，甚至可危及小儿、老年体弱者的生命，尤其是时行感冒暴发时，迅速流行，感染者众多，症状严重，甚至导致死亡，造成严重后果。而且，感冒也是咳嗽、心悸、水肿、痹病等多种疾病发生和加重的因素。故感冒不是小病，须积极防治。

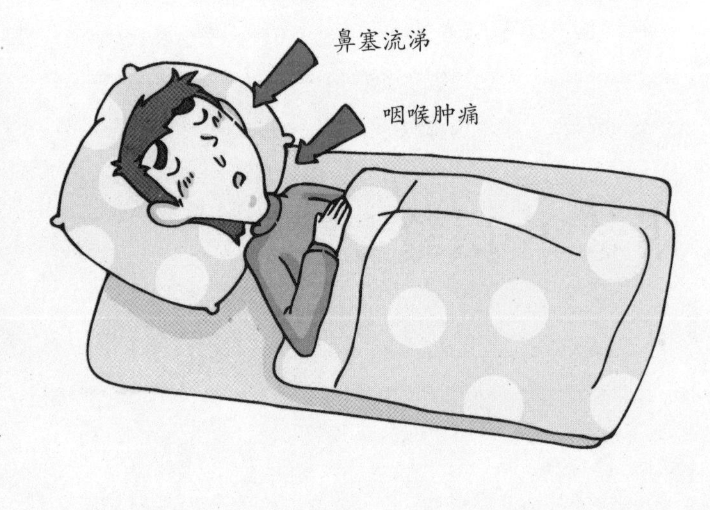

分 型	特 征	病 因
由寒气引起的感冒（风寒型）	多数发病之后有怕风、怕冷的感觉，即使有发热的情况，仍然怕冷；鼻塞呼吸不畅；流清水一样的鼻涕；咳出的痰多呈白色，而且质地较稀	主要是由于气温突然降低或者气温不规则的变化，风邪夹带着寒邪侵入人体的肌表（一般是人体的背部），引起了人体正气与之相对抗，当风寒之邪较为旺盛时，使人体的肺气不能正常的宣发，导致感冒的发生
感受热邪引起的感冒（风热型）	多数有发热的情况，怕冷的症状则较轻，感觉到咽喉肿痛、口渴；鼻塞呼吸不畅而且发干；不流鼻涕或者流浓稠鼻涕；咳出的痰多呈黄色，而且粘稠	主要是由于外界的热邪或者是火邪侵犯忌人体肌表，（一般是人体的呼吸道），造成了人体的肺气和卫气不能相互协调而发病；另一方面，还可以由便秘引起，根据中医的理论，“肺与大肠相表里”即肺和大肠的功能是相互关联的，肠内的热邪也可引起肺卫不和而发病
上吐下泻的感冒（暑湿型）	多数有发热、汗少症状，肢体酸重疼痛，头昏重胀痛，鼻塞流浓稠鼻涕，心烦口渴，虽然渴但却不想喝水，同时有胸闷恶心，重度有上吐下泻的症状	主要是由于夏季或梅雨季节，湿气较重，加之有时在空调房间呆得太久，或过多食用生冷的食物，或者在夜里受寒、暑湿邪气，致寒邪直接伤及胃肠导致脾胃气机失调
正气不足引起的感冒（气虚型）	多数患者都有怕冷，伴有发热，头部疼痛，鼻塞不通，咳嗽，吐痰的颜色为白色，经常会感觉到浑身无力，而且稍稍做一些体力劳动或者活动过于剧烈就会感觉到特别疲劳，同时喘气时喜欢深呼吸，平时说话多了也会感觉到累	这种类型的感冒多数是由于肺气虚弱、肺气不足或因其它疾病导致的肺脾气虚，不论成因为哪种，都是以气虚的形式表现出来，这时感冒的症状并不突出，但不能因此而有所疏忽，这是正气虚弱不能充分发挥正气与邪气的抗争作用，表面上看似乎是邪气不盛，实际却是正气不支的反映

风寒型 由寒气引起的感冒

中药方剂 荆防败毒散是治疗风寒型感冒的最有效方剂，其主要成分是羌活、柴胡、前胡、独活、枳壳、茯苓、荆芥、防风、桔梗、川芎和甘草。如果已经能够发汗，则可以服用桂枝汤时行治疗，主要成分是桂枝、白芍、生姜、大枣和甘草。

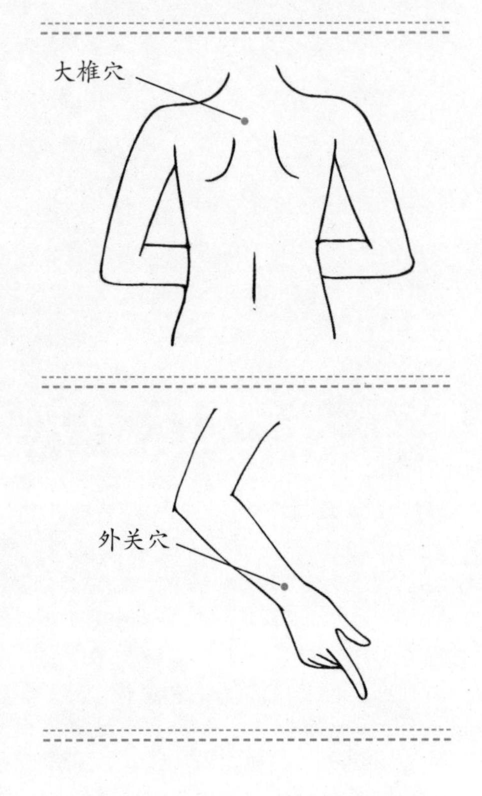

穴位按摩 取大椎穴和外关穴治疗。大椎穴位于低头时最突出的颈椎棘突下方凹陷处，外关穴位于腕背横纹向上两横指，尺骨和桡骨中央的凹陷处。一般在用手掌搓热后在大椎穴来回摩擦，至局部感到温热，或者有热感沿脊柱向头部或腰部传导为度，外关穴的手法按摩可以用拇指在外关穴处点按或者揉，直至局部感觉有酸胀感为度，两手臂交替按摩。

食疗方法 宜多吃发汗散寒食品，如葱、大蒜、豆腐、姜汤（可加少量红糖调味）等。有研究认为，喝鸡汤能帮助人驱走流感，有助于将病毒排出体外，感冒时喝鸡汤适宜于身体很虚弱的人，而本来非常结实以及过于肥胖的人不宜进食带温补性质的鸡汤等食物，否则病情可能会加重。根据风寒感冒的病因，饮食上要注意忌吃或少吃油腻、黏滞、酸腥、滋补的饮食，如鸡鸭鱼肉汤等，最好少吃或不吃生的、凉性的食物，否则会增加寒邪的力量使症状加重。

风寒型 保暖祛寒邪

保证生活规律，增强正气御寒。在气候多变无常的春季以及气候突然变化的时候，特别是春天时应该温暖却反而寒，秋天应该凉爽却反而热，一定要保证心情疏畅、情绪放松而稳定，生活习惯规律，才能做到健身以御寒；根据天气变化适时添加衣被，适时随天气变化而增添衣物，在睡眠时及时调整被的厚度，防止在睡觉不经意时感受风寒之邪；平时还应该注意室内通风和清洁，勤晒被褥。

保健按摩可以提高人体自身抵抗力。可以在每天早晨起床之后，用两手的食指沿鼻翼的两侧进行摩擦，每次100~150次，或以鼻翼两侧微微发热为止。可以用拔火罐的方法来预防或者治疗风寒型感冒，具体方法是在后背部，沿两条竖脊肌拔扣火罐，或者先在体表涂沫上润滑油，拔扣一个火罐，并推动火罐沿竖脊肌滑动，到皮肤红润或出现分散的红色小斑点为止。

❶ 风热型 感受热邪引起的感冒

中药方剂 银翘散（银翘片）是治疗风热型感冒的最有效方剂，其主要成分是金银花、连翘、茅根、芦根、薄荷、豆豉、牛蒡子、桔梗、芥穗。症状比较轻可以用桑菊饮、桑叶、菊花、杏仁、连翘、薄荷、桔梗、甘草、葛根。

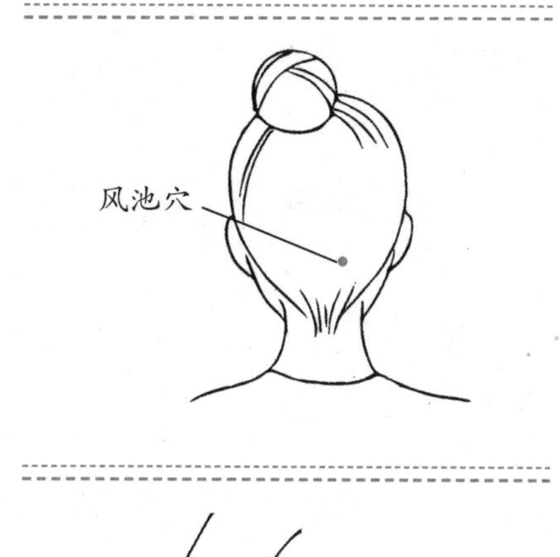

穴位按摩 取风池穴和曲池穴治疗。风池穴位于在颈项后两侧大筋两旁的凹陷中，按摩时可按住此穴所在的陷窝，坚持不动半分钟到1分钟，然后缓慢地按揉，至局部有强烈的酸胀感为度，曲池穴位于肘横纹外侧尽头与肱骨外上髁在线中点，先用右手大拇指按揉左手曲池穴，然后再用左手大拇指按揉右手曲池穴，各做100次，至局部有强烈的酸胀感为度。

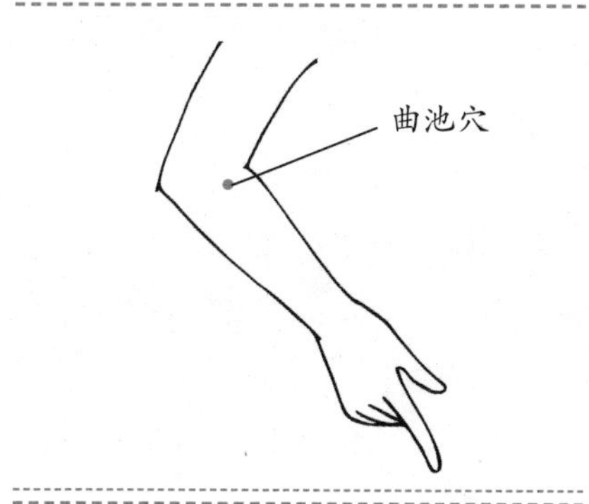

食疗方法 宜多吃有助于散风热、清热的食品，如绿豆、萝卜、白菜、白菜根、薄荷、茶叶等，可以用鲜梨汁与大米适量煮粥趁热食用。梨在中医上属于寒凉性质的食物，适用于风热感冒引起的咳嗽、胸痛、痰多等症状。注意忌吃或少吃油腻、黏滞、酸腥、滋补的饮食，如鸡鸭鱼肉汤等，最好不吃热味辛辣的食物，否则会增加热邪的力量使症状加重。

要注意保证身体内的水分，热邪侵入体内往往会造成身体新陈代谢的加快，使体内的水分大量流失，经常会感觉口渴，因此要多喝温水或多吃一些多汁的水果，如西瓜等，以补充水液，增加机体的抗病能力。

风热型 清凉祛热邪

风热感冒的保健养生主要目的是解热，保持和及时补充身体的水分。因为热邪是发病的主要原因，可以通过发汗的方法来解热，一般常用的方法是再盖上比较厚的棉被来达到发汗的目的，但是在发汗的过程中应该注意不能发汗过多，因为发汗太过容易引起体表的水分大量流失，而引发其它疾病，要以微微发汗为度，但应该保证手足心都有汗出。此外在出汗以后，还要特别注意保温，因为汗孔开大，容易受外邪侵犯，所以不能过快的减少衣被，防止再次发病。

❶ 暑湿型 上吐下泻的感冒

中药方剂 新加香薷饮是治疗暑湿型感冒的最有效方剂，其主要成分是香薷、白扁豆和厚朴。如果出现了上吐下泻症状，可以用藿香正气水（片）进行治疗，主要成分是大腹皮、白芷、紫苏、茯苓、半夏曲、白术、陈皮、厚朴、苦桔梗、藿香和甘草。

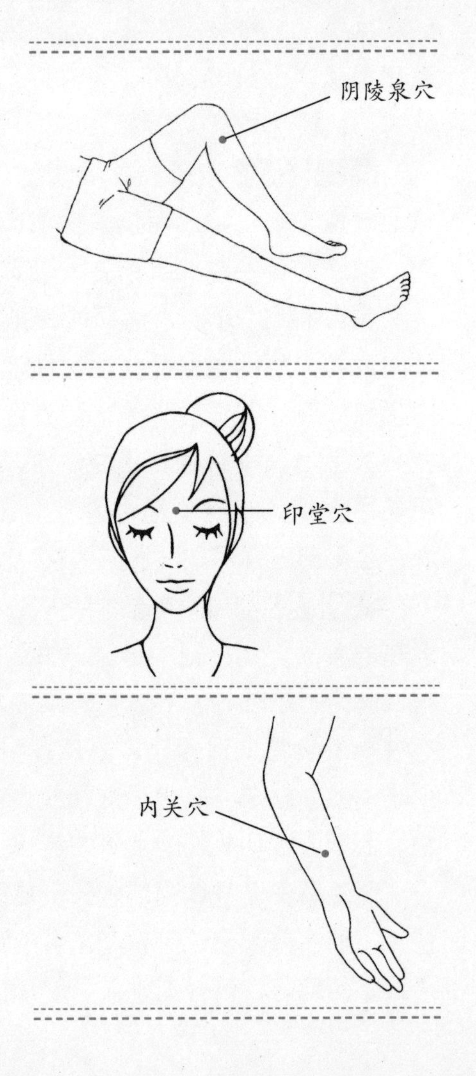

穴位按摩 取阴陵泉穴、印堂穴、内关穴治疗。阴陵泉穴位于两腿胫骨内侧髁后下方凹陷处，按摩时可以用右手拇指按揉左腿的阴陵泉穴，再用左手拇指按揉右腿的阴陵泉穴，至局部有强烈的酸胀感为度；印堂穴位于两眉头连线的中点处，按摩时可以交替用双手的中指在穴位上进行按摩，至局部有热感或胀感为止；内关穴位于两手腕横纹上2寸,掌长肌腱与桡侧腕屈肌腱（握拳时出现比较明显的两根筋）之间，按摩时可以用右手拇指按摩左手的内关穴，然后再用左手拇指按摩右手的内关穴，直到感到局部有较强的酸胀感为度。

食疗方法 宜清淡不油腻，既满足营养的需要，又能增进食欲。如多吃小米粥、小豆粥等。还要保证水分的供给，可多喝酸性果汁，如山楂汁、猕猴桃汁、红枣汁等，增进食欲。醋、柠檬汁、乌梅干等酸味食品也有明显的增进食欲作用。

暑湿型 清暑祛湿邪

暑湿感冒的保健要点在于清暑祛湿邪，调理脾胃的功能，使体内的湿邪逐渐被排出，在饮食上应该忌肥腻外，还忌过咸的食物如咸菜、咸带鱼等，因过咸凝湿生痰，刺激气管引起咳嗽加剧，不利于感冒康复，此外还可以常喝些酸奶，因为其所含的乳酸杆菌，可抑制肠道致病菌的生长。此外，淋受凉雨后，要及时脱去湿衣，用干毛巾揩干，再用柔软的干毛巾摩擦四肢、头、脸和胸腹、脊背，至热为度，摩擦时应避风，在暖室进行；室内要通风透气，可放置一些干燥剂，吸收水分的植物，调节好湿度。晴天，老人、小孩要晒太阳；要晒床和被、衣服；开窗让阳光进室内驱除寒湿邪气，特别是在夏天所吃的食物一定要新鲜，如果吃剩饭剩菜的时候应彻底加热，防止腹部受寒，进食生冷食物要有节制；家里常备腹可安、藿香正气丸、保和丸等药物，当有轻度腹泻或胃肠不适时可按说明服用。

❗ 气虚型 正气不足引起的感冒

中药方剂 常用于气虚型感冒的方剂是参苏饮，既可祛邪外出，又可补气增加抵抗力，方中的人参、苏叶、陈皮、桔梗、枳壳、甘草、木香、半夏、葛根、前胡、茯苓、生姜、大枣等药物，正好针对因为抵抗力太差，一直反复发作的感冒类型。

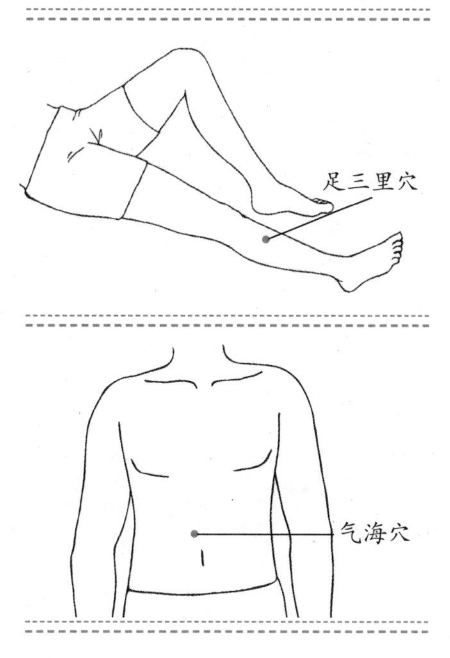

穴位按摩 可以选用足三里穴和气海穴。足三里穴位于胫骨的外侧筋肉的起端，膝盖往下四横指，胫骨前缘外侧一中指按压时的凹陷处；气海穴在在下腹部正中线上，肚脐下方二横指宽度的位置，在按摩时可以用手掌在穴位局部进行来回的

擦法，使穴位局部微微发热，也可以用按压法，使穴位产生较轻微的酸胀感。

食疗方法 宜吃鸡、鸭、鱼、蛋、山药、扁豆、羊肉、桂圆、狗肉、甲鱼、乌龟、蛤士蟆、猪肝、白木耳、菠菜、白菜等。少吃生冷瓜菜，凉拌的菜肴以及辛辣的食品。可以用瘦猪肉50克、浮小麦30克、黑豆30克，瘦猪肉洗净切块，加入浮小麦与黑豆煮熟，吃肉和豆、喝汤，每日1次，用以补充人体的正气，治疗感冒的症状。

气虚型 补虚益正气

气虚型的感冒主要是因为人体的正气不足，或者是先天体质不佳，或者长期患有慢性疾病，造成身体抵抗外邪的能力较弱，容易受到气候突然变化的影响而发病，出现发热，头部疼痛，鼻塞不通，咳嗽等感冒的症状，而且比一般的人在平时怕冷，经常感觉到疲劳，因此，补益身体内的阳气，提高人体免疫力是本型保健的关键。

首先在平时的生活中应注意劳逸结合，不可劳累过度，即使工作十分繁忙，也要适当的进行休息，尤其是尽量减少过长时间的讲话，因为长时间的说话也会耗伤正气，降低抗病的能力；注意运动锻炼，增强身体素质，特别是在春天和秋天，气温变化较大，而且变化突然的时候，适当的进行体育锻炼，如每天慢跑30分钟左右，或打太极拳等气功1~2次，能够帮助身体增强对外界环境的适应能力，也能改善饮食的消化与吸收，及时补充体内正气，此外，要注意饮食调理，古人说“药补不如食补”，多吃一些可以补充正气的食物，少饮酒，尽量不吸烟，同时注意节制性生活，以免损伤正气。

同时可以借用一些补气的保健方法，如经常按摩腹部，以手掌心对准肚脐，双手重叠，在脐周围做环绕摩动，先顺时针后逆时针，每天摩动10~15分钟，可以明显提高人体的正气，达到预防感冒的作用。

第 2 章

发热
浑身如燃烧一般

发热即体温高于正常值。体温调节中枢类似于恒温器，正常时体温值稳定在37℃水平上（调定点），若实际体温高于或低于这个温度，中枢就会加强散热或通过产热活动来保持体温正常。发热的根本原因在于致病的因素以某种方式使调定点上移，从而出现发热的症状。中医学认为，六淫邪气、七情因素以及饮食、劳倦、房室等都能对人体有害刺激，引起机体发热反应。

正常人体温在一个狭小范围内有所波动，精神紧张、剧烈运动以及妇女月经前期、妊娠期，都会出现一些体温升高的现象。受情绪影响体温可升高2℃，均属于生理现象。病理条件下的发热主要是由各种病原体感染引起的，如流感、肺炎、伤寒、疟疾等引起的发热，也可以是非感染性疾病引起的发热，像中暑、恶性肿瘤、白血病等引起的发热。

一定限度内的发热是人体抵抗疾病的生理性防御反应，有利于人体战胜疾病。但发热过高或过久会使人体各个系统和器官的功能以及代谢发生严重障碍。发热时人体营养物质的消耗增加，加上食物的消化吸收困难，时间过长可引起人体消瘦，蛋白质及维生素缺乏，以及一系列的病变，所以长时间的发热是对人体不利的，因此遇到高热病人应及时采用退热措施，并立即采用有效的方法治疗。

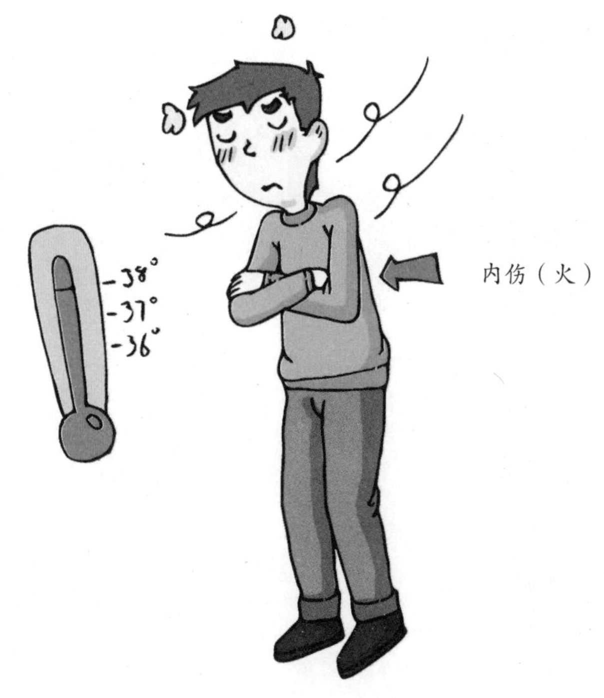

分 型	特 征	病 因
外因引起的发热（外感型）	主要有体温升高，一般都超过38℃，浑身有烘热的感觉，脸部发红。多数起病急骤、持续时间短、怕冷，而且有时伴发有口干舌燥、心烦、小便的颜色发黄、便秘的症状	外感型的发生主要是由于感受到了自然界的风、寒、暑、湿、燥等各种性质的邪气，侵袭了人体的机表，人体的自身抵抗力与外邪进行对抗，从而产生了病理性的兴奋，导致了发热
内因引起的发热（内伤型）	主要有体温升高不是特别明显，一般在37℃左右，但有时也可以出现高热。一般起病较为缓慢，持续时间较长，有时发作，有时恢复正常，怕冷，而且有时伴发头晕、乏力、睡醒时即会出汗等症状	主要有肝的功能过于旺盛，郁滞经络；饮食调节不当，脾胃功能受到损伤；淤血、痰饮等病理产物在体内排泄不畅，影响身体体温调节功能的异常；气血不足，使身体形成了阴虚类型的体质等均可引起发热

❶ 外感型 外因引起的发热

中药方剂 外感风寒表现为怕冷严重、发热较轻、没有汗，常用麻黄汤或桂枝汤；风热引起的发热一般体温较高、怕冷较轻、出汗，多用银翘散或桑菊饮。

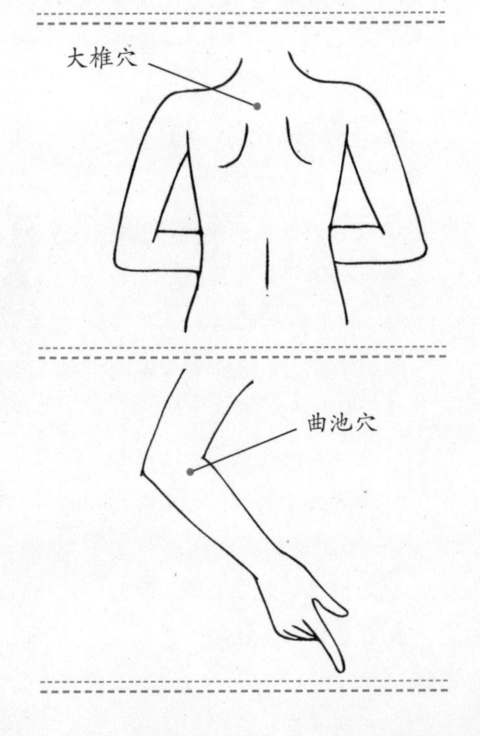

穴位按摩 可以选择大椎穴、曲池穴、合谷穴。大椎在低头时颈部最突出的颈椎骨正下方的凹陷处，可以用拇指指端在穴位上按压，或者用双手搓热后放在穴位上，使穴位局部感觉到温热；曲池穴在弯曲手臂时，肘部外侧横纹最外端与肱骨外侧髁连线的中点处，治疗时用拇指指端在穴位上按压，力度由轻到重，逐渐加力，直到局部感觉酸胀感为止；合谷穴在拇指与食指中间，骨头根部前的位置，用按压法，力量由轻到重，直到局部有酸疼

的感觉或者是刺疼的感觉为止。

食疗方法 外感发热的病人不宜吃油炸的食品、含过多脂肪的肉类食品，如果是寒邪引起来的发热，则也不宜吃生冷食物，如果发热一段时间以后应该多吃高蛋白、含维生素多的食物，以清淡的素菜为最好，也应该多喝水，以促进新陈代谢的运行，增加机体抵抗力。

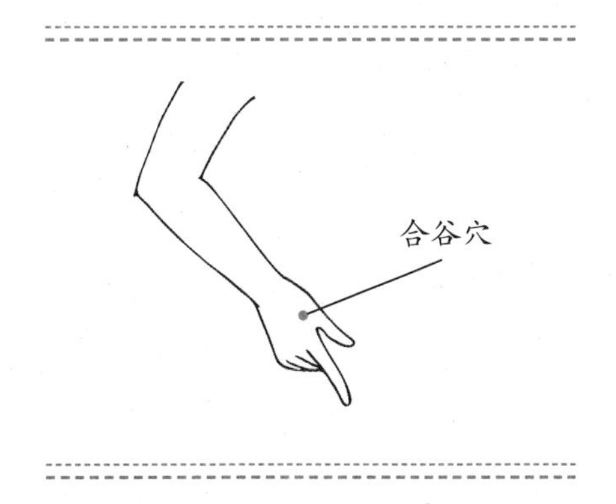

外感型 驱邪降身热

外感发热的保健和养生重点是分辨好导致发热的外邪种类，并根据实际情况进行有针对性保健。应该注意观察体温的变化，必要时应该定时测量体温，并注意观察发热的时间，以便准确地分析发病的原因。

如果是寒邪侵袭人体引起的发热应该多吃一些温热食物，少吃或不吃生冷的饭菜和水果；如果是热邪引起的发热，则应该多吃清淡的饮食和蔬菜水果。如口渴的症状比较严重的，可以选用西瓜汁、梨汁等饮用，以降低体温。保持室内空气新鲜，定时通风换气，尤其注意病人不要再受凉，并告诉病人保持卫生，勤换内衣，使皮肤的毛孔松弛，有利于热邪的散发。

重感冒高热持续不退，或者是发热的温度很高的病人，除了可以服用发汗的药物外，也可以用冰敷或酒精擦浴皮肤，可以达到较好的退热减温效果。还可以用拔火罐的方法来降低体温，具体方法是在后背部，沿两条竖脊肌拔扣火罐，或者先在体表涂沫上润滑油，拔扣一个火罐，并推动火罐沿竖脊肌滑动，到皮肤红润或出现分散的红色小斑点为止。

如果是湿邪引起的发热，则要注意持续微汗的原则，特别要注意患者避免出汗以后就吹到风，要保持衣服、被褥的干净清洁，降低室内的湿度等。

❗ 内伤型 内因引起的发热

中药方剂 如果发热跟情绪的变化关系密切，采用丹栀逍遥散；身体某个部位发热，或者伴有局部的刺痛采用血府逐淤汤；如果是每天下午发热，伴有胸闷的症状，可以选用三仁汤；如果经常在体力消耗过大以后发热，则最好选用补中益气汤治疗。

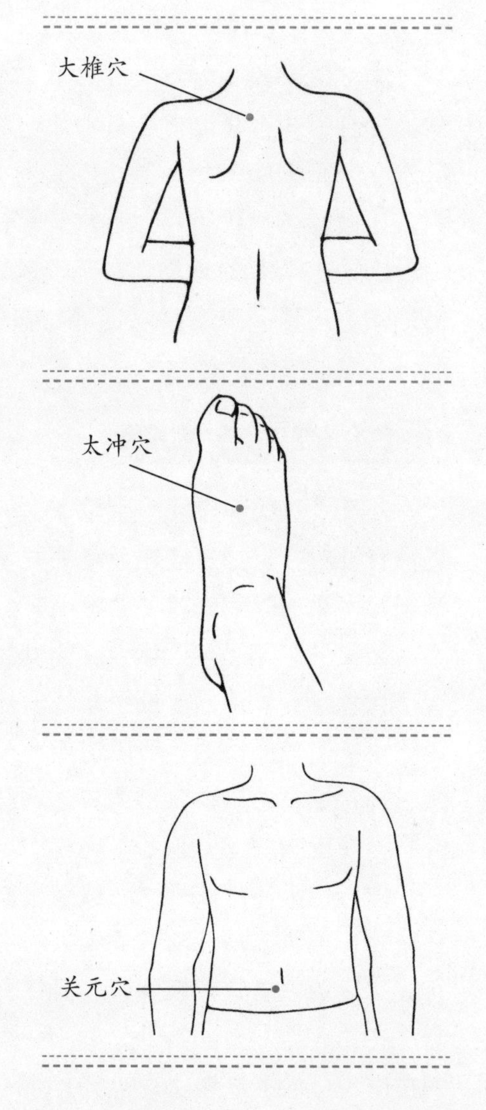

穴位按摩 可选择大椎穴、太冲穴、关元穴。大椎在低头时颈部最突出的颈椎骨正下方的凹陷处，可以用拇指指端在穴位上按压，或者用双手搓热后放在穴位上，使穴位局部感觉到温热；太冲穴在沿着脚拇指与食指往上，在碰到骨骼突出部分前的凹陷处，按摩时可以用拇指指端在穴位上按压，力度由轻到重，逐渐加力，直到局部感觉酸胀感为止；关元穴在下腹部正中线上，肚脐下方一手掌宽度的位置，用拇指指端按压，力量由轻到重。

食疗方法 由于内伤发热常持续时间较长，因经容易耗伤阴液，应注意及时补充体内的水分，鼓励病人多饮用糖盐水、果汁、西瓜汁、绿豆汤、凉开水等。宜食用清淡流质或半流质，富于营养，但易于消化的食品，如莲子粥、大枣山药粥等，忌食油腻、辛辣的食物。

内伤型 补虚降体热

内伤发热病人，由于患病的时间一般较长，情绪易受影响，容易心情抑郁，所以在卧房内光线不应该太暗，室内可适当陈设暖色调物品，如红色暖瓶、鲜花等。多与病人进行交流，做好思想工作，帮助病人树立战胜疾病的信心，很好地配合各种疾病的治疗。如果发热时间长，出汗较多的病人，可以平时多喝水，以补充津液，同时做好皮肤的护理，及时更换床单和内衣。

同时要注意养生保健，保持心情舒畅，减少心理压力，作息时间要有一定的规律，饮食要注意根据自身的体质不同，选择相应的食物，而不能一味地为了补充营养而多吃高热量高脂肪的食物。不宜暴饮暴食、酗酒，少吃肥腻食品、甜味品、煎炸品、海鲜、动物内脏，尽量保持精神愉快。此外，由于内伤发热的病人多数体质都相对虚弱，抵抗力不强，因此还要积极预防和治疗外感疾病，睡觉要尽量避免在通风口处，因为人在睡眠状态下，机体抵抗力相对较低，易被外邪所侵袭，导致脏腑气血的进一步虚损而加重病情。平时要适应地做户外的体育活动，如散步、慢跑、打太极拳等等，这样可以增强体质，提高机体的抗病能力。如果病人平时的身体素质就较差，比其他人容易患病，可以用黄芪、白术、防风三种中药泡水饮用，以增强免疫力。

第 3 章

中暑
夏天的烦恼

中暑，俗称“发痧”。往往盛夏季节，在高温环境中劳作或烈日下远行，在车船、剧院等公共场所，人群拥挤又缺乏必要防暑措施的时候，体质虚弱的人容易发生中暑。西医认为中暑是在高温环境下引起的体温调节中枢功能出现障碍，汗腺功能衰竭和水、电解质丢失过多所引起的急性病症。

在高温或气温骤升时，中暑极易发生，尤以产妇、老年人、体弱或慢性病患者多见。在烈日下曝晒或高温环境下重体力劳动一定时间后，就会出现大汗、口渴、乏力、头晕、胸闷等症状时为中暑先兆，如果经阴凉处短暂休息，补充水和盐后，在短时间内症状可以消失。除中暑先兆外，尚可以发生发热（体温在38.5℃以上）、皮肤灼热、恶心、呕吐、血压开始下降、脉转细速等表现，并伴有昏厥、昏迷、痉挛，一日内不能恢复者为重症中暑。

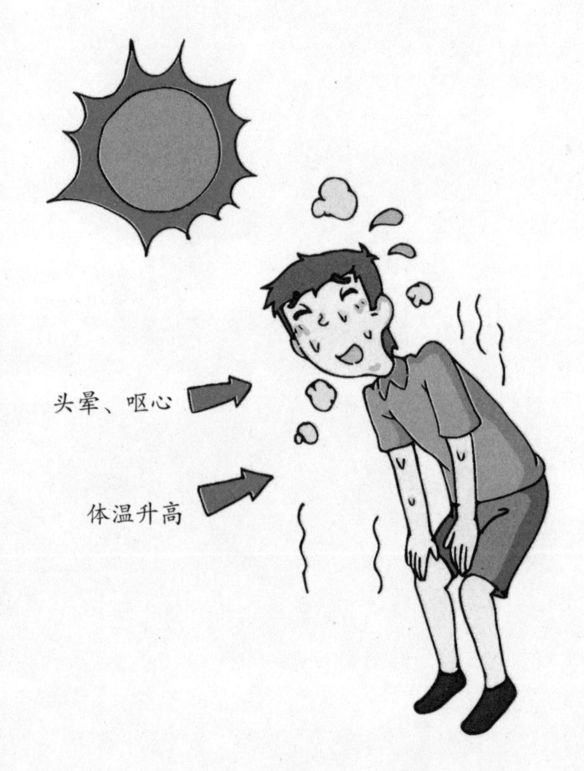

中暑是一种威胁生命的急诊病，若不给予迅速有力的治疗，可引起抽搐、永久性脑损害、肾脏衰竭；体温若再略为升高一点则常可致死，因此一

分　型	特　征	病　因
食欲不佳的中暑（湿邪型）	主要表现为全身发热，而且出汗很少或者是没有汗，感觉到头昏、头痛，全身疲倦没有力量，感到胸闷不通畅，而且食欲不振，或者吃过东西感觉到消化不好，胃肠不适	夏天主要的特点是暑湿邪气比较旺盛，如果人的脾胃功能较为虚弱，则湿邪就会再容易侵入人体，造成湿邪阻滞在脾胃局部，影响脾胃正常的运化功能，导致了全身不适而且困重的症状
易感疲劳的中暑（气阴两虚）	主要表现是面色苍白，汗出较多，呼吸轻浅而且急促，四肢及手脚发凉，烦燥不安，有很强的疲劳感，如果严重时甚至会神志昏迷不清、口干舌燥、呼吸困难、血压急剧下降、脉搏加快	暑湿之邪侵入人体之后，生成过多的痰，阻滞了气的运行，同时耗伤了体内的气和阴液，人体的热度无法降低，造成身体的状态失去了平衡，过剩的热度使身体出汗较多，而且脑部因为热邪的侵扰失去足够的营养，导致了昏迷的状态

❶ 湿邪型　食欲不佳的中暑

中药方剂 最有效的方剂是藿香正气水或藿香正气胶囊，以祛除体内过剩的湿邪，有时还可以选用六一散。头晕、胸闷不适症状较为明显的可以口服十滴水；恶心想吐的症状，可以服用玉枢丹。

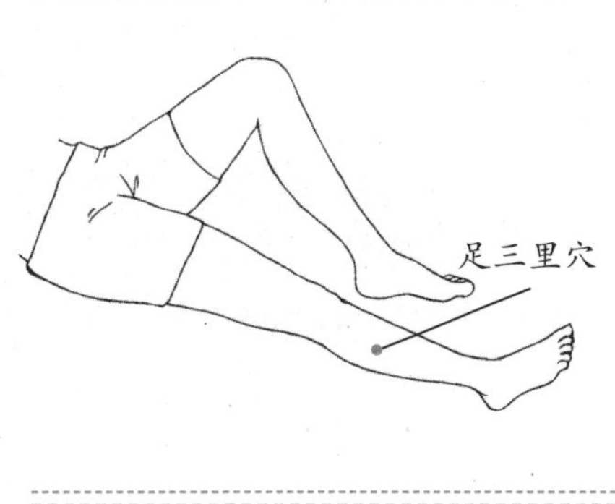

穴位按摩 可以选用足三里穴和内关穴。足三里穴在胫骨的外侧筋肉的起端，膝盖往下四横指，胫骨前缘外侧一中指按压时的凹陷处；内关穴在手腕根部皱褶的中央部位，向手臂上内侧方向二横指宽度处，正好位于前臂两条筋的中央部位。穴位按摩时可以用拇指的指腹，在两个穴位上以适度的力量做环转的摩动，感觉到局部有较为明显的酸胀感为度。

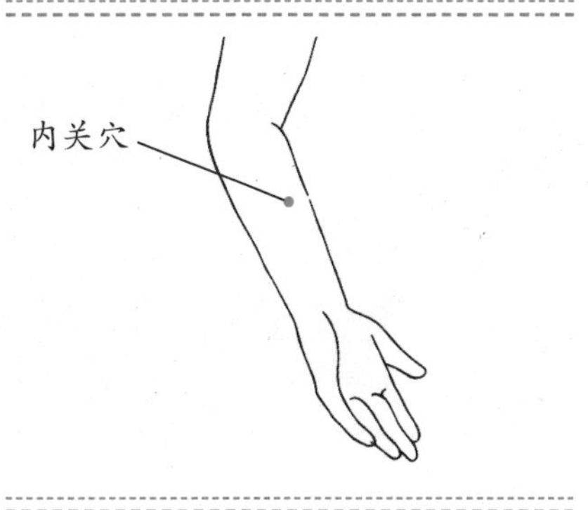

食疗方法 要经常让病人口服清凉的饮料，如西瓜汁、淡盐水、水果汁、绿豆汤等，而且要多吃一些容易消化而且可以帮助代谢体内多余水分的食物，如红豆、冬瓜、西瓜、燕麦、白菜、玉米等食物，在饮食上还要减少辛辣、生冷和油腻的食物。

湿邪型 除湿治中暑

湿邪型的中暑主要是由于湿邪入侵脾胃，脾胃受到湿邪的困阻，则水分的代谢就会变得不通畅，过多的津液停滞在体内，身体就会感觉到疲乏，气机也会不畅，因此汗液的排泄就会出现障碍，这样看来祛除湿邪，通畅体内的气机和调整好水液代谢就显得十分重要。

❗ 气阴两虚 易感疲劳的中暑

中药方剂 可选用具有补充阴液、镇静安神作用的清暑益气丸，也可以选用生脉饮。两个方剂都是能够大量的补益人体的气和阴液，通畅体内的气机，使体内的郁积的热邪尽快的疏散，以恢复身体的正常状态和情志的清醒。

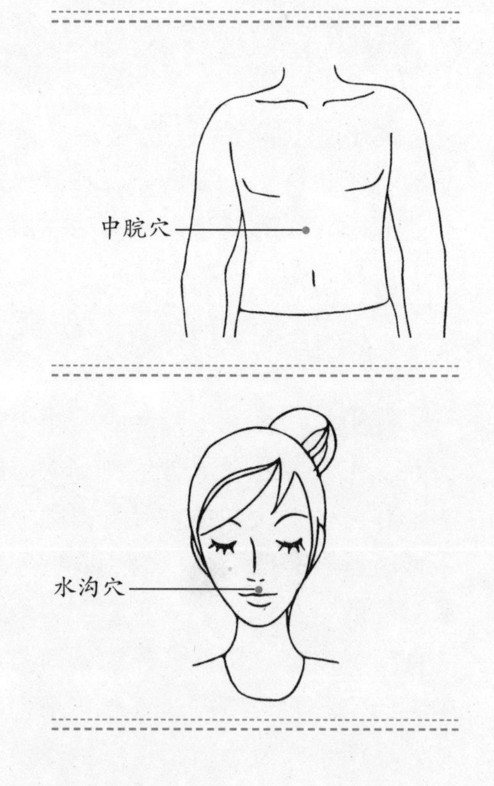

穴位按摩 可以选用中脘穴和水沟穴。中脘穴位于上腹部正中线上，心窝胸骨下端与肚脐连接的中心处；水沟穴位于鼻孔下方，上唇沟中点的位置。在按摩时可以用拇指或者中指在穴位处进行按压，力量由轻到重，力求一定的渗透力，达到局部有比较强烈的酸胀感觉为最好。

食疗方法 建议选用可能补充气与阴液功能的大米、山芋、香菇、马铃薯、大枣、猪肉以及补充阴液和镇静安神功效的西瓜、蜂蜜等食物，也应适当多吃些清淡而易消化的食物，如豆制品、蛋类、乳类、鸡、鱼、新鲜蔬菜、瓜果等，少吃油腻食物。

气阴两虚 补益治中暑

气阴两虚的中暑的保健关键是及时补充体内的气和阴液，避免由于体内的热邪积聚而使神志发生昏迷，保持体内气机的通畅和神志的清醒，因此要做到及时而有效。

一般应该立即将病人迅速撤离中暑的现场，转送到阴凉、通风的地方，让其平躺，松解开衣领，对于症状较为严重的病人要尽快送至重症室或抢救室，不宜搬动，迅速建立静脉通道。给予吸氧保持呼吸道通畅，严密观察病人神志、面色及生命体征的变化，如果病情进一步恶化，出现痉挛抽搐，要马上给予药物解除痉挛，并注意安全，防碰伤、坠床等意外发生。同时注意室内和降温，使室温维持在30℃左右，对于清醒后的病人要用温热水擦浴，切忌不能用冷敷的疗法，并大量饮用清凉饮料及半流质食物，以迅速补充体液。

此外最应该注意的就是中暑的预防工作，在炎热暑天，应注意不要持续长时间在高温环境下工作，由于温度较多或者是通风不好引起人体水分和盐丢失较多时，应多喝水，并适量饮些淡盐水，并服用一些清凉解暑饮品，增强饮食营养，但切忌饮水过多，以免增加心脏和消化系统的负担，应采取少量多次饮用的方法。在其他季节里，应该平时加强体育锻炼，增强体质，提高机体抗御暑热的能力。

第 4 章

头痛
唐僧的紧箍咒

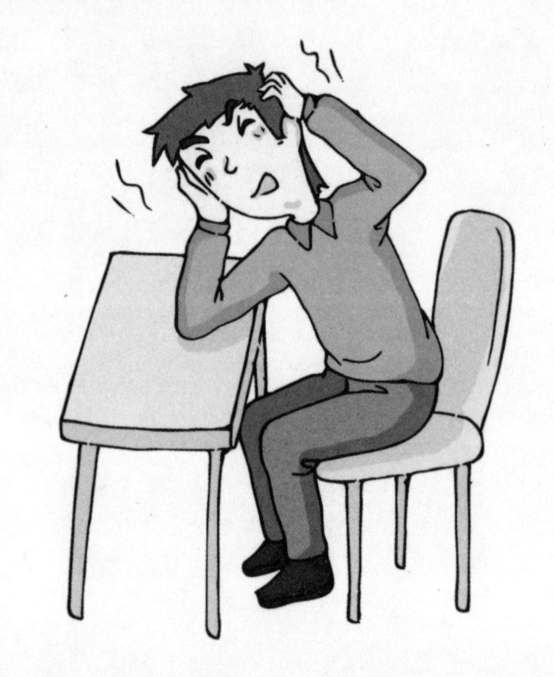

头痛是一种日常生活中常见的症状，是人体对各种导致疼痛的因素所产生的主观感觉，属于疼痛的范畴。导致疼痛的因素可以是物理的、化学的或机械性的等。这些因素刺激了位于颅骨内外组织结构中细小的感觉神经末梢，通过相应的神经传导通路传到大脑皮层而产生头痛。

头痛在中医学中又称“脑风”、“头风”、“骨风”等，根据中医理论，头痛性质的差异是由于不同病因引起的，如窜痛是由于感受了风邪；刺痛是有淤血；疼痛伴有眩晕是因为体内有痰湿。因此在治疗时应该根据不同的病因，进行有针对性的治疗方案。另外如果不同经脉受到了外邪侵袭的话，那头痛的部位也会有不同，例如太阳经感受外邪多表现为后头部的疼痛，而偏头部多数都是少阳经受到了损伤等。

头痛与其他疼痛一样，除具有身体的感觉外，往往会引起情绪的烦躁。由于痛觉神经末梢在颅骨内各种组织结构中分布的差异较大，所以同样的刺激，不同的组织敏感性大不一样，而且每个人对疼痛的耐受性不同，所以对疼痛的反应也有很大差别。如果出现持续疼痛，相应的治疗不能缓解，则应尽快做头部的CT检查，看看是不是有肿瘤等恶性病变，以便尽早采用综合方法进行及时治疗。

分 型	特 征	病 因
怕冷的头痛（风寒型）	头痛发作的时候，疼痛阵阵发作，而且疼痛剧烈，好像用锥子扎一样，疼痛的部位一般在头顶或整个头部，一般没有其他的症状，疼痛没有固定的位置而且反复发作，有时也叫“头风”	本型的主要原因是由于风邪侵袭人体的头部，侵犯到了头顶的经脉，使局部的气血不和，阻滞了经脉。时间长了就会在络脉中积滞，留下了发病的隐患，每每因为气候突然地变化，或者偶尔遭受了风邪的侵袭，头痛就会发作
伴有热感的头痛（风热型）	本型的主要特征是头部发热发胀，特别是额部胀痛的感觉像要裂开一样，伴有全身性的疼痛，感觉头部的血管有时在跳动，脸部和眼睛都会发红，身体发热而且害怕风吹，经常口渴、想喝水，脉膊跳动迅速	本类型的头痛主要是由于外界的风热邪气袭击人体的头部，扰乱了头部的气血正常运行规律，出现了气血不通的情况，同时病理产物在局部的聚积也加剧了气血供应的不足的情况，造成了不通则痛
感觉困重的头痛（风湿型）	风湿型的头痛发作时，头部会感觉像被衣服包裹住一般，昏昏沉沉，发胀不舒服，同时身体也会感觉沉重，容易疲倦乏力，胸部发闷，食欲不佳，消化不良，大便不成形，质地稀	本型主要是由于感受了外界的湿浊邪气，湿邪随着风邪一起侵入人体，并造成了人体内各脏腑运化水湿的功能异常，代谢功能失常又加剧了水湿的积聚，阻碍了营养成分供应头部，形成了头痛
伴有呕吐的头痛（痰浊型）	头痛而伴有昏昏沉沉的感觉，像是用布蒙住头部一样，胸腔里有胀满的感觉而且发闷，平时会经常感觉喉中有痰，同时也会伴发有恶心、干呕或者胃部不适、反酸等症状	主要的原因是脾正常的消化功能受了损害，痰浊阻滞在体内，向上蒙憋头部的孔窍，所以头痛像是用布蒙住一样；痰浊滞阻在胸膈之中，所以表现为胸部的满胀闷，体液代谢异常，痰湿就会相对过剩，胃中就会有不适的感觉，也会有痰涎从口中吐出
刺疼性头痛（淤血型）	头痛头晕，疼痛往往发生在固定的位置，像是针刺一样，也会持续相当长的时间，不容易消除，有的伴发有反映迟钝、健忘、心慌心跳、舌头发紫等症状	本型头痛多数都是有跌伤、撞击等头部的外伤史，或者是体内气血不足，引起血液运行的不畅，导致了血液停滞在头部局部，形成了淤血，使头部的经脉不通，反过来经脉不通又会导致新的淤血的产生，从而形成了恶性的循环，加剧了头痛的症状

风寒型 怕冷的头痛

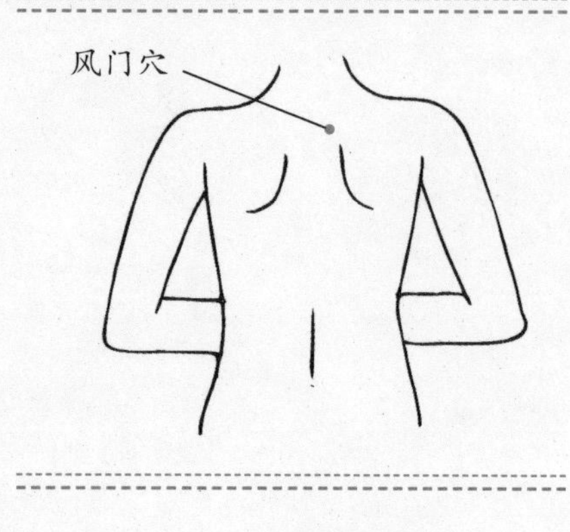

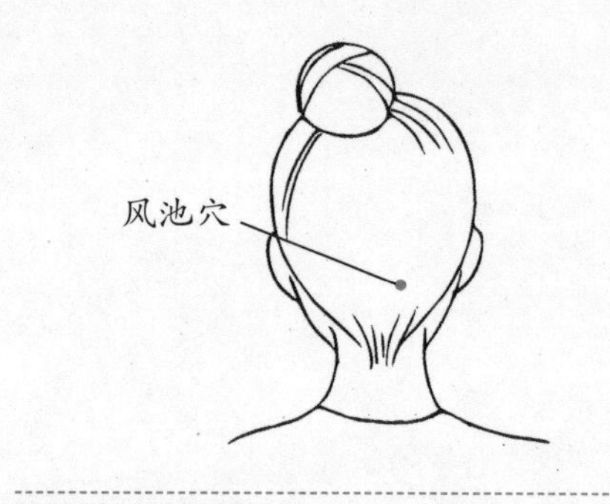

中药方剂 风邪经常会杂夹寒、热、湿等各种邪气一同侵袭头痛产生疼痛，如果是风寒邪气较重，则可以选用川芎茶调散进行治疗，如果风湿之气较重，则可选用黄连香薷饮，风热较盛则可以选有芎芷石膏汤加减。

穴位按摩 可以选用风门穴和风池穴。风门穴位于低头时颈椎最突出的脊柱骨下方，向下一个脊椎骨左右侧二横指的横度，按摩时可以用中指或者拇指在穴位局位按压，力量由轻到重，使穴位局部产生较为强烈的酸胀感为最好；风池穴位于在颈项后两侧大筋两旁的凹陷中。按摩时可按住此穴所在的陷窝，坚持不动半分钟到1分钟，然后缓慢地按揉，至局部有强烈的酸胀感为度。

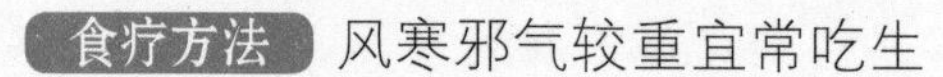

食疗方法 风寒邪气较重宜常吃生姜、大葱、胡椒、红糖等祛风散寒的食物；宜喝汤、粥，趁热食用，以利发汗邪风寒；不宜吃生冷肥腻以免损伤脾胃，使邪气滞留。风热邪气重则宜多食绿豆、白菜、萝卜、芹菜、藕、百合、生梨等具有清热作用的食物，也多次凉开水及果汁；不宜吃煎炸及辛辣类食物，以免伤津助邪。风湿之气较盛宜多吃冬瓜、赤豆、薏米、扁豆、山药等健脾化湿的食物，忌食多油粘腻之物。

风寒型 祛邪止头痛

风邪导致的头疼发作比较急剧，并且通常不是单纯的风邪侵入人体，往往夹杂着寒、热、湿邪一同侵袭人体，因此治疗和保健这种类型的头痛关键在于积极查找病因，并根据病因进行相关治疗。

如果头痛的程度较轻，一般不用治疗，可能的话，找一个安静幽暗的房间躺下来睡一觉，环境要安静，室内光线要柔和，但避免睡过多，以免睡醒后，反而出现头痛。如果风邪与寒邪相夹杂，则要注意保持身体的温暖，提高正气，以抵御外邪的侵袭，在气候多变无常的春季以及气候突然变化的时候，适时随时天气变化而增添衣物，在睡眠时及时调整被的厚度，防止在睡觉不经意时感受风寒之邪；如果是风邪夹杂热邪，则需要保持和及时补充身体的水分，可以通过发汗的方法来解热，但是在发汗的过程中应该注意不能发汗过多；如果风湿相夹杂，则需要通过提高脾胃的功能来达到祛除湿邪的目的，同时还可以通过吃一些祛湿的食物，如南瓜、薏仁、赤小豆等等。

而且可以要注意通过加强身体锻炼来提高抵御外邪的能力，调整好生活和饮食习惯，饮食上要注意忌吃或少吃油腻、黏滞、酸腥的饮食，如鸡鸭鱼肉汤等，最好少吃或不吃生的、凉性的食物，否则会增加使症状加重。如果头痛比较剧烈，经过一段时间调理仍不缓解的，要及时到医院进行检查，预防恶性疾病的发生。

❗ 风热型 伴有热感的头痛

中药方剂 通常使用芎芷石膏汤加减治疗。这个方剂的功能就是清除热邪，疏散外风，治疗头痛的症状，正适合用于风热上扰头部孔窍的头痛，如果出现心烦发热，口干容易发渴，舌头发红，口中津液较少的情况，可以加大石膏的用量，并配合知母、天花粉、黄芩、山栀等中药，同时还可以缓解大便秘结的症状。

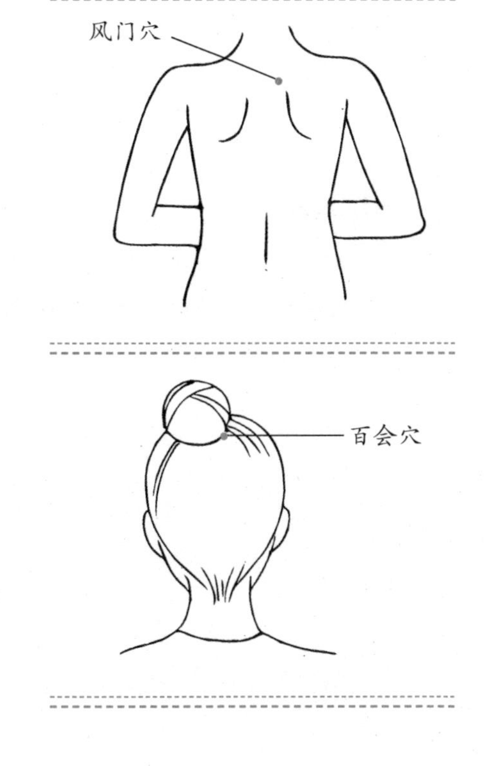

穴位按摩 可以选择风门穴和百会穴进行按压。风门穴位于低头时颈椎最突出的脊柱骨下方，向下一个脊椎骨左右侧二横指的横度；百会穴位于两个耳尖最高点连线与头部正中线相交的点上。在刺激风门穴时，可以用拇指指端在穴位局部进行按压，力量由轻到重，直到有较强烈的酸胀感为度，在百会穴上，可以将拳背骨骼突起处置于头顶中央的百会穴上，以仿佛欲将穴位刺激时的痛感传到腹部般的力量按压，此时感到痛楚扩散至头部的每一角落时，是正确的方法。

食疗方法 可以选用一些清凉解表的食物或者茶饮类，如山楂、薄荷等，都是很好的饮品，用茶疗对于本型头痛效果很好。举个例子，菊茶9~15克，绿茶1克，蜂蜜25克，冲沏温热之后服用，可以达到驱散风热邪气，从而治疗头痛的目的。

风热型 解热止头痛

风热型头痛主要是由于外界的热邪侵入人体，使头部的经络气血受热邪的影响，而变得功能亢进，气血流动速度变快，头部的组织长时间处于兴奋状态，反射性形成了疼痛。因此，降低头部局部的气血运行速度，解除外部热邪对机体的影响是保健的关键。

首先应该从饮食调理入手，多饮水，多吃一些汁液多的食物，以补充由于热邪引起的体内阴液不足。同时还能够利用水液在身体内的代谢来加速热邪排出，从而降低头痛的温度来止痛。辛辣的食物或者油炸烧烤的食物都是可以使体内产生热邪的因素，因此要尽量避免吃这类的食物。同时要忌烟、酒、茶等刺激物，少吃脂肪含量丰富的食品。

风热型的头痛多数容易发生在炎热的夏季，在夏季要做好防暑解热的预防工作，尤其是开电扇、空调虽可降温防暑，但持久地吹可致头痛。所以，要尽理避免直接对着电扇风或空调风，晚上不应该对着窗口睡觉，乘坐长途汽车时也要尽量减少直接对着窗口，以减少引发头痛的因素。同时可以适当地进行头部的按摩，或者每天早上坚持用梳子梳头，注意要按照由下至上的顺序进行梳理，一方面可以疏通头部经络中的气血，另一方面也可以疏散局部的热邪，达到清热止痛的作用。

风湿型 感觉困重的头痛

中药方剂 临床经常使用羌活胜湿汤治疗，如果伴有食欲不振，消化不良的症状，可以加厚朴、陈皮等中药；如果出现恶心呕吐的症状，则可以加姜半夏，同时还可以根据实际情况选用玉壶丸、加减神术散等方剂进行治疗。

穴位按摩 可以选用太阳穴和阴陵泉穴。太阳穴在眉梢与眼角延长线交点后方的凹陷中，阴陵泉穴位于两腿胫骨内侧髁后下方凹陷处。按摩时可以用右手的拇指按揉左腿的阴陵泉穴，再用左手的拇指按揉右腿的阴陵泉穴，至局部有强烈的酸胀感为度。

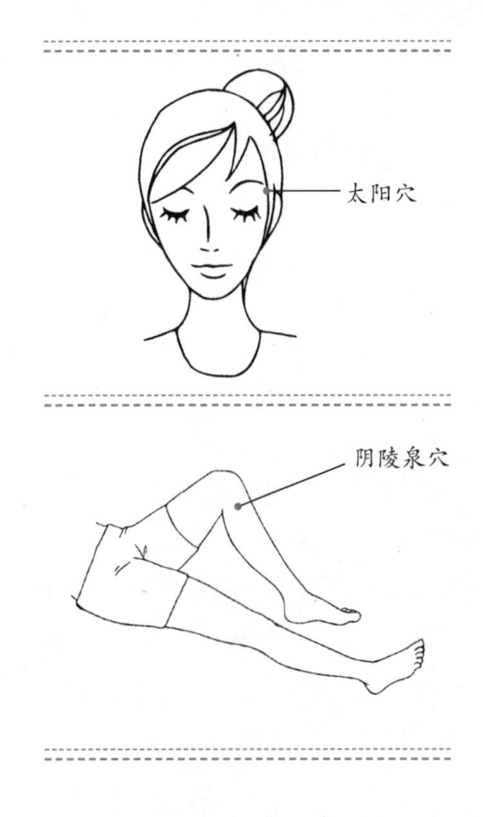

食疗方法 宜多食一些具有祛除湿邪作用的食物，如红豆、冬瓜、西瓜、燕麦、白菜、玉米等，还可以自制一些保健粥如苍耳子粥(苍耳子10克、粳米100克)，将苍耳子捣烂，水适量绞取汁，加入粳米煮粥，空腹食，注意不宜与猪肉和牛肉一同食用，要注意减少食用多油粘腻的食物。

风湿型 燥湿止头痛

风湿型的头痛多数是由于外邪的水湿之邪侵入人体，造成了身体水液代谢及气血运行不畅，使头痛的气血运行受阻，局部的组织器官营养不良，形成了头痛，或者是由于局部组织代谢异常而形成了湿邪留滞的情况，影响了头部正常的气血功能，造成了头痛。因此，加强肺、脾、肾三脏的功能，促进体内水液代谢的正常运行是保健的关键。

首先病人居住的房间和环境要尽量安静、整洁，光线宜柔或者稍暗，温湿度要适宜，特别是要强调湿度要尽量减少，保持干燥。注意饮食调剂，克服偏食习惯，并尽可能食用能够排除湿邪的食物，减少食用汁液丰富或脂肪含量过多的食物，坚持进行身体锻炼，促进气血的运行。同时也可以增强脾、肺、肾的功能，恢复水液代谢的正常功能，使头部得到充分的营养，以缓解头痛的症状。

风湿型头痛的患者可能伴发有食欲不振、恶心等症状，一般可随外感邪气的解除而好转，但是如果呕吐剧烈，喷射而出，头痛非常严重，颈项部僵硬，是病情恶化的典型表现，应提高警惕，尽早就医，以避免危重病症的发生。

❗痰浊型 伴有呕吐的头痛

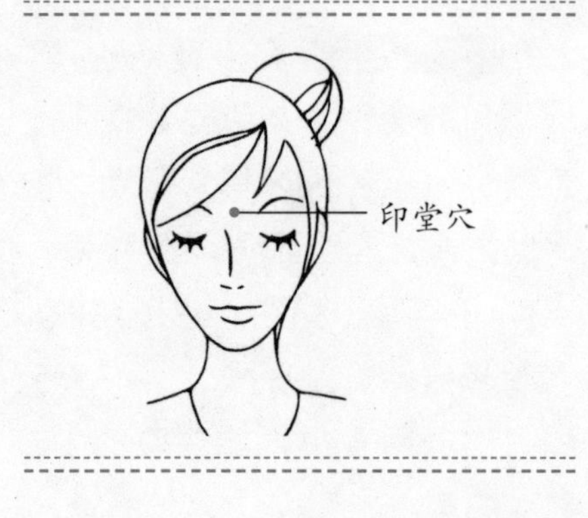

中药方剂 最佳的方剂是导痰汤，另外如果水湿之邪较为严重还可以选用五苓散，如果头痛昏蒙的症状较为明显则可以选用能够促进脾的消化功能，从而祛痰的半夏白术天麻汤。

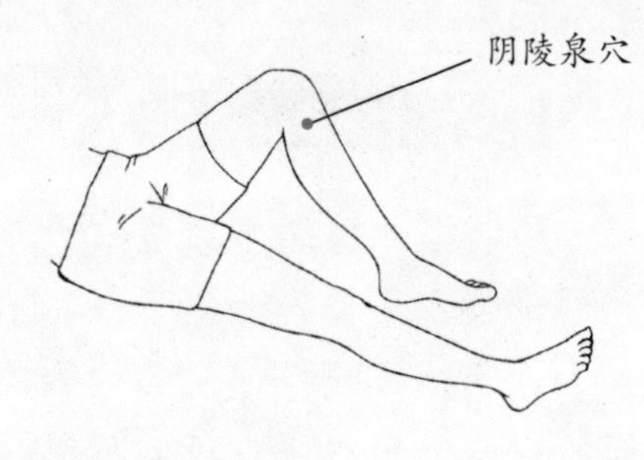

穴位按摩 一般选用印堂穴、阴陵泉穴和丰隆穴。印堂穴位于两眉头连线的中点处，按摩时可以交替用双手的中指在穴位上进行按摩，至局部有热感或胀感为止；阴陵泉穴位于膝盖外侧小腿部，膝盖骨斜下方，胫骨突出部位下方的凹陷处；丰隆穴位于膝盖外侧下方突出的骨头与外脚踝最高点连线中点处。按摩阴陵泉穴与丰隆穴时，可以用拇指的指端在穴位上按压，力量由轻到重，缓缓加力，直到穴位局部有较为强烈的酸胀感为止。

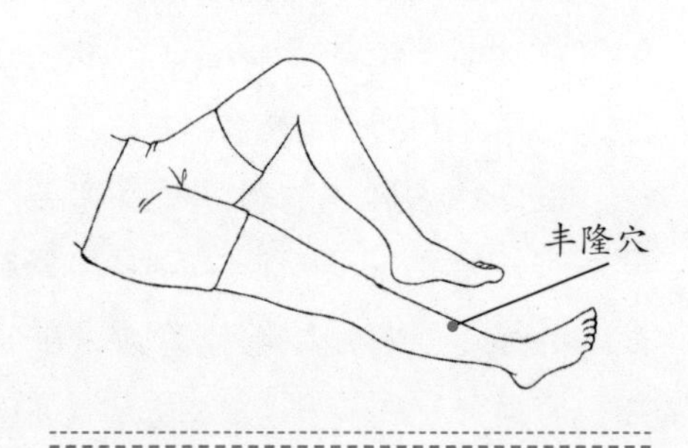

食疗方法 可以多吃一些茯苓、陈皮、生姜、砂仁、苹果、萝卜、海带、薏仁米、红豆、绿豆、莲子等以利于祛痰除湿的食物。除此之外，还应该多食清淡的素食，尽量少吃辛辣油腻的食物，以免助湿生痰，加重病情。

肝阳型 祛湿疗头痛

伴随着恶心想要呕吐的感觉，以及食欲不振的头痛，是由痰浊引起的主要特征，同时也会伴随着胃中的翻腾不适，头昏眩晕等症状。这种头痛的特点就是像被布紧紧缠绕一样，是属于那种绷紧式的疼痛。其原因就是脾的功能减退，导致水湿的停滞，在体内形成了痰并郁滞在头部，引起了头痛。因此本型的保健关键在于祛除体内的痰，保持经脉的畅通。

首先，要通过饮食调理，多吃一些高纤维的蔬菜和水果，建立良好的生活起居习惯，避免暴饮暴食，损伤脾胃。要尽量避免吃容易诱发头痛的食物，包括乳制品(包括脱脂或全脂牛奶、羊奶、乳酪、优酪乳等)、巧克力、鸡蛋、柑橘类水果、肉类(包括牛肉、猪肉、鸡肉、火鸡肉、鱼肉等)、小麦(精制的面包、面食)、核果类和花生、番茄、洋葱、玉米、苹果、香蕉。某些饮料和添加物也是容易引起头痛的食物之一，包括含酒精的饮料(特别是红葡萄酒)、含咖啡因的饮料(咖啡、茶和可乐)、谷氨酸钠、代糖和亚硝酸盐。

其次，要注意通过体育锻炼来调理脾胃的功能，选择跑步、登山等方式，加强身体素质，促进脾胃功能的恢复，同时还应该配合情绪的调节，避免压力和过激的情绪刺激肝功能过亢而影响脾胃的运化功能。

❗ 淤血型 刺疼性头痛

中药方剂 可以选用促进血液循环、有活血化淤功效的桂枝茯苓丸，也可以选择针对头部淤血较重的有效方剂通窍活血汤，如果还有外伤的淤血，要适当配合血府逐淤汤。

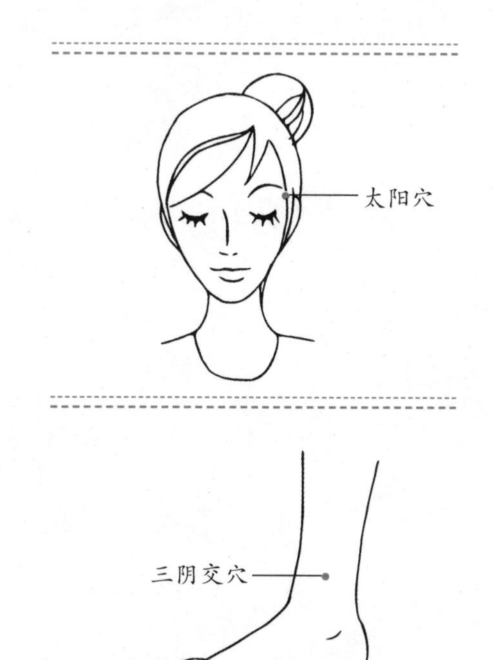

穴位按摩 选用太阳穴和三阴交穴。太阳穴在眉梢与眼角延长线交点后方的凹陷中，三阴交穴在位于胫骨后方，足踝内侧最高点内侧沿小腿向上四横指处，按压时会感到疼痛的位置。两个穴位在做穴位按摩时，都可以用拇指的指端在穴位上按压，力量由轻到重，缓缓加力，直到穴位局部有较为强烈的酸胀感为止。

食疗方法 宜食的食物有桃仁、山楂、藕、蒲黄、蒲黄、玫瑰花、红花等，都是促进血液的循环，祛除体内的淤血，如果血还怕冷，可以多加一些桂皮、生姜、细辛等；如果得病较长的时间，可以再多吃一些桑叶、菊花、芹菜等，但是要注意少吃生冷的食物。

淤血型 活血止头痛

淤血型的头痛多数都是因为外伤或者体内的气血不足，引起了体内的血液循环不畅，因此刺痛总是固定在一个地方。在运动的时候或者是夜间，这种刺痛会进一步加重。促进身体内的血液循环，使之畅通对于这于保健十分的重要。

要避免头部着凉，因为如果受到了寒冷刺激，血液循环的速度就会变得慢下来，而且已经离开血管的血液也不能很好的被再次吸收，可以使用热毛巾在头部的局部进行热敷，加快血液循环。与此同时，睡眠姿势怪异或趴着睡(腹朝下)，会引起颈部肌肉的收缩，或影响头痛的血液循环，进而引发头痛，而平躺的睡姿有助于缓解头疼。同样，当你站立或静坐时，身体勿向前倾斜，也勿使头扭向某个方向。当头痛发作时，做好颈部热敷或洗热水澡，并按摩太阳穴的血管以减轻头痛。同时要注意养成规律的生活习惯，一定要戒烟、酒，减少使用浓烈的香水，避免其对血管的刺激而加剧头痛的症状，按时用餐，省略或延迟用餐皆可能使血糖因缺乏食物而降低，脑部的血管会收缩，当你再度进食时，会使这些血管扩张进而引发头痛，同样的道理每天喝大量的咖啡也会造成血管的扩张而发生头痛。

对于一个月发生1~2次的剧烈头痛，可以少量服用阿司匹林或其他常见的消炎药，但过度使用这类药物，将引起更多疼痛。

第 5 章

眩晕
天花乱坠制造者

眩晕，是目眩头晕的总称。目眩是眼花或眼前发黑，视物模糊不清；头晕指的是感觉自身或外界景物旋转，自己站立不稳，二种症状经常同时出现，所以统称为眩晕。轻者如果闭上眼睛就没有眩晕感，而症状较重的，如同坐在车船上，旋转不定，不能站立，并会伴有恶心、呕吐、出汗，甚至昏倒等症状。眩晕还包括现代医学的内耳眩晕，脑动脉硬化，高血压，贫血，神经衰弱，颈椎病，以及某些脑部疾患。

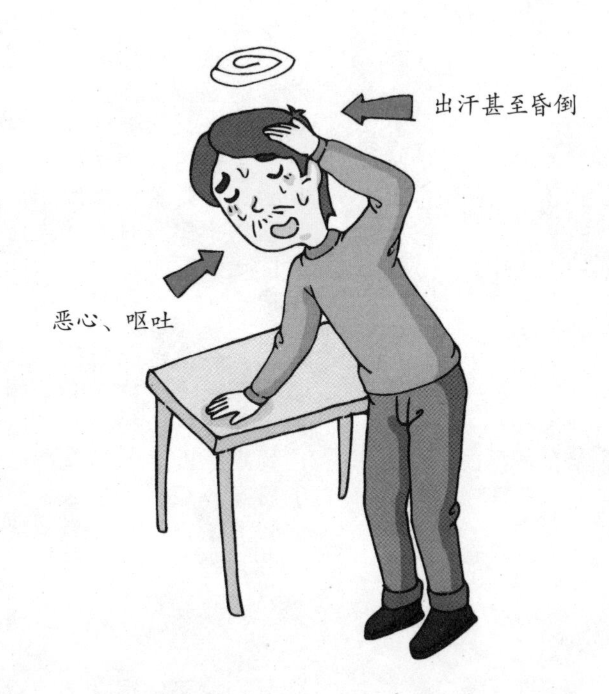

中医认为本病的产生由气血亏虚、肾精不足而导致了脑髓的空虚与失养，或者是由于情绪的原因，导致了肝阳上亢、痰火上逆于脑、淤血阻塞而发生了眩晕的症状，本病与肝、脾、肾三脏关系十分密切。眩晕的病多属于虚证，眩晕的发病过程中，各种导病因素可以相互影响，相互转化，形成虚实夹杂，阴阳两虚的情况，进一步发展则可引起晕厥的危重病证。

眩晕为临床常见病证，多见于中老年人，亦可发于青年人。本病可以反复发作，妨碍正常工作及生活，严重者可发展为中风、厥证或脱证等危重疾病，从而危及生命，因此要在刚刚出现症状或病情比较轻的时候，就要进行积极的预防和治疗措施，防止疾病地进一步发展。

分 型	特 征	病 因
伴有情绪浮躁的眩晕（肝阳上亢型）	眩晕而且伴有耳鸣、头痛而且疼痛的性质是胀痛。如果身体疲劳，或者是情绪急躁恼怒的时候会加重症状，还可以伴发失眠或者睡眠中多梦、肢体麻木等症状	主要是由于肝功能在情绪、外界刺激的影响下，变得过于旺盛亢奋，阳气太过，过盛的阳气沿着经脉，向上到达头部，并淤滞在局部，衍化为火热邪气，影响了头部各个孔窍的功能，而出现耳鸣、头痛、眩晕和失眠等症状
伴有呼吸困难的眩晕（气血两虚型）	头晕目眩，运动时会加剧眩晕的感觉，面色白而且没有光泽，比健康人容易感觉到疲劳，劳累之后症状会加重，食欲减退，而且消化不良，有的病人还会伴随心慌心跳和失眠的症状	主要是由于先天的体质不足，或者运动劳倦过度，而引起来的气血不足，使精气和血等人体的精微物质无法到达头部，使头部的营养供应发生了障碍，从而引起了头晕目眩的症状
疲劳不易恢复的眩晕（痰浊型）	眩晕，有头部感觉沉重，像用布蒙上一样，看周围的东西旋转比较剧烈，胸口烦闷，而且时常有恶心的感觉，痰多，并且痰液比较清晰，消化不良，经常会有困倦想要睡觉的症状	主要是由于人体脾的功能不足或者是体内的水液代谢出现了异常，从而产生一些病理性的产物，例如：痰。痰阻滞在经脉中，使气血上达于头部的通路受到了阻碍，造成了头晕的产生
眩晕伴发全身无力（肾精不足型）	眩晕发病已经很久，而且经常反复发作，视力有所减退，两只眼睛会发干，而且会有疼痛的感觉，有失眠和健忘的情况发生，心烦并且口发干，耳鸣，总是感觉浑身无力，容易疲倦，腰酸腿软，男性有遗精的症状	肾是人体先天的根本，是人体精微物质生成的之处，脑是人体髓的聚集之处，脑有赖于肾精充养。如果先天不足，身体素质差，并且不注意调整生活习惯，就容易造成肾精不足；或者是由于年老肾虚；或者是由于长期患病，损伤肾精，不仅能直接导致精微物质不足而发生眩晕，而且还能引起气血虚弱而发生眩晕

❶ 肝阳上亢型 伴有情绪浮躁的眩晕

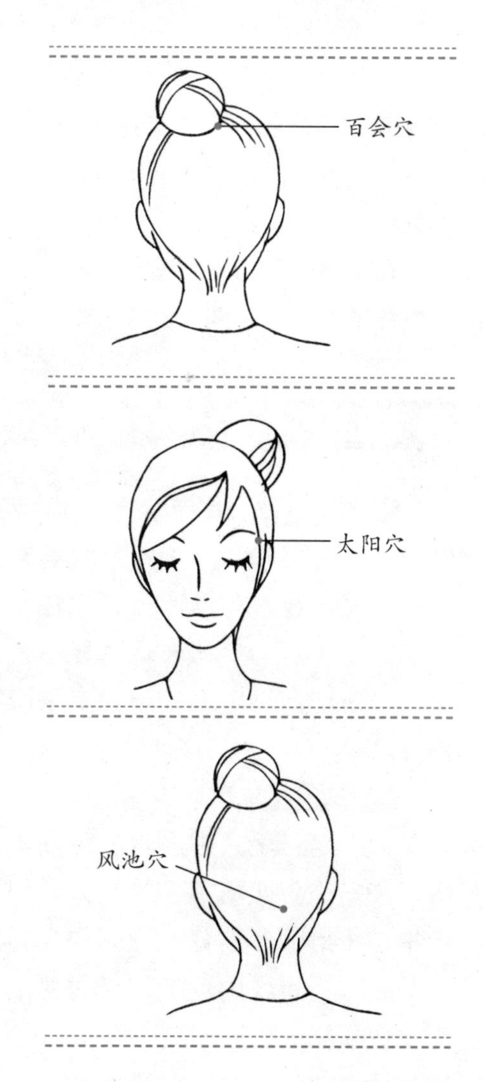

中药方剂 治疗肝阳上亢型的眩晕最有效的方剂就是天麻钩藤饮。如果火热比较旺盛的症状，如耳鸣、头痛的感觉比较明显，也可以选用龙胆泻肝汤。这两个方剂的中药多数功效都有清肝热，使兴奋的神经镇静下来的作用。

穴位按摩 穴位可以取百会穴、太阳穴和风池穴。百会穴位于两个耳尖最高点连线与头部正中线相交的点上；太阳穴在眉梢与眼角延长线交点后方的凹陷中；风池穴在后头部发际，脖子的粗筋与头部横向的筋肉之间。自我按摩的时候，可以用掌心轻轻拍打头顶中央的百会穴，以中指揉按前额两侧太阳穴与脑后风池穴每次各5分钟，每日1次。

食疗方法 宜吃具有泻肝热、养阴液作用的食物，如丝瓜、冬瓜、瓠子、黄瓜、莴苣、绿豆芽、金针菜、空心菜、茭白、槐花、旱芹、海蜇、白菊花、松子仁、天麻、马兰头、决明子、荷叶、菊花脑等；忌吃辛辣、助热的食品。

肝阳上亢型 潜阳止眩晕

肝阳上亢型的病人多数头部的眩晕和胀痛比较剧烈，要注意进行卧床休息，将头部抬高35度，闭目养神，减少活动，以调节机体气血运行，要保持室内空气新鲜，温湿度适宜，整洁安静，使心神安宁，制约肝的阳气升腾过亢，也可以在头部额头部放置毛巾冷敷，并经常更换。

对于肝阳上亢型的病人，情绪多数都很急躁，并且易怒，做好相应的心理工作是保健与养生非常重要的一个方面。要与病人进行交流，帮助病人解决实际困难，进行心理疏导，增强战胜疾病的信心，通过交谈了解病人躁怒的原因所在，以满足病人的心理要求，使其保持心态平衡。

此外失眠也是容易伴发的症状之一，失眠的同时还会导致肝的功能进一步亢盛，形成一种恶情的循环。因此积极缓解失眠的症状也是本病养生的重要方面，在睡眠时保证卧房内的安静，每天养成良好的作息时间习惯，定时上床休息，在晚睡前要避免思考和争论问题，也不要看内容过激的书刊杂志，更不要喝浓茶、咖啡等刺激性的饮料。同时可以配合在睡觉前用温水泡脚15分钟，以有利于顺利入眠。

在平时的生活中还应该尽量少作或不做旋转、弯腰等动作，以免避免诱发或加重眩晕的症状，同时注意少吃盐，戒烟、酒。

❗ 气血两虚型 伴有呼吸困难的眩晕

中药方剂 治疗气血亏虚型的眩晕一般选用归脾汤。如果是气虚无力的症状比较明显，可以选择补中益气汤；如果眼睛干涩的症状表现明显的为血虚型，可以选用十全大补汤或者是四物汤进行治疗。

穴位按摩 可以选用足三里穴和三阴交穴。足三里穴在胫骨外侧筋肉的起端，膝盖往下四横指，胫骨前缘外侧一中指按压时的凹陷处；三阴交穴在位于胫骨后方，足踝内侧最高点内侧沿小腿向上四横指处，按压时会感到疼痛的位置。两个穴位在做穴位按摩时，都可以用拇指的指端在穴位上按压，力量由轻到重，缓缓加力，直到穴位局部有较为强烈的酸胀感为止。

食疗方法 宜吃具有补益心和脾、养血补气作用的食物，可以选择牛奶以及禽蛋类、鱼类、瘦肉类、豆制品类、食用菌类等，如银耳、蜂乳、燕窝、猪心、猪肾、乌骨鸡、乌贼鱼、石首鱼、牡蛎肉、蚌肉、大枣、山药、荠菜、阿胶、芝麻、桑椹、胡桃、人参、淡菜、龙眼、猪脑、松花粉、牛肉、牛肚、紫河车、白首乌等。

气血两虚型 补益疗眩晕

患气血亏虚型眩晕一般都是体质虚弱的病人或者老年人，病程都较长，而且容易反复发作。因此病人容易产生悲观、失望、恐惧等不利的心理情绪。在病人休息的房间里，应该注意保证室内的光线充足，温度适宜，还可以配上一些暖气调的花瓶或装饰品，使病人的心情保持舒畅。在调养和护理时应该注意经常与病人进行交流，及时了解他们心理的变化情况，并积极做好劝导的工作，帮助他们增强战胜疾病的信心，这样才能更好的配合治疗。

此外，根据气血亏虚型的眩晕的特点，要进行适应地进补，以增加身体的抵抗力。可以选择一些补气补血的中药，如人参、鹿茸、丹参、黄芪等，但是要注意病人体质的实际情况，不能一味进补，避免对阴虚体质的病人造成不良的影响。要从调理生活习惯和饮食习惯入手，使病人起居有常，不能暴饮暴食，所吃的食物要以营养丰富的瘦肉类为主，配合蔬菜和水果，忌烟酒，使脾胃的功能逐渐恢复，才能从根本上改善气血不足的病因，促进疾病的恢复。

在发作期要绝对地卧床休息，避免动作过大晕倒而发生意外，缓解之后应该配合一些户外的锻炼，但要注意选择适当地运动方式，尽量做相对和缓的运动，如太极拳、气功和散步等，既能起到增强身体抵抗力，又不至于由于运动幅度过大而诱发眩晕。

❗ 痰浊型 疲劳不易恢复的眩晕

中药方剂 对于痰浊型的眩晕最有效的方剂是半夏白术天麻汤，可以达到促进体内水分代谢，减少产生过多痰的目的，如果身内的痰积聚时间过长，伴随有热盛的症状，如面红目赤、胃痛等，可以选用温胆汤来进行治疗。

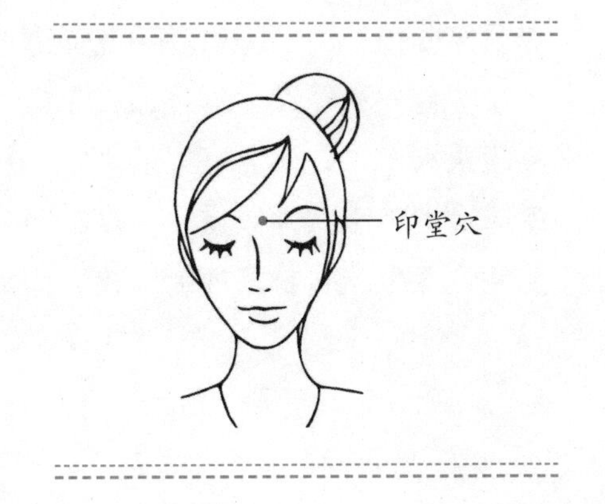

穴位按摩 一般选用印堂穴、阴陵泉穴和丰隆穴。印堂穴位于两眉头连线的中点处。按摩时可以交替用双手的中指在

穴位上进行按摩，至局部有热感或胀感为止。阴陵泉穴位于膝盖外侧小腿部，膝盖骨斜下方，胫骨突出部位下方的凹陷处；丰隆穴位于膝盖外侧下方突出的骨头与外脚踝最高点连线中点处。按摩阴陵泉穴与丰隆穴时，可以用拇指的指端在穴位上按压，力量由轻到重，缓缓加力，直到穴位局部有较为强烈的酸胀感为止。

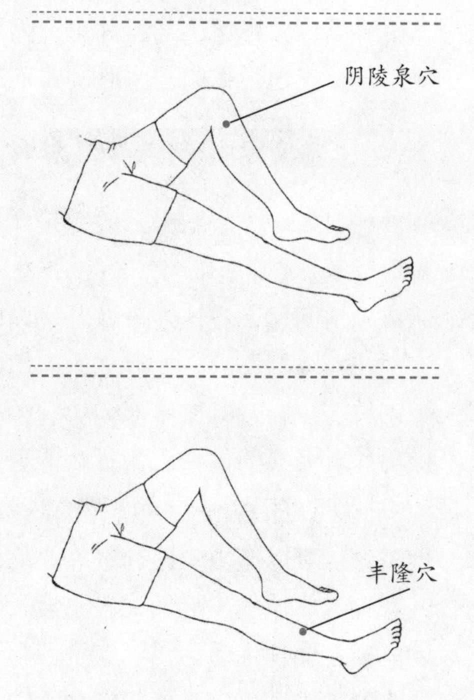

食疗方法 宜吃具有化痰、健脾、和胃作用的清淡食物，可以选用食丝瓜、冬瓜、瓠子、黄瓜、莴苣、绿豆芽、金针菜、空心菜、茭白、槐花、海蜇、荠菜、金橘、橘饼、萝卜、荸荠、发菜等。尽量减少吃助湿生痰的食物，如鱼、虾和肥肉等。

痰浊型 去痰医眩晕

痰浊型的眩晕主要是由于脾的功能失常，使脾不能很好的控制和调节体内的水液代谢，从而产生了过多的水湿，郁滞在经脉之中，形成病理性的产物——痰，使气血不能畅通地向上到达头部，而产生了眩晕，并且有明显的特点，就是眩晕时感觉像有什么东西包裹住头部一样。因此本型的保健关键在于祛除体内的痰，保持经脉的畅通。

本型眩晕的病人体型多数肥胖，多余的脂肪堆积之后，更加容易产生痰湿，滞阻经脉中气血的运行。因此通过适当的方法来减少体重是配合治疗较为合理的方法。首先通过饮食调理，减少摄入热量大、含脂肪多的食物，多吃一些高纤维的蔬菜和水果，建立良好的生活起居习惯，避免暴饮暴食，损伤脾胃；其次要注意体育锻炼来减少体重，过度的节食只会使脾胃的功能受到更大的影响，所以不能完全靠少吃食物来控制体重，而应该选择跑步、登山等方式，来消耗过剩的脂肪，做到健康瘦身，并要做到持之以恒，才能取得较好的效果。

此外，痰浊型眩晕的病人多数都会伴发恶心、呕吐的症状。这属于比较严重的症状表现，在护理保养时应该保持室内的环境安静舒适，避免噪音，护理病人动作要轻柔，尽量不要摇动病人身体，嘱咐病人多闭目养神，减少旋转、弯腰等动作，以免加重或诱发眩晕。

❶ 肾精不足型 眩晕伴发全身无力

中药方剂 临床常用的方剂是左归丸。方剂中的各种中药配合起来共同起到了滋补肝肾，补充肾中精微物质的功效。如果形成了阴虚的体质，体内产生了热邪，表现为咽干口燥，可以加炙鳖甲、知母、青蒿等药物；如果出现失眠、多梦、健忘的症状，则可以加阿胶、鸡子黄、酸枣仁、柏子仁等。

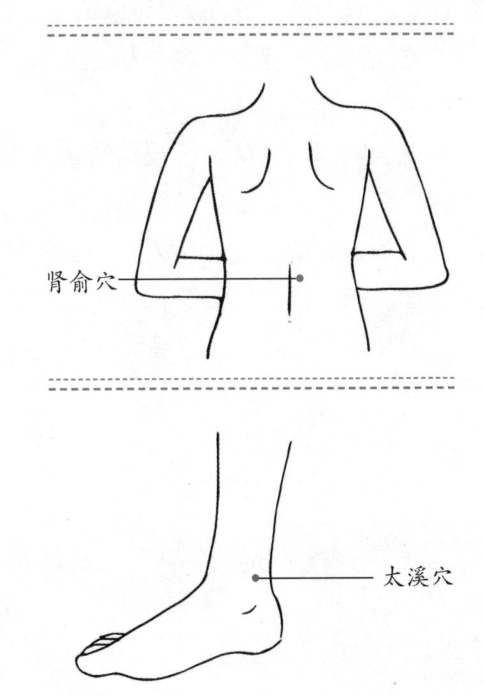

穴位按摩 可以选用肾俞穴和太溪穴。肾俞穴位于后腰部，腰线高度的脊柱骨凸出处下方，左右各二横指宽度处；太溪穴位于足踝内侧，足内踝尖的最高点与跟腱连线中间的凹陷中。两个穴位在按摩时要注意力度要轻，可以用手掌在穴位局部来回用擦法，使局部有温热感。

食疗方法 可以多吃一些营养丰富的食物，用来补充人体的肾精，如猪脑、羊脑、兔脑、腰子、母鸡、水鸭、鱼类、蛤干、乌龟、甲鱼、蚌肉、红枣、核桃、柑桔、柚子、米醋、香葱、香菜等。还可以配合清利头目的食疗方，以制何首乌30克、粳米100克、大枣3枚、冰糖适量；将制何首乌放入砂锅煎取浓汁后去渣，以何首乌汁与淘洗净的粳米、大枣、冰糖同煮成粥，早、晚服食用。

肾精不足型 补肾止眩晕

肾虚型的眩晕主要是由于年龄增长造成了身体素质的逐渐减退，肾的功能也出现了衰弱的情况，或者是长时间从事繁忙的工作，损伤了人体的肾气，或者是由于没有很好的节制性生活，损伤了肾中的元气，造成了肾虚的情况，不能产生足够的正气来营养头部的组成器官，导致了头痛的发生。因此，补益肾气，补充体内正气，增强头部的营养是保健的关键。

首先要帮助病人保持开朗和愉悦的心情，通过劝解和交流来增强战胜疾病的信心；其次饮食方面要有规律，以清淡易消化为宜，多吃蔬菜、水果，戒烟酒，少吃油腻、辛辣的食物，和海鲜等具有发散效力的食物；再次病人居住的房间应该保持安静、舒适，避免噪声，并且光线柔和，保持温暖，才能更有助于保护身体内的阴精，可有效地预防眩晕的发生；最后尽量保证充足的睡眠，注意劳逸结合，眩晕发作时应卧床休息，闭目养神，少作或不作旋转、弯腰等动作，以免诱发或加重病情。重症病人要密切注意血压、呼吸、神志、脉搏等情况，以便及时处理。如果眩晕的症状持续很长时间得不到缓解，并伴发有剧烈的头痛，就应该立即将病人送往医院检查，以避免恶性疾病的发生。

第 6 章

呕吐

胃里翻江倒海

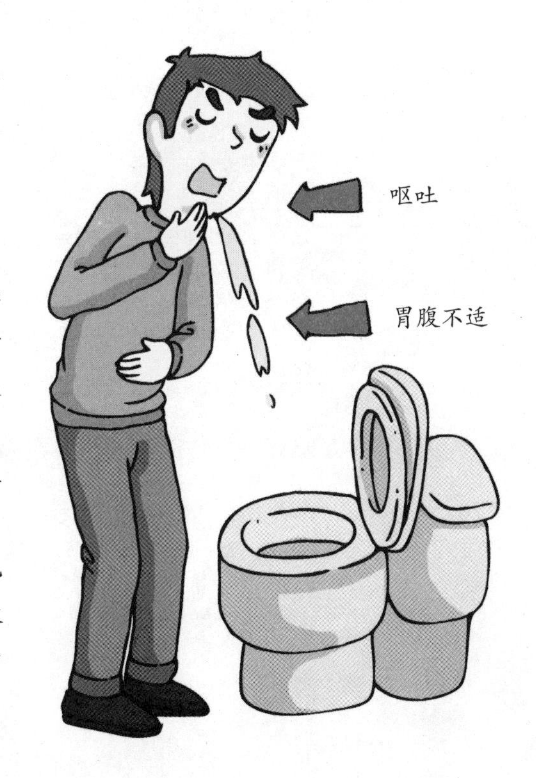

呕吐是由于胃腑不能正常地将食物等向下运行，胃气上逆，所导致的食物及痰涎从口吐出的病症。临床往往把有声有物称为“呕”，有物无声称为“吐”，有声无物谓之“哕”。但是在临床实际的情况中呕与吐是很难截然分开的，所以一般统称为呕吐。许多疾病都可以引起呕吐，如急性胃炎、神经性呕吐、贲门痉挛、幽门痉挛及梗阻、胰腺炎、胆囊炎等。

呕吐是多种急慢性疾病常见的症状之一，中医把外邪犯胃、饮食不节、情志失调、脾胃虚弱作为呕吐的基本病因。由于病因不同，体质各异，又有虚、实证的分别。一般认为是由于感受外邪或秽浊之气，侵犯到脾胃，造成了脾胃受损、功能失调、气机不利、胃失和降，食物残渣就会随着上逆之气，从口中吐出，发生呕吐。另外暴饮暴食，或者误食了不洁的食物，以及情志失调，大怒或者悲伤、思虑过度也都会导致脾胃功能的失调，造成气逆，从而发生呕吐。

对呕吐病症的预防，主要在于消除致病因素，做到饮食有节，不食生冷不洁食物，清淡饮食等，主要是保护脾胃的正气，使脾胃功能正常。

分型	特征	病因
遇冷加剧的呕吐（外邪犯胃型）	往往发病比较突然，而且呕吐的症状比较剧烈，呕吐同时经常伴发有发热冷的感觉，头部和身体也会疼痛，胸腔和腹腔内会有胀满烦闷的感觉，食欲不佳，遇有冷热等外邪的刺激容易复发	主要是感受了外界的风寒邪气，或者是夏季时令的暑湿秽浊邪气，刺激扰动了胃腑，使胃内的气机上逆，就会引发突然地呕吐，胸腹部的胀满烦闷；而且外邪侵入人体的同时会破坏人体营气和卫气的和谐，造成营卫不和的发热症状
饮食失常引起的呕吐（饮食停滞型）	呕吐物中有胃酸或者是没有消化完全的食物，并且会感觉有气体向上窜动，没有食欲甚至讨厌进食，吃东西之后，这种感觉会加剧，如果将食物呕吐出来之后，反而会感觉舒服，大便排泄异常，有时干有时稀而且气味臭秽难闻	主要原因是由于食物没有很好的消化且阻滞在胃腑之内，混浊之气向上逆动，所以会呕吐胃酸夹杂食物的残渣；胃的气机以通顺向下为正常，如果气机失常就会嗳气厌食；体内的升降失常的规律，则大便不正常，出现时干时稀，而且气味臭移难闻
情绪引发的呕吐（肝气犯胃型）	呕吐时发作频率高，而且每次呕吐的食物中都夹杂胃酸，胸腔和腹腔内会有胀满烦闷的感觉，食欲不佳，每每会由于情绪不佳或者压力大而使呕吐更加剧烈	本型主要是由于肝气不能舒展，郁积在体内，相对旺盛而侵犯胃腑，胃和降的功能受到影响，因此食物就会夹杂胃酸随着气机上逆，形成了呕吐。嗳气频频发作，胸胁胀满，烦闷不舒适，都是气机阻滞的征象
胸部发闷的呕吐（痰饮内阻型）	呕吐的吐出物多是清水样的稀痰或者唾液，伴发有头晕和心慌的感觉，胸部和腹部经常会出现闷胀不舒适的感觉，不愿意吃东西，甚至没有进食的欲望，或呕吐的同时伴有肠道咕噜的响声	本型主要是由于脾运化水湿和食物的功能出现了异常，从而引起了痰饮等病理产物停滞在体内，不能及时排出，胃部的气机不能正常下降，就出现胸腹部的胀闷不适，呕吐出清水痰涎
胃部有烧灼感的呕吐（胃阴不足型）	呕吐反复发作，并且有时还会干呕，并不能呕吐出食物，或者每次呕吐量不多，或仅吐涎沫，还会伴随着口干咽干，胃内感觉胀闷不适，或者感到饥饿却不想进食	主要是由于病人本来就是阴虚内热旺盛的体质，使胃内的虚热之邪不能清除，积聚在胃部，随着时间的延长就会耗伤胃的阴液，导致胃得不能良好的营养，气机失去和降的正常运行，形成食物反复呕吐，或者时常有干呕的情况

❗ 外邪犯胃型 遇冷加剧的呕吐

中药方剂 可以选用藿香正气散来进行治疗。方剂中的药物多数都有驱除外邪，化湿和胃的作用。如果是夏季暑湿之邪比较旺盛的时候，就会以胃部胀满烦闷的症状较为明显，这时可以选用新加香薷饮。

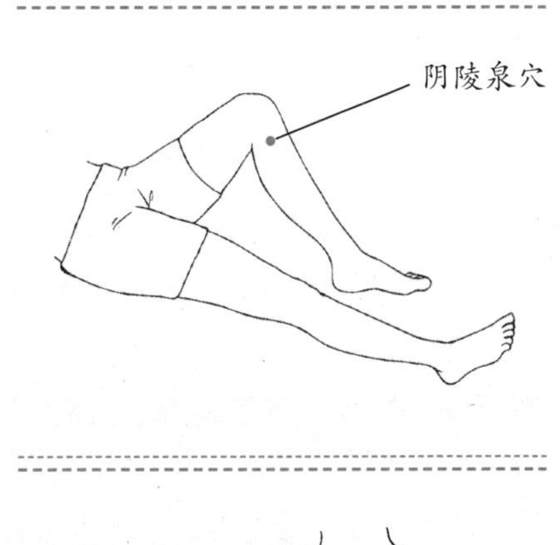

穴位按摩 可以选用阴陵泉穴和中脘穴进行治疗。阴陵泉穴位于膝盖外侧小腿部，膝盖骨斜下方，胫骨突出部位下方的凹陷处；中脘穴位于上腹部正中线上，心窝胸骨下端与肚脐连接的中心处。在进行穴位按摩时，可以用拇指或中指在穴位局部进行按压，也可以用摩法，用手掌在中脘穴处做环转的摩动，直到穴位局部有温热感产生。

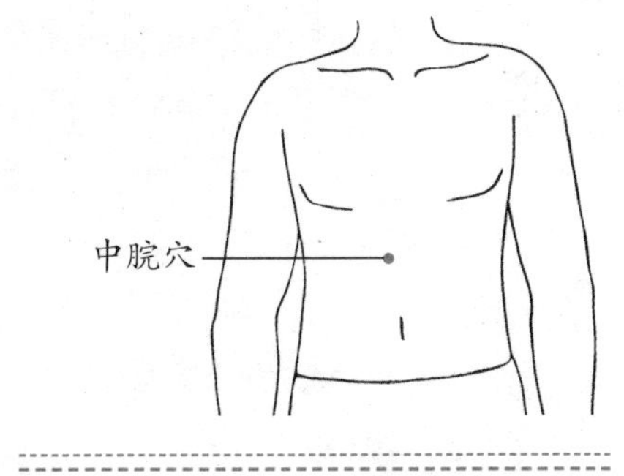

食疗方法 由于外邪犯胃时，发作常剧烈而造成进食的困难，或者有可能食入即吐，这样呕吐严重的病人可以暂时停止进食，等待呕吐的症状减轻之后，可以进流质、或半流质的食物，如稀粥、麦片粥等，逐渐过度到普通的食物，但是要注意不要吃油腻、粘稠的食物。

外邪犯胃型 祛邪止呕吐

本型呕吐主要是因为外邪侵入体内，损伤了胃的功能，造成胃中本来应该下降的气机反而上逆而行，导致了呕吐的发生。因此这种类型的呕吐最主要的保健原则就是要积极地查找病因，找根据病因进行相应的预防和保健措施。

此型多属于邪气实盛，如果病人有时发热怕冷，则为寒邪偏重，那么病人居住的房间宜温暖向阳，安静而舒适，并注意室内的定时通风，以保持室内的空气新鲜。病人最为多见突出发病，呕吐次数比较频繁，因而心情一般比较急躁，容易焦虑不安，应该对病人做好解释工作，消除紧张情绪，增强恢复和治疗的信心，多让使其静卧，尽量减少移动身体，不要打扰患者休息。若呕吐量多时，应注意补充水分，或者是输液，防止损伤体内的津液而诱发其他方面的疾病，等到症状有所缓解的时候，可以让病人逐渐地开始时以流食或者比较清淡的饮食为主，慢慢过度到普通的饮食，不能马上吃高热量的食物，避免损伤脾胃，引起呕吐的复发。

此外，在后背部脊柱的两侧进行刮痧，也可以帮助缓解呕吐的症状。如果病人的呕吐比较剧烈则要密切注意观察体温、脉搏、腹部症状以及呕吐物的变化；若是体温持续升高，呕吐呈喷射状，剧烈头痛，两侧瞳孔不等大，同时伴发烦躁不安、嗜睡、呼吸深快等现象，是脑病发作的前兆，应立即送往医院急诊进行抢救。

❶ 饮食停滞型 饮食失常引起的呕吐

中药方剂 最为常用的是可以消食健脾的保和丸。如果腹胀和便秘的症状比较严重，可以选用小承气汤使浊气下行，行气通便，从而缓解呕吐的症状；口臭干渴的症状比较明显，则宜选用竹茹汤来进行治疗。

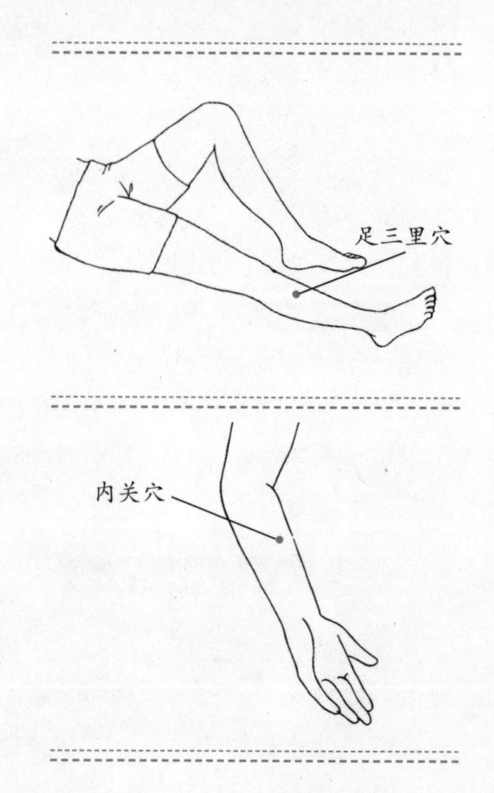

穴位按摩 可以选用足三里穴和内关穴。足三里穴位于胫骨的外侧筋肉的起端，膝盖往下四横指，胫骨前缘外侧一中指按压时的凹陷处；内关穴在手腕根部皱褶的中央部位，向手臂上内侧方向二横指宽度处，正好位于前臂两条筋的中央部位。穴位按摩时可以用拇指的指腹，在两个穴位上以轻柔的力量做环转的摩动，感觉到局部有轻微的酸胀感即可。

食疗方法 要选择有消食化滞作用的食品，如山楂、萝卜、香菜、大麦、麦芽、锅巴（锅）、大蒜、米露、猪脾面条、米粥、鲜玉米、豆类等；少吃硬固不易消化的食品，如油煎食品、糯米等，同时要适当吃一些新鲜水果以补充呕吐丧失的水分。

饮食停滞型 消食治呕吐

脾胃的功能受到影响，不能正常地消化和吸收食物，造成了食物积聚在胃部，气机的阻滞也可以加剧食物堆积，同时不能向下排泄，导致了没有消化完全的食物随气机上涌从口中呕吐是本型发病的机理。因此调理脾胃的消化功能，促进气机的通畅是保健的关键。

由于时间较长的堆积，使呕吐物多臭秽难闻。因此，要及时清除呕吐物和更换被污染之衣被，同时要特别注意室内的通风，消除秽臭之气。要注意应该鼓励病人尽量将胃中积食吐出，必要时可用探吐的方法，吐后不宜立即进食，待胃中积满的感觉消失，恢复正常感受后，先进少量流食，观察如果进食后不吐，再逐渐改为半流食和软食，禁忌硬固不易消化的食物和油煎厚味，并应限制食量，不宜暴饮暴食，以免引起复发。同时还应该密切观察呕吐物的性质、颜色、气味、数量及呕吐的频率，如果病人呕吐咖啡色液体或伴有鲜红色血液，是胃肠积热，损伤了脉络，应引起警惕胃部出血的可能性，及时送往医院进行处理。

在呕吐的缓解期，应该配合适当地体育锻炼来增加脾胃的消化功能，如经常进行户外慢跑、散步或太极拳、气功、散步等，形成规律的作息时间，同时养成良好的饮食习惯，避免暴饮暴食。注意调整自己的情绪，也是恢复脾胃消化功能的重要方面之一。

❗ 肝气犯胃型 情绪引发的呕吐

中药方剂 最常用的有效方剂是半夏厚朴汤合左金丸。如果心烦口苦咽干症状明显则可以再加入小柴胡汤；若兼腹气不通，大便秘结，可用大柴胡汤；如果胁肋部有刺痛的感觉，可选用膈下逐淤汤来进行治疗，还可适当选用越鞠丸、柴胡疏肝散。

穴位按摩 可以选用阳陵泉穴和中脘穴进行保健治疗。阳陵泉穴位于小腿部，膝盖外侧，膝盖骨斜下方，腓骨小头突出部位下方的凹陷处；中脘穴位于上腹部正中线上，心窝胸骨下端与肚脐连接的中心处。在按摩的过程中在阳陵泉穴处进

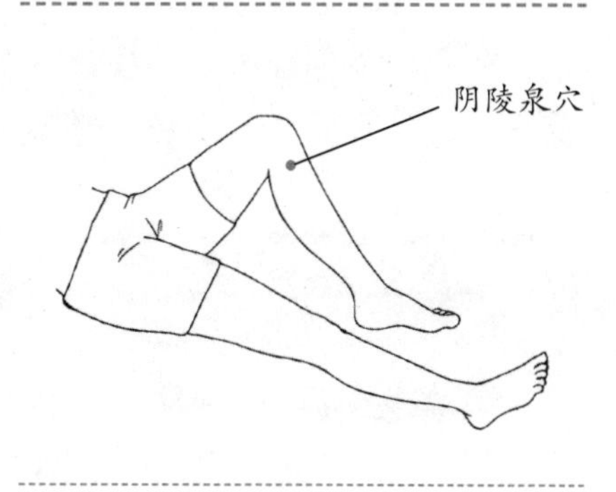

行按压时，力量应稍重，并且最好可以产生酸麻的感觉沿着小腿的外侧向足踝部传导，中脘穴按摩时力量宜轻，缓缓用力，局部产生热感为最好。

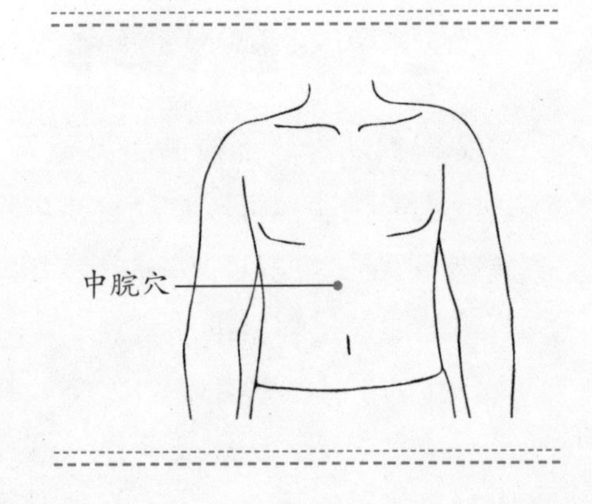

食疗方法 饮食适合以清淡为主，少吃油腻的食品，忌辛辣、烟、酒及粘滞不易消化的食物，可指导病人多食用番茄、茭白、苦瓜、冬瓜、萝卜、雪梨、苹果、西瓜、金橘等有疏利行气作用的食物。

肝气犯胃型 疏肝治呕吐

肝气亢盛引起了体内的热邪阻滞了经络，并且肝气的旺盛会导致人体整体气机的紊乱，向上的气机运行占据了主导，胃原本下降的气机受到了影响，并且也影响了脾的消化功能，使食物不能很好的消化和吸收，却会随着气机上逆而形成呕吐。因此在保健过程中注意调理情绪，抑制肝的功能，并促进气机的和缓下降是保健的关键所在。

对于肝气较旺的病人，情绪多数急躁，遇事很容易发怒，有时甚至是自己不能控制，这就会形成恶性的循环，使气机不顺。因此在护理和保健的过程中，一方面要保持病室的凉爽湿润，光线需要柔和，环境应幽雅；另一方面要加强做好心理工作，及时疏导和控制病人的不良情绪，经常与病人进行谈话交流，帮忙病人分析和解决一些生活中的实际困难，并向他们说明保持良好情绪对疾病康复的重要意义，建立良好的心态，增强战胜疾病的信心。

此外，要养成良好的生活习惯和饮食习惯，规律的饮食会使脾的功能趋于正常，特别是在现在社会工作和生活压力较大，应该在平时的生活形成规律的作息时间，按时睡觉和起床，不熬夜娱乐，注意保证睡眠的时间。在饮食上要按时就餐，特别是要保证早饭的质量和食量。同时要保持大便的通畅，可用蜂蜜、麻仁润肠丸等润肠通便，使腑气通顺，浊气下降，呕吐可止。

❗ 痰饮内阻型 胸部发闷的呕吐

中药方剂 临床常选用小半夏汤合苓桂术甘汤治疗。如果气机停滞而腹痛剧烈的，可加厚朴、枳壳；如果脾的功能失常较严重，则可以加砂仁、白豆蔻、苍术等中药；若头晕目眩症状明显，可用半夏白术天麻汤；如果体内火比较大，烦闷口苦，可改用黄连温胆汤进行治疗。

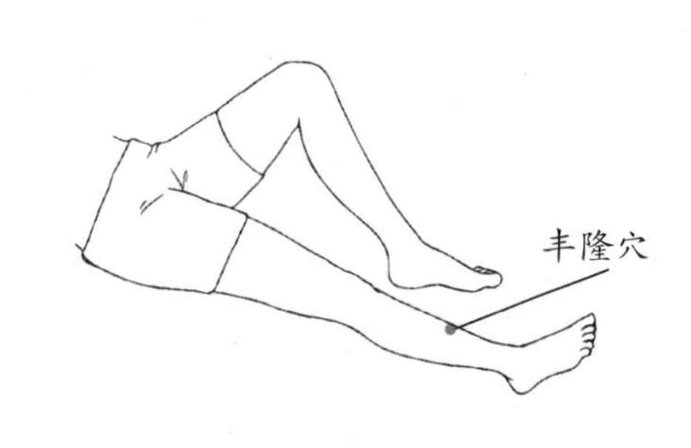

穴位按摩 可以选用丰隆穴和脾俞穴。丰隆穴位于膝盖外侧下方突出的骨头与外脚踝最高点连线中点处。脾俞穴位于沿腰线及肩胛骨下端两者中间高度的背骨，往上方找一节背骨后，左右各往外侧二指宽处。在做穴位按摩时两个穴位都可以用拇指或中指指端在穴位的局部进行按压，力量由轻到重，缓缓加力，直到穴位局部有较为强烈的酸胀感为止。

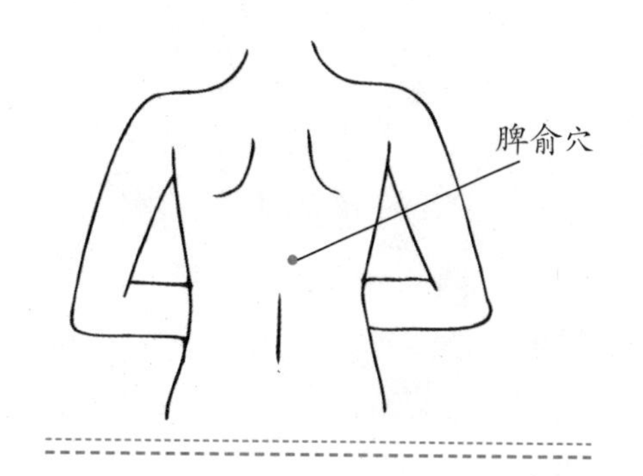

食疗方法 可以食用一些帮助脾胃恢复功能的食疗方，如苏子粥：苏子50克、大米50克，先将苏子水煎取汁适量，以苏子汁和米共煮粥食用；茯苓粉：茯苓500克，研成细粉，每次冲服15~20克，一日2次；薏米粥：薏米50克、大米50克，先将薏米煮烂，后加入大米共煮粥食用。

痰饮内阻型 祛痰止呕吐

痰饮内阻型呕吐主要是由于脾、肺、肾三个脏腑的功能失调，从而导致体内水液代谢失常，体内过多的水液得不到及时的排泄，就会聚积在身体里，形成了水分较大的水饮和水分较小的痰浊，两种病理产物互相作用，对胃肠的消化功能形成了很大影响，胃中的食物也就不能正常的向下传导，从而向上反逆，形成了呕吐。因此，本型的保健关键是增加和恢复脏腑的代谢功能，促进痰饮尽快排出体外。

痰饮是属性为阴的病理产物，如果得到温暖就可以消除，除了明显夹杂热证的情况以外，都应该得到温热刺激为最好，所以病人居住的房间最好保持温暖，阳光充足，不潮不燥，安静舒适；要保证病人能够得到充分地休息，减少活动，必要时要按照医生的意见，给予一些具有镇静作用的药品；如果呕吐剧烈时，可以用鲜竹沥水、灭吐灵等药物止呕。在食物中生姜是具有化痰止呕功效的，可以用生姜汁数滴口服，或用淡盐水浸泡生姜片放在嘴中含服，均有止呕作用。其他的饮食要以细软温热的素食为主，对于生冷、肥腻等容易产生痰饮的食物，不宜多喝水。在没有明显热证的时候，出现大便秘结时，可以给缓泻剂，如蜂蜜、番泻叶、果等，用来通畅脏腑的气机，调顺胃气，从而缓解呕吐的症状。

胃阴不足型 胃部有烧灼感的呕吐

中药方剂 主要以麦门冬汤为主。如果是阴虚体质，有手心脚心经常发热，心烦热的症状，可加入石斛、天花粉、知母等药物；如果胃火比较重，口臭症状严重还可以选用凉膈散进行调理，在服药的过程中应该注意配合补阴的食物，效果会更加明显。

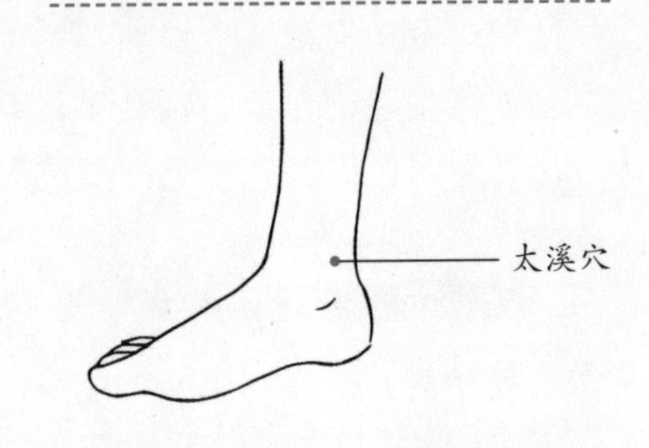

穴位按摩 一般选用太溪穴和胃俞穴。太溪穴位于足踝内侧，足内踝尖的最高点与跟腱连线中间的凹陷中；胃俞穴位于沿腰线及肩胛骨下端两者中间高度的脊柱骨，向下方找五个脊椎骨突出，左右各往外侧二指宽度处。在按摩保健时注意力量不要过大，多注重和缓的用力，使力度逐渐沿穴位局位向身体内传导。

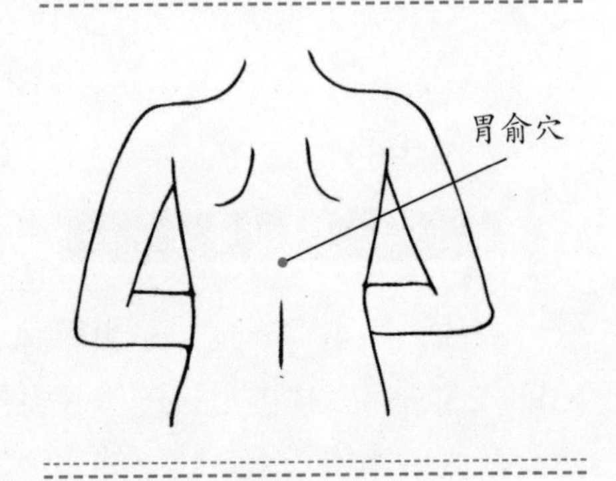

食疗方法 饮食以细软、滋补为主，提倡少食多餐，可食用豆浆、豆制品、瘦猪肉、鸭蛋、梨、柿、杨梅、白菜、番茄、西瓜、藕、甘蔗、菠萝、蜂蜜等。口燥咽干的病人，用绿豆汤、梨汤、鲜芦根煎水代替茶水，经常饮用。

脾胃阳虚型 补阴治呕吐

胃阴不足的病人多数是阴虚燥热的体质，肾阴虚、胃热时间长等因素都可以造成胃部阴液的不足，使胃部感觉又闷又胀，并伴发有刺痛的感觉，脾胃消化食物的功能也相应减退，如果胃部阴液继续损失的话，火动气涌，食物也会呕吐出体外，但是有时因为阴液的缺少，只是出现干呕，呕出物不多，因此补充胃部的阴液是保健的重点。

病人常常是阴虚内热而且干燥，多数都喜欢凉爽而湿润的环境，因此所住的居室适宜设在阴面，并且是光线柔和，室温最好偏低一些，湿度可略高于正常。在饮食方面一定要注意禁忌辛辣、香燥的食物，因为这些食物都可以进一步灼伤胃部津液，助热生火而加剧病情，而应该多吃一些含汁液相对丰富的食物，或者多饮用一些汤类，以补充身体的津液；同时由于体内阴液的不足，大多数病人会出现便秘的症状，这时需要注意，只能用灌肠通便的方法，不能服用泻药，以防止过多的排泄，更加损伤体内的阴液。

此外妇女妊娠时，多数也会形成胃阴不足的呕吐，这是一种常见的生理现象，其特点是多数是吃饭以后的呕吐，甚至不能见饮食，喜欢吃酸的食物等等，如果症状轻者可以不需要治疗，过一段时间可以自行缓解，但是呕吐重者，就会影响正常生育，要及时静脉输液，补充体内的津液。

第 7 章

慢性腹泻

刮肠刮肚的疼痛

慢性腹泻是指腹泻反复发作，发作时大便稀，或呈水样，或大便中夹杂着未消化完全的食物残渣，每天1次，或者数次，持续时间为3个月至数年不等，属于中医中的“泄泻”的范畴。

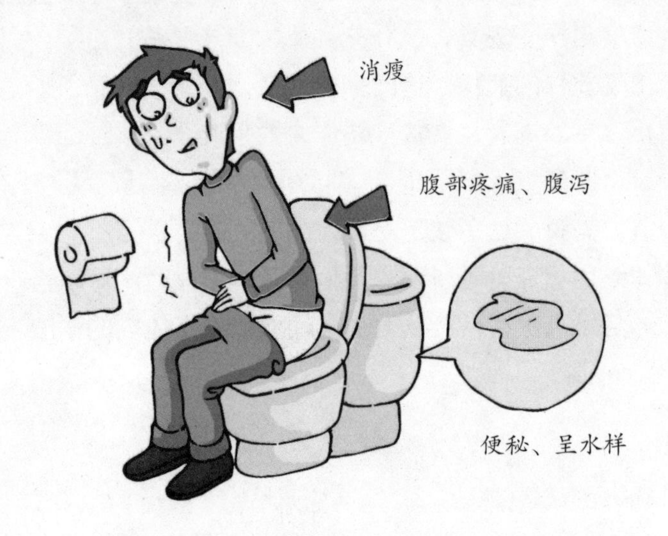

慢性腹泻是消化系统疾病中的一种常见的症状，西医认为多是由于胃肠道的分泌、消化吸收及运动功能障碍，导致粪便稀薄，次数增加。而中医则认为如果负责消化功能的脾胃功能减退，则会增加排出含水量大的粪便。而且消化功能也与肝、肾功能密切相关，如果人的情绪受到了突然的影响，则可以使脾胃的功能紊乱，而导致长期地慢性腹泻；另一方面，如果着凉或是吃了生冷的饮食之后而造成地腹泻，是因为肾阳不足，使脾胃受不到足够的温暖，从而消化功能减退，食物不能完全消化而混杂在粪便当中。此外，老年人由于气血不足，肾与脾胃功能逐渐衰退，容易造成肾阳虚引起的“五更泄”，就是每天清晨起床时出现腹泻症状，腹泻后还容易出现气短乏力，心慌心跳的其他症状。

慢性腹泻是临床常见病、多发病，一般病程较长，而且容易反复发作，难以治愈。在预防和治疗过程中应该认真地辨别症状的性质，找准病因，同时特别应该注意配合饮食调理 ,才能收到事半功倍的效果。

分　型	特　征	病　因
情绪引起的腹泻（肝脾不和型）	腹泻经常是伴随着情绪的变化而发生，如果情绪急躁、发恼或者是忧郁的时候容易发生，同时排便之前会有腹部的疼痛，疼痛的部位多发生在身体的侧面，排便之后有时会有没排净的感觉	主要是情绪的原因使肝的功能相对亢盛，人体内的气不能得到有效的控制，并在脾的部位淤积，对脾的消化功能造成了不良的影响，破坏了食物的正常消化和吸引，加快了胃肠的蠕动，缩短了食物在体内停留的时间，造成了慢性腹泻
油腻食物引起的腹泻（脾虚型）	腹泻的时间持续比较长，次数较多，或者有时发作，有时停止，病人多数形体消瘦，精神萎糜不振，面色萎黄，没有光泽，浑身乏力，四肢没有力量，腹部经常感觉又胀又闷，往往腹泻发生在进食之后，大便中有没完全消化的食物残渣	这种类型腹泻的病人多是由于先天身体素质较质，或者是因为饮食习惯不良，造成了脾胃的功能受到损害，脾消化食物的能力降低，消化吸引能力较差，不能将食物都有效进行消化吸收，有些食物还来不及消化就随着粪便排出了体外，形成了慢性的腹泻
受寒引起的腹泻（肾阳虚型）	病人的突出表现为在天要亮之时，出现腹泻的症状，排便时伴有腹部急性地疼痛，排便后疼痛减轻，大便的质地较稀，同时平时腹部怕冷，手脚常会感觉很凉	肾阳虚型的腹泻多是因为腹泻持续很长时间没有得到有效的治疗，使肾阳虚弱，体内的阳气足，而黎明的时候，阳气还没有达到振奋的程度，同时阴寒之气较旺盛，所以腹部会出现疼痛的感觉，腹泻经常是伴随着腹部发出响声而发生的，这种症状也叫做“五更泻”

❶ 肝脾不和型　情绪引起的腹泻

中药方剂 治疗肝脾不和型慢性的腹泻最合适的方剂是加味逍遥散。方剂中的药物多数都有疏肝的功能，使肝的功能相对平稳，提高脾的消化功能，如果脾的消化功能恢复的较慢还可以配合健脾丸进行治疗。

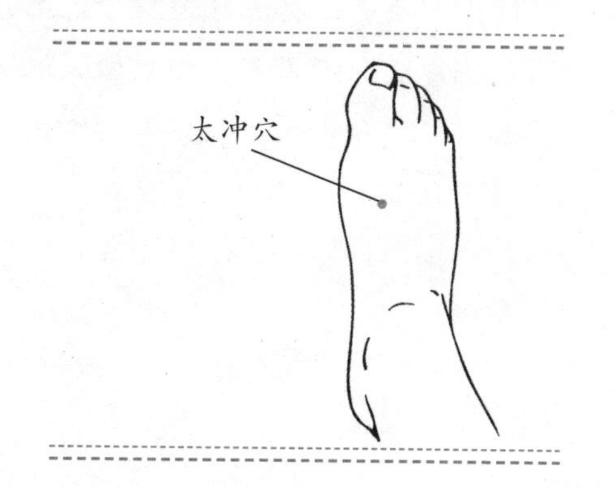

穴位按摩 可以选用太冲穴和足三

里穴来进行治疗。取太冲穴时，可以沿着脚拇指与食指之间往脚背的方向推动，在遇到骨骼突出部分时，前方的凹陷处；足三里穴在胫骨的外侧筋肉的起端，膝盖往下四横指，胫骨前缘外侧一中指按压时的凹陷处。在做穴位按摩时两个穴位都可以用拇指或中指指端在穴位的局部进行按压，力量由轻到重，缓缓加力，直到穴位局部有较为强烈的酸胀感为止。

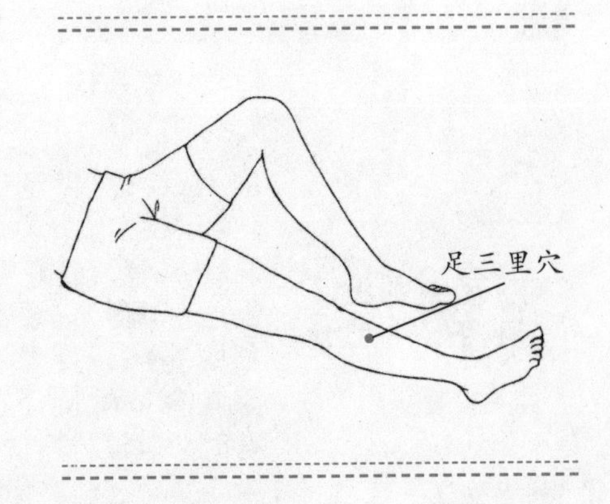

食疗方法 饮食以清淡为主，可指导病人多食用番茄、茭白、苦瓜、冬瓜、萝卜、雪梨、苹果、西瓜、金橘等有疏利行气作用的食物，少吃油腻的食物，忌辛辣、烟、酒及粘滞，容易造成上火的食物。

肝脾不和型 调和止腹泻

肝功能过于旺盛，影响脾消化功能是肝脾不和型慢性腹泻的发病原因，因此在保健过程中注意调理情绪，抑制肝功能，而补益脾胃，扶助脾消化功能是合理的思路。

对于肝气较旺的病人，情绪多数都很急躁，遇事很容易发怒，愿意与他人发生争吵，有时自己不能控制，因此在护理和保健的过程中，做好心理工作，及时疏导和控制病人的不良情绪是保健与养生非常重要的一个方面，要做到经常与病人进行谈话交流，态度尽可能和缓，帮助病人解决一些生活中的实际困难，并指出保持良好情绪对疾病康复的重要意义，帮助病人保持一个良好的心态，增强战胜疾病的信心，同时也使病人能够更好的配合相应的治疗。

脾的消化功能的恢复和保养，重要的是养成良好的生活习惯和饮食习惯，规律的饮食会使脾的功能趋于正常，特别是在现在社会工作和生活压力较大的时候，这一点尤为重要，也直接关系到治疗效果的好坏，应该在平时的生活形成规律的作息时间，按时睡觉和起床，不熬夜娱乐，注意保证睡眠的时间，在饮食上要按时吃饭，特别是必须吃早饭，三餐食量相当，不要暴饮暴食，多吃一些面食或者是粗粮，如小米、高粱等，这些食物都有助于调理饮食结构，帮助脾胃功能的恢复。

❗ 脾虚型　油腻食物引起的腹泻

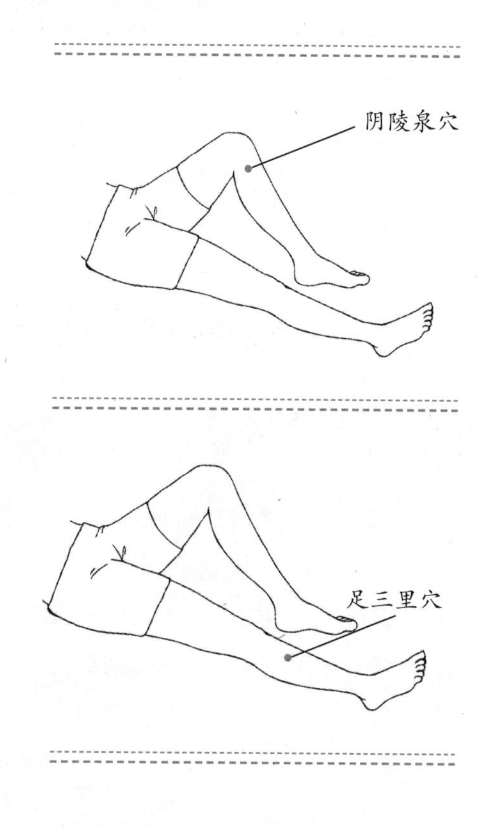

中药方剂 在临床中经常应用的是参苓白术散来治疗脾虚型的慢性腹泻。方剂中的白术、茯苓等药物都是用来增加脾消化功能的有效中药，同时还配合了补益人体正气的人参等药物，一方面辅助提高脾的功能，另一方面也是为了提高人体的对疾病的抵抗能力。

穴位按摩 可以选用阴陵泉穴和足三里穴进行治疗。阴陵泉穴位于膝盖外侧小腿部，膝盖骨斜下方，胫骨突出部位下方的凹陷处；足三里穴在胫骨的外侧筋肉的起端，膝盖往下四横指，胫骨前缘外侧一中指按压时的凹陷处。在做穴位按摩时两个穴位都可以用拇指或中指指端在穴位的局部进行按压，力量由轻到重，缓缓加力，直到穴位局部有较为强烈的酸胀感为止。

食疗方法 脾虚宜食物品主要有粳米、糯米、番薯、白扁豆、牛肉、大枣、莲子肉，可以同时配合几种食物进行食疗，如百合、莲子、薏米各适量，一起煮粥，加冰糖或白糖调味食用；栗子肉20～30克、大米100克，一起煮熟加白糖或油盐调味食用。

脾虚型　健脾止腹泻

脾虚型脾泻的病人多数已经腹泻持续了比较长的一段时间，由于长时间脾消化不良，吸收功能不正常，就会导致形体消瘦，面色萎黄，饮食减少，腹痛等，这些都是体内气血和抵抗力下降的表现，因此从根本恢复脾消化功能是保健的关键所在。

要注意饮食调理，做到饮食有节，不要吃寒凉的食物，要做到温热适宜，多吃一些清淡而且容易消化并富有营养的食物，脾虚的慢性腹泻多数可能与饮食习惯不良有关，平时喜欢吃零食，特别是糖类食品，或是进餐前吃东西，如果汁等饮料，都会影响正餐的食欲，从而引起消化不良，经过一段时间，就会损伤脾胃；注意脐部的保暖，特别是脐周的部位，以防受凉，避免脾胃受到寒邪的侵袭而加重病情，可以采用热敷的方法或用艾条在脐部周围进行熏烤，每次烤到腹部感到温暖为适宜。

同时可以做有益于保健脾胃，帮助消化功能恢复的体育锻炼，如太极拳、气功等，还可以做腹部的简易保健体操，具体方法是身体平躺在床上，双手重叠，以下面手掌心的位置放在肚脐部，双手带动腹部皮肤做环转运动，先顺时针环转，再换逆时针方向，每个方向做5分钟左右，一直到腹部感到温暖，或者腹内有流水样的响声为止，持之以恒，会对脾胃功能有良好的锻炼作用。

❗ 肾阳虚型 受寒引起的腹泻

中药方剂 四神丸是治疗肾阳虚型慢性腹泻的最佳方剂，可以达到温暖肾阳的作用，大量补益人体的阳气，恢复脾消化功能，但是在服药的过程中应该特别注意吃药的时间，最好是选在前一天晚上睡觉之前趁热服用，效果会更好。

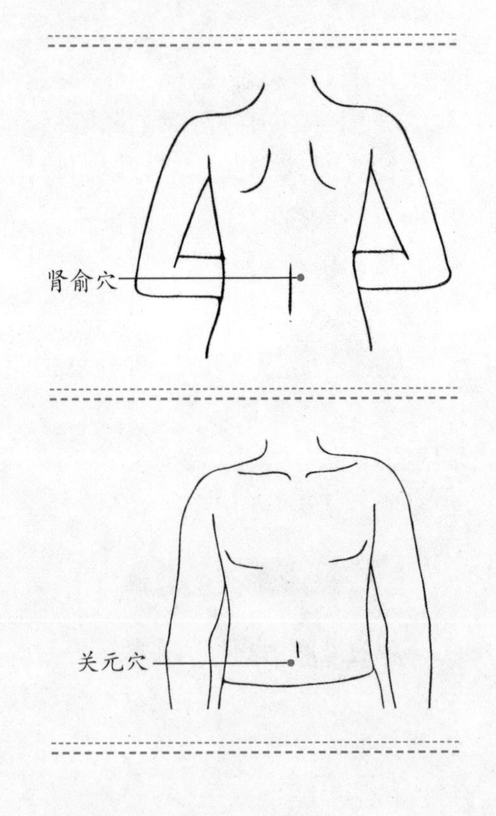

穴位按摩 选用肾俞穴和关元穴。肾俞穴位于后腰部，腰线高度的脊柱骨突出处下方，左右各二横指宽度处；关元穴位于下腹部正中线上，肚脐下方一手掌宽度的位置。两个穴位均可以采用两种方法进行按摩，即将双手搓热后，置于穴位处，使手心的热度透过穴位局部皮肤向身体内部传导，还可在穴位局部进行来回擦动，使穴位局部皮肤直接产生一定的热度。

食疗方法 在饮食方面要注意不要吃生冷的食物，可以多吃韭菜、大蒜等补阳的蔬菜，也可以多吃用羊肉、狗肉等肉类来补助阳气，还可以用杜仲、巴戟天、锁阳等补阳药褒汤，药物加食疗增强治疗效果，核桃、枸杞、狗肉、羊肉、黑芝麻、龙眼肉等温性食物也可以配合食用。

肾阳虚型 补肾治腹泻

肾温暖作用的减退，造成脾消化功能得不到相应支持，就会形成腹泻，在时间上表现就是在黎明阳气不足，而阴寒之气旺盛的时候发生腹泻，因此补益肾阳，增加肾对脾温暖能力，是肾阳虚型慢型腹泻的保健关键。

肾阳虚的病人多数都是年龄较大的老年人，因此要注意适当的进补，不仅要注意在饮食上调理，还要应用一些药物治疗和物理疗法来达到补充阳气的目的。在饮食上要多注意吃一些高热量，补充营养的食物，如可以食用韭菜、羊肉等补益肾阳较好的食物，还可以配合金匮肾气丸等补肾的中成药物；同时还要注意情绪的乐观和稳定，因为如果急躁易怒、忧思过度会使肝的功能亢盛，导致体内阳气受到进一步耗损，使肾阳虚的症状加重，所以保持良好的心态也是保健的一个重要方面。

此外，要注重配合体育锻炼，通过活动使脾胃功能增强，使吸收功能得到提高，有助于食物和药物发挥作用，也可以配合小动作的保健体操，如按摩两肾区，在两侧肾俞穴位处，进行擦动，用力不要过度，但要保证感觉到热感沿皮肤向体内传导，一直到局部或全身发热，同时呼吸保持平稳均匀，呼气时稍用力，这种保健方法可以促进肾区血液循环，尤其对于改善局部微循环有很大的帮助，对改善肾功能大有好处。

第 8 章

咳嗽 气体交换的阀门失灵

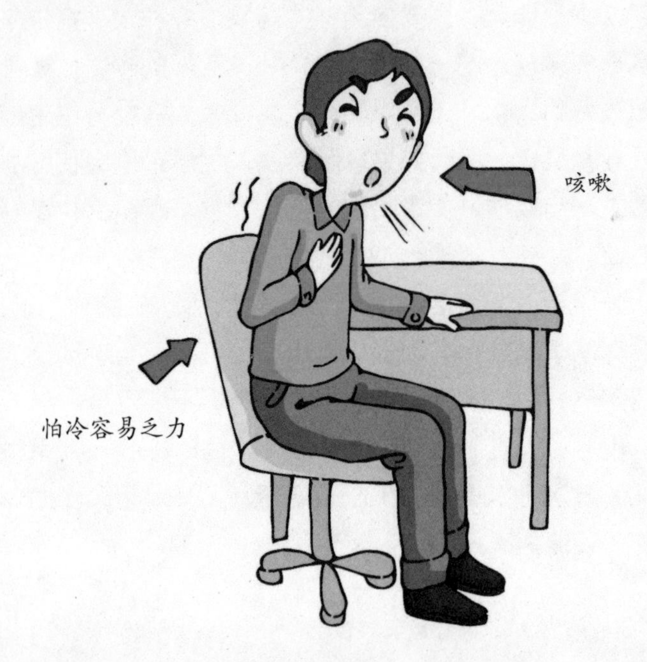

咳嗽，中医一般认为“咳”是有声音而没有痰，“嗽”是有痰而没有声音。两者在临床上往往同时出现，所以又统称为咳嗽。现代医学中的慢性支气管炎，支气管扩张，上呼吸道感染等疾病也会出现咳嗽的症状。

咳嗽通常分为外感和内伤两大类。外感咳嗽主要是由于风寒、风热邪气，侵犯肺脏，造成了肺调节气机在体内升降的功能失调，使气逆上冲，发生了咳嗽的症状；内伤咳嗽主要是其他脏腑的功能失调或病变影响了肺脏的功能，而发生咳嗽，这说明咳嗽的病变脏腑不限于肺，但是其他脏腑所致咳嗽皆须通过肺脏，其中脾、肝和肾脏与咳嗽发生关系较为密切，脾脏消化功能不利，则可以造成肺的营养供给不足，形成了肺虚的咳嗽，如果情绪的变化，肝的功能受到影响，肝气旺盛而损伤肺脏，形成肝旺咳嗽，肾虚会使肺脏得不到足够的温暖，造成了寒邪侵犯肺脏，出现怕冷、容易乏力、咳嗽等症状。

咳嗽是内科疾病中最为常见的病症之一，发病率比较高，据统计慢性咳嗽的发病率为3%~5%，在老年人中的发病率可达10%~15%，尤其是寒冷地区的发病率更高，如果咳嗽得不到及时的控制，时间长了也有可能演变成哮喘等严重的肺部病变。

分　型	特　征	病　因
外邪引发的咳嗽（外感型）	多数起病比较急，但是持续的时间较短，咳嗽的声音都较为响亮，常伴肺卫表证的症状，如发热、头痛、流鼻涕等，又根据引起咳嗽的寒、热不同邪气病因，咳嗽的特点又有不同，寒邪引起的咳嗽又伴有咽痛、肢体酸重；热邪又伴有口渴和咽干	产生咳嗽的主要原因就是寒热等外邪，由口鼻侵入人体，使肺失去了原来正常主管调节正常气机的功能，使人体的气不能正常的和降，迫使气机上逆，刺激肺脏，从而引发咳嗽的症状
内脏引发的咳嗽（内伤型）	多数起病缓慢，但是持缓的时间长，咳嗽的声音低沉无力，多数都伴发有全身虚弱的症状，又根据引起咳嗽的病变脏腑不同，也有其他的伴随症状，如果是肺脏病变，则多伴有胸腹感觉胀满烦闷、气短；如果是肝病变，则会伴有头晕、容易恼怒；如果是脾脏病变，则会全身无力，痰多	主要是由于各个脏腑的病变，包括肺本身、肝、脾的病变引起全身性的病理改变，如气机的失常、元气的损伤、气血的逆乱等，影响了肺脏，使肺脏调节气机的功能遭到了破坏，气机上逆，刺激脏肺，引发了咳嗽

❶ 外感型　外邪引发的咳嗽

中药方剂 根据外邪的种类不同，可以对应地选择针对病因治疗的有效方剂。如果是风寒之邪侵入就选择三拗汤和止嗽散；如果是风热用桑菊饮；如果是热邪进一步增强，导致了体内阴液的不足，咳嗽无痰则可以选择桑杏汤治疗。

穴位按摩 可以选用孔最穴和风门穴。孔最穴前臂的背侧靠外的位置，腕背横纹向上一手掌的横度；肌肉隆起处；风门穴位于低头时颈椎最突出的脊柱骨下方，向下一个脊椎骨左右侧二横指的横度。在做穴位按摩时要用拇指指端在穴位处做按压，逐渐加力，由轻到重，直到穴位处感觉到有较强烈的酸胀感为度。

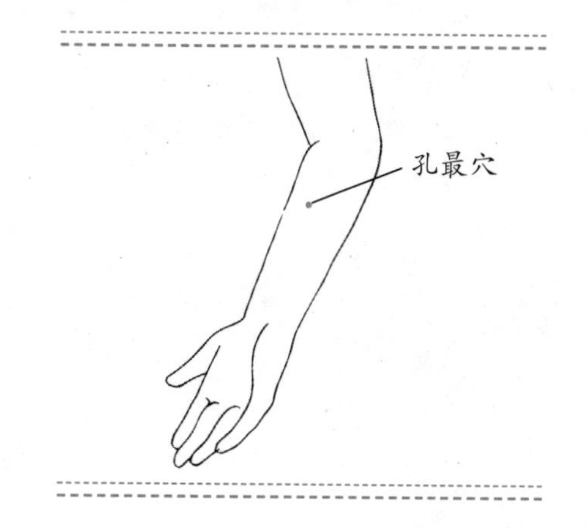

食疗方法 风寒型咳嗽宜吃温热性的食物，如面粉、高粱、糯米、刀豆、扁豆、青菜、黄芽菜、芥菜、香菜、白菜、豆芽、南瓜、蒜苗、蒜苔、熟藕、熟白萝卜、荔枝、龙眼、桃子、大枣、杨梅、核桃、杏子、橘子、樱桃等；风热型咳嗽则宜多吃一些润肺化痰的食物，如枇杷、罗汉果、柿子、枇杷、无花果、荸荠、萝卜汁、冬瓜、丝瓜、薄荷、胖大海、生藕、竹笋、马兰头、冬瓜、西瓜、鸭蛋、羊桃、发菜、茼蒿、青菜等。

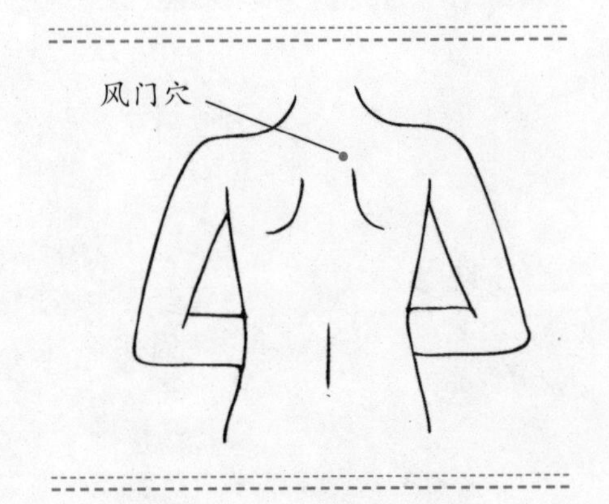

外感型 驱邪止咳嗽

外感原因引起的咳嗽，主要的保健要点在于要查清是什么样的外邪刺激了肺脏而引起了人体气机的不畅，从而导致了咳嗽，然后根据病因进行相应的治疗。

应特别注意病室的室温和湿度，寒暖应适宜，保持一定的湿度，并注意随天气的变化给病人增减衣服，避免感受各种外邪的侵袭。应禁止在病人所居住的病房内或寝室内吸烟，防止增加对病人呼吸道的刺激而加重病情，加强通气换气，保持室内空气新鲜。

咳嗽病人的饮食及营养水分补充是极为重要的。一般应该让病人吃易消化，高热量的流质或半流质食物，此时凡是属于生冷、粘腻等不易消化食物，还包括葱、姜、蒜等刺激性的食物都应予以避免。如发生了高热应忌食油腻，此外，也应慎重饮用冷饮、巧克力、海产品类小食品等，并增加饮水量，这样既能使口腔保持清洁，又能补充体内能量的消耗，并能稀释体内毒素，帮助排泄，外感咳嗽者，饮食还应特别注意清淡为主。

咳嗽多痰时应准备好痰具和废纸，可以让病人取侧卧位或经常变换体位，并用手在后背两侧向中间轻轻拍打以帮助病人痰液的排出。如果咳嗽剧烈，甚至影响睡眠时，说明肺部感染已经较为严重，或咳嗽剧烈并导致了痰中带血，这时必须在医生的指导下应用镇咳药，以防止病情的进一步发展。

❶ 内伤型 内脏引发的咳嗽

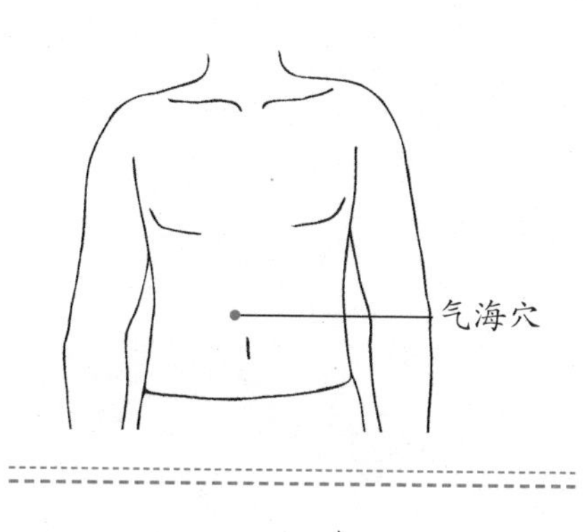

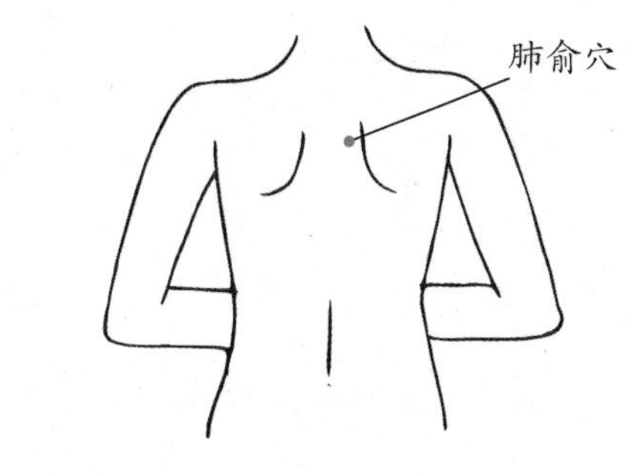

中药方剂 肺脏如果出现阴液不足的病变，可以用沙参麦冬汤。如果是体内的热邪影响了肺脏，有痰就可以用清金化痰汤；如果是肝功能旺盛影响了肺脏，则应该使用黛蛤散加上黄芩泻白散；如果是脾功能不足，则可以选用二陈汤和三子养亲汤。

穴位按摩 选用气海穴和肺俞穴。气海穴在下腹部正中线上，肚脐下方二横指宽度的位置；肺俞穴在后背部，平肩胛骨内缘相平的脊椎骨左右各二横指处。两个穴位都可以用拇指或中指在穴位上进行环转摩动，在肺俞穴上力度宜大，而且在气海穴上力度宜小。

食疗方法 可以选用水梨、白萝卜、百合、荸荠、白木耳、杏仁、白果(银杏)、橘皮(陈皮)、海哲皮、麦芽糖等化痰食物补益脾脏。食用新鲜绿叶蔬菜及瓜果，如苦菜、芹菜、芥兰、甘蓝菜、黄豆芽、白菜、包心菜、金针菜、油菜、花椰菜、黄瓜、丝瓜、橙子、苦瓜、绿茶、西瓜、苹果、葡萄、李子、青梅、山楂等清肝火的食物。还有就是鸭肉、猪肉、鸡蛋、甲鱼、龟肉、干贝、海参、鸡蛋、牛奶等补肺脏的食物。

内伤型 扶正止咳嗽

内伤咳嗽主要是由于身体各脏腑功能失调，影响到肺脏对气机调节功能，导致了气机上逆，冲气而形成了咳嗽，各个脏腑的病变都会影响到肺脏，但是其中以脾、肝与咳嗽的发病关系最为密切，与此同时肺脏本身的病变，也是发病的一个重要方面，引起咳嗽的病理产物主要有痰、淤、火等，因此内伤型咳嗽的保健要从调整各脏腑本身的机能为主。

要根据不同脏腑的原因采取有针对性的预防和保健，如果是肺脏本身病变，多数与阴液不足、局部水液代谢失常，引起了痰在肺部的聚积，这时应该从祛湿的角度入手，多吃一些有助于祛痰的食物；如果是肝功能过于亢盛，形成了肝火，灼伤了肺部的络脉而引起咳嗽，严重时还会伴有咳血，这时就需要降低肝火，主要是采取控制情绪，避免情志过激而诱发咳嗽的产生，如果是脾功能不足，造成水液的排泄异常，则需要通过改善脾胃功能来改善症状。然后从整体的角度考虑咳嗽的预防，首先要从饮食的调理入手，要忌食生冷的食物和发性食品，如酒酿、蟹、海鲜等，多喝热茶，其次要加强体育锻炼，多进行户外活动，提高机体抗病能力，提高在气候转变时身体对环境的适应能力。

各个脏腑引起的咳嗽都应戒烟，避免接触烟尘的刺激，同时要严密注意病人病情的发展，积极控制咳嗽的症状，防止病情的进一步发展，而产生哮喘的危重情况。

第 9 章

便秘
不通不畅的“后顾之忧”

便秘即大便秘结不通，排便间隔时间延长，粪便在肠腔内滞留过久，排便不尽，或排便次数较少，粪便过于干燥、坚硬，排出困难，都可称为便秘。西医中的习惯性便秘，或暂时性肠蠕动功能失调的便秘，以及因其他疾病而并发的便秘，均属本证范畴。

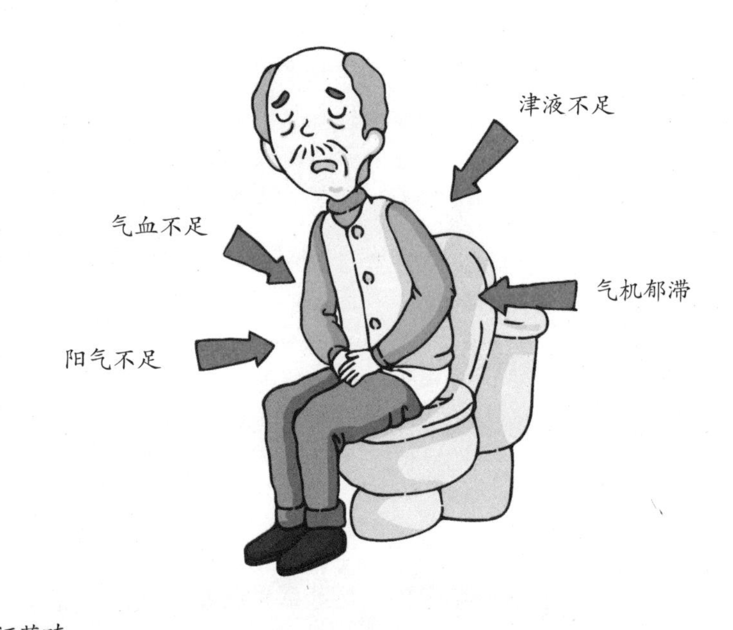

便秘的发生，主要是大肠本身功能失调，同时与脾、胃、肾、肺诸脏腑的功能紊乱也有相当密切的关系。根据中医理论，大肠的主要功能就是将小肠消化过的食物残渣，转化为大便，并传导出体外。如果大肠中的津液不足、体内气机推动力量减弱、气血不足或者是受寒之后阳气不足，就会出现便在大肠内传导速度减慢，造成大便排出困难，在体内停留时间过长而形成便秘。同时其他各个脏腑的功能紊乱也会影响到大肠功能，间接地造成便秘。

便秘常见于老年人和经产妇女，同时手术后和脑血管疾病也可伴发。如果发生便秘，尤其是比较严重的，持续时间较长的便秘，就应该积极查找引起便秘的原因，以免延误原发病的诊断和治疗。但是值得注意的是每个人排便的习惯有所不同，有人每天1~2次，有人每2~3天排便一次，但只要无明显不适或排便困难，都为正常现象。

分型	特征	病因
津液不足的便秘（燥热型）	多数大便干燥不通，多日不排大便，脸红身热，腹部有胀满或疼痛的感觉，口唇干燥，口中有臭味，少数患者还有心烦意乱的症状	多数都由先天体质阳气亢盛，或者吃了过多辣的食物，导致肠胃中积聚了大量的热邪，使肠胃津液减少；另一种原因是因为得了很长时间的慢性病，久而久之也造成了津液的不足，致使肠道内燥热干枯，使大便的传导失常，以致大便干结，难以排出形成了便秘
气机不畅的便秘（气滞型）	多数感觉有气多胃部上逆，并反复发作，或者是感到胸部闷胀，严重的时候腹部还会出现胀痛的感觉，食欲减退，进食量明显减少，大便秘结，有排便的感觉却不能排便	多数是由于情绪不佳，或者是长时间思考问题，或保持坐位的时间比较长，运动不足，从而引起气机郁滞不畅，使大肠中推动大便之气力量不足，糟粕停留，不能下行而形成便秘
气血不足的便秘（气血两虚型）	多数可见便秘或者可以排便但不畅通，有时虽然有排便的感觉，可是当要排便的时候，却需要非常用力，在排便的同时就会感觉气短，大量出汗，大便先结后软或并不一定干硬，面色苍白，同时会感觉非常的疲劳	主要是由于饮食不当，经常过于劳累而引起身体虚弱，或者是大病、久病、生产之后以及年老体弱，导致体内的气血亏虚，气虚使大便传导无力，血虚使肠道内不够湿润，也可以由于出汗、利尿太过，均可致肠道干枯，排便困难而成便秘
怕冷虚弱的便秘（阳虚型）	大便排出艰难不顺利，小便颜色很淡，而且每次的排便时间很长，面部发青白色，四肢不温暖，喜欢热刺激，害怕寒冷刺激，腹部有发冷并且疼痛的感觉，或者腰脊部发冷沉重	本型便秘多数是由于年龄偏大，体质逐渐变得虚弱起来，阳气不足，体内的阴寒之气较重，使阳气不能正常运行，津液的输布和代谢也受到了影响，肠道部位的传导也就发生了障碍，导致了便秘的发生

❶ 燥热型 津液不足的便秘

中药方剂 麻仁丸是治疗燥热型便秘的有效方剂，其主要成分是火麻仁、苦杏仁、大黄、枳实、厚朴、白芍。如果便秘比较严重，还可以根据实际情况选择使用防风通圣散、大承气汤及大黄甘草汤等。

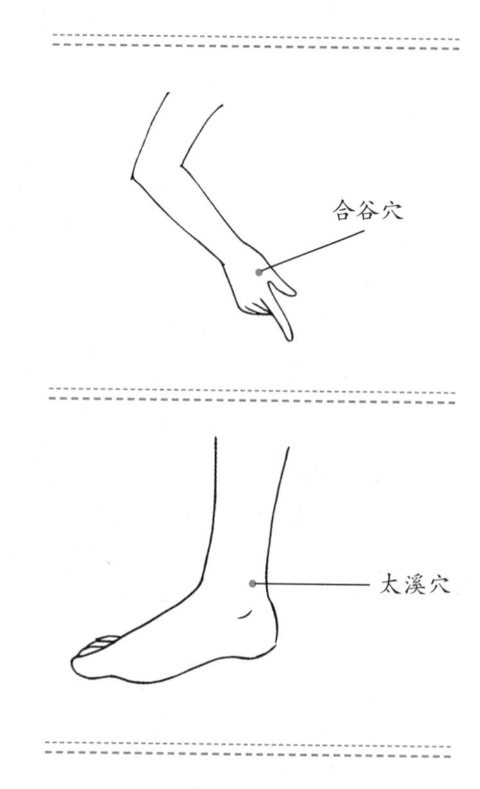

穴位按摩 取合谷穴和太溪穴进行治疗。合谷穴在手背侧拇指和食指之间，贴近食指骨的中点处，如果用力合拢拇指和食指，肌肉最高点的地方就是合谷穴；太溪穴在足内侧，内踝尖的最高点与足跟肌腱中间的凹陷处。按摩的时候，可以用拇指在合谷穴和太溪穴处点按或者揉，直至局部感觉有酸胀感或者是胀痛，而太溪穴则最好是有胀感沿足踝部向小腿部传导。

食疗方法 饮食宜以清淡，偏凉汁液较多的为主，如蜂蜜、雪梨、番茄、西瓜、扁豆、苦瓜、田螺、芝麻、核桃、松子、香蕉等；禁忌辛辣和油腻的食物，多吃蔬菜水果，而且应该控制吸烟和饮酒的数量，以避免因为增加体内的积热，还应该鼓励患者多喝白开水或果汁，帮助补充体内津液。

燥热型 滋阴增津液

燥热型便秘的患者居住的病室应凉爽通风，湿度偏高。由于患者有热邪结于体内，大便数日不通，一定会伴有心情急躁，烦恼易怒等情况，因此需保持病室安静，光线柔和，避免强光和噪音的刺激。同时伴有口臭、口舌生疮的患者，应注意做好口腔护理，可用银花甘草水、2%黄芩水、2%双氧水或五倍子、地骨皮煎水漱口，患处涂锡类散、冰硼散或消炎膏等来缓解症状。

要合理调配饮食。合理饮食既可以增加食欲，纠正便秘改善胃肠功能，也可以养成定时排便的习惯。在早上起床后空腹喝点酸醋或柠檬汁，因为酸性可以使大肠加速蠕动、消化。有时吃点超辣的，也可以排便。要吃八成饱，并且要细嚼慢咽，保持每天早晨和晚上喝一杯凉开水。

如果便秘比较严重可以服泻药，服药后应注意患者排便的次数及大便量，观察有无腹痛和泻下不止的情况，如有腹痛难奈，腹泻严重时应立即停药，并请医生处理。

此外还可以配合摩腹的保健体操，具体做法是仰面躺在床上，双手重叠掌心置于肚脐处，先顺时针在肚脐周围做环转地摩动，再换逆时针摩动，每个方向各持续5分钟左右，每天睡觉前做，最少坚持一个月，可以达到通便的作用。

❶ 气滞型　气机不畅的便秘

中药方剂 可以选用促进体内气流顺畅的方剂。可以选用六磨汤，其主要的成分为沉香、木香、槟榔、乌药、枳实和生大黄。另外大柴胡汤、加味逍遥散以及四逆散等也有调畅气机改善排便功能的效果。

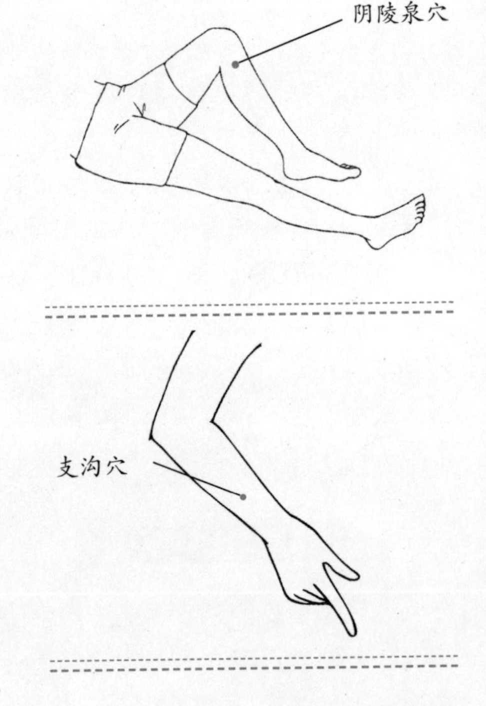

穴位按摩 可以选用阳陵泉穴和支沟穴进行治疗。阳陵泉穴位于小腿部，膝盖外侧，膝盖骨斜下方，腓骨小头突出部位下方的凹陷处；支沟穴位于手背侧的手腕横纹，向上一个手掌的宽度，两根骨头中间的肌肉处。穴位按摩时可以用拇指指端在两个穴位上进行点按或者按揉，双侧交替进行，力量由轻到重，一直到穴位局部感受到比较明显的酸胀感为止。

食疗方法 宜多吃一些新鲜的水果蔬菜和有疏利作用的食品，如金橘、佛手柑、槟榔、香菇、大蒜、洋葱、芦根、竹笋、萝卜等；禁忌食用甜粘生冷油腻不易消化的食物，如腹胀严重者忌吃糯米、大枣、龙眼肉、莲子、饴糖、豆浆、洋葱、黄豆、芡实、荞麦面、赤砂糖、白糖，以及黄芪、黄精、白术、人参、甘草等。

气滞型 调气行郁滞

情志不畅，肝气不舒是气滞型便秘最根本的致病原因，所以调理气机、改善病人的精神状态是这种类型疾病治疗和养生的关键，要对病人关心体贴，了解其心理活动，掌握情绪的变化情况，并根据实际情况加以劝说和疏导不利的情绪；并应该做好与病人接触多的相关亲属的工作，避免不良环境的恶性刺激，尽量使心情舒畅。

指导病人养成每日定时排便的习惯，不论有没有想要排便的感觉，均应该按时去厕所作排便的动作，以便建立起合理的生物钟，对疾病的治疗有着很好的配合作用，对病情的恢复有着非常重要的意义。

鼓励病人在病情和体力允许的情况下，尽量多做一些身体锻炼，如散步、慢跑、作操、打太极拳、练习气功等，不仅有助于促进整个身体气机的通畅，从而加快大肠的蠕动速度，改善便秘的症状，而且适当的体育运动可以保持良好的情绪，从根本上治疗气滞的病因，达到治病求本的目的。

如果腹胀比较剧烈时可用肛管排气，腹中胀痛时不可盲目用大量肥皂水灌肠来通便，也不可以乱用泻药来通便，以免破坏肠道内正常的生理环境，应该及时到医院寻求医生的帮助。

❶ 气血两虚型 气血不足的便秘

中药方剂 一般利用补益气血的方剂来治疗这个类型的便秘，提高排便时的力量，但是要注意不要过多的使用较多的去湿药和热性药，避免因为过热而使津液丧失不利于疾病的治疗。可以使用补中益气汤，或者是黄芪汤、润肠丸等。

穴位按摩 可以取气海穴和足三里穴进行治疗。气海穴在下腹部正中线上，肚脐下方二横指宽度的位置；足三里穴位于胫骨的外侧筋肉的起端，膝盖往下四横指，胫骨前缘外侧一中指按压时的凹陷处。在按摩时可以用手掌在穴位局部进行来回的擦法，使穴位局部微微发热，也可以用按压法，使穴位产生较轻微的酸胀感。

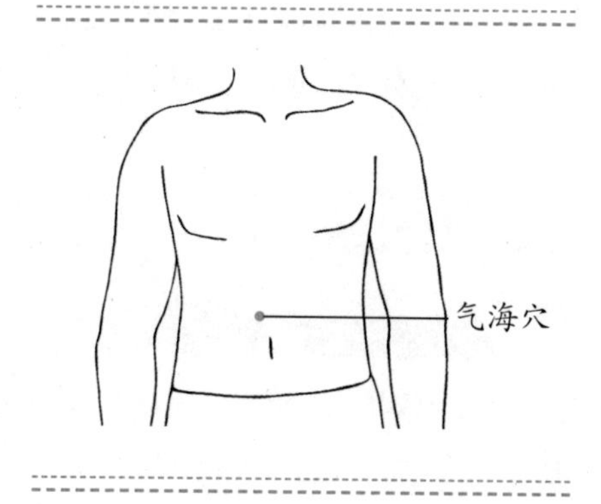

食疗方法 饮食以易消化，补益为主，如饴糖、大枣、花生、莲子、羊肉、甲鱼、海参、芝麻、桑椹、荔枝等，并尽可能的补充一些油脂。如果经常感到疲乏无力，还可以多吃一些牛奶、松子仁、银耳、杏仁、核桃、胡萝卜、香菇、青菜、柑桔、柚子、香蕉等。如果有头晕，面色黄可以多食用一些猪肉、鸭肉、牛奶、鸡蛋、燕窝、黑木耳、银耳、海参、红枣、龙眼补血养血、润肠通便的食物。

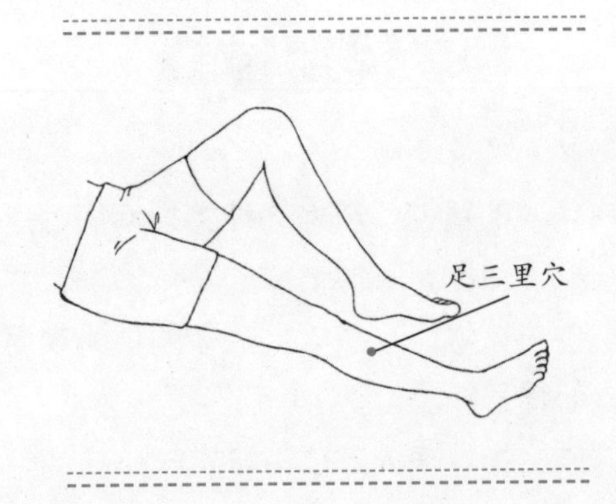

气血两虚型 补益添气血

气血亏虚型便秘的病人应该注意补养身体，提高机体的抗病能力，这是本型便秘病人养生的关键。首先应注意保暖，特别是在寒冷的冬天，以及在春冬、秋冬交接的时候，注意保持体内的津液；做到充分地休息，使体内的气血能够及时地得到补充；居住的地方还需注意营造温暖、安静的环境，尽量避免病人受到突然刺激，如巨响、惊吓、震动等，以免加重病人心悸、眩晕的症状。

其次大便时应尽量选用坐便，排便时也不宜用力过猛，大便难下时，不要蹲之过久，以预防因大便不下而引起突然虚脱，发生昏倒的情况。必要时用开塞露或甘油栓注入肛门，或用液体石蜡30~50毫升保留灌肠，以润肠通便；病情严重者，排便时尽量有人陪同，预防突然跌伤。在病情允许的情况下，可指导病人作腹部肌肉锻炼，以加强腹肌，排便无力时可按摩腹部，在腹壁由右下腹顺结肠方向，向上、向下推，反复按摩10~15分钟，有助于排便。

指导患者饮用有通便作用的饮料，如蜂蜜水，或用番泻叶3~6克泡水饮。鼓励病人适当地锻炼，如做扩胸运动等，促使气血运行；保持心情愉快，防止因气机失常导致气血运行不畅而加重病情。

! 阳虚型 怕冷虚弱的便秘

中药方剂 临床常采用济川煎来进行治疗，可以起到温补阳气、润滑肠道的作用。如果由于寒气过盛而形成气机的不通畅，导致腹部出现剧烈疼痛的症状，可以加肉桂、木香来治疗；如果胃气不和，伴发出现恶心、呕吐的病症，可以加半夏、砂仁等中药来缓解症状。

穴位按摩 可以选用足三里穴和支沟穴。足三里穴位于胫骨的外侧筋肉的起端，膝盖往下四横指，胫骨前缘外侧一中指按压时的凹陷处；支沟穴位于手背侧的手腕横纹，向上一个手掌的宽度，两根骨头中间的肌肉处。穴位按摩时可以用拇指指端在两个穴位上进行点按或者按揉，双侧交替进行，力量由轻到重，一直到穴位局部感受到比较明显的酸胀感为至。

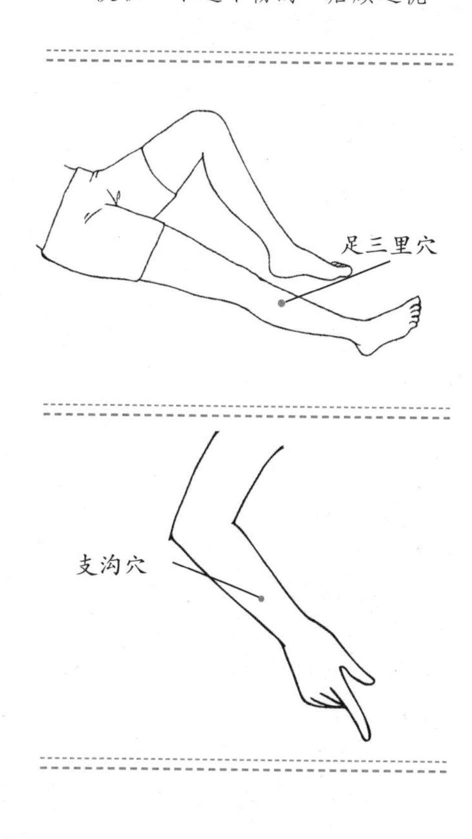

食疗方法 可以选择一些温补阳气的食物，如枸杞菜、枸杞子、核桃仁、豇豆、韭菜、丁香、刀豆、羊乳、羊肉等，同时也可以用一些食疗方，如牛奶250克，蜂蜜、葱白各100克，先将葱白洗净，捣烂取汁。牛奶与蜂蜜共煮，开锅下葱汁再煮即成。每早空腹服用，都有助力增加肠胃的蠕动，促进排便。

阳虚型 助阳助排便

阳虚型便秘多见于老年人，随着年龄的增长，体内的阳气逐渐变弱，身体内各个脏腑的正常功能都会有相应的减弱，肠道的蠕动变慢，而且肠道内的津液也相对不足，形成了便秘的症状，而且以排出大便困难的特征。因此，补充体内阳气，加快肠道的蠕动速度是保健关键。

便秘的病人常会出现痛苦、烦躁、紧张、焦虑等情绪反应，因此应该在采取帮助排便措施的同时，帮助病人分析引起此次便秘原因，树立信心，安慰其不必紧张，只要配合医生一定能解除痛苦，促使病人养成良好的生活习惯生活规律化，早睡早起，养成定时排便的习惯，排便时注意力集中，不宜用力过猛，患病的老年人应该多食含纤维素高的蔬菜与水果。蔬菜中以茭白、韭菜、菠菜、芹菜、丝瓜、藕等含纤维素多，水果中以柿子、葡萄、杏子、鸭梨、苹果、香蕉、西红柿等含纤维素多。同时要加强体育锻炼，如散步、慢跑、勤翻身等。还可以配合腹部按摩，可以从右下腹开始向上、向左，再向下顺时针方向按摩，每天

2~3次，每次10～20个周期，效果良好。

便秘也可由肛周疾病，如痔、瘘、结肠癌、直疝等引起。某些铁、铝、钙制剂也可引起便秘。预防便秘应积极治疗肛门周围的疾病，酌情使用通便药。但病人长期服用缓泻药品，可导致更加重肠道阳气不足的情况，因此要控制缓泻药品的使用。

第 10 章

打嗝
肠胃的拔扯

打嗝又称为“呃逆”，也称为“膈肌痉挛”，是以体内胃气上逆，导致喉间呃呃连声，声音短促而不间断，并且自己不能控制的一种病症。有时打嗝可以持续数分钟甚至数个小时，也不能自行缓解，也有个别的病人反复发作，经各种治疗方法仍不能缓解，甚至可以数月不能得到治愈。

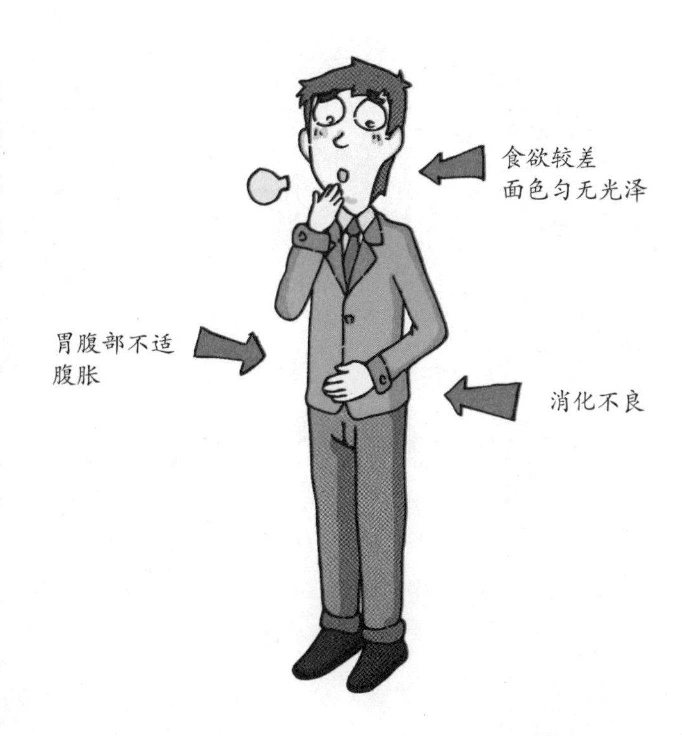

中医认为，本病的发病原因由于机体感受到了外界寒冷性质邪气的刺激，或者是由于暴饮暴食，饮食没有节制，吃了过多生冷食物，或者是情绪抑郁，精神状态不佳，工作压力过大，造成了肝气侵犯胃脏，或者是先天性的体质虚弱，得过严重的慢性疾病以后使得体内的正气不足，或者是因肾中收纳气的作用减弱，导致气不能正常的收纳到肾中，气的不规律地运动影响到了膈肌，使膈肌产生痉挛，就会发生打嗝的症状。

打嗝有轻重程度的不同，有寒热和虚实不同性质的分别，在治疗时要注意根据实际的情况进行有针对性的治疗，才能收到较好的效果。打嗝也可由于患其他疾病而产生，老年人、冠心病患者，在没有任何明显诱发因素的情况下，突然出现呃逆时，应警惕心肌梗死发生的可能性，做到早期发现，及时治疗避免出现意外。

分型	特征	病因
腹中冷痛而打嗝（胃寒型）	打嗝的声音低沉而有力，胸膈和胃部感觉不舒服，局部如果温暖则会缓解一些，遇到寒冷就会加重，而且会导致进食的减少，喜欢吃热的东西喝热的饮料，口中没有味道	主要是由于外邪侵入到胃中，导致寒邪积聚在胃腑当中，使人体的气机运行不利，发生了阻塞，本来应该下降的气，不能正常的发挥生理功能，胃气上逆，扰动了横膈，发生了打嗝的症状
胃有烧灼感而打嗝（胃火型）	打嗝的声音洪亮有力，往往冲逆而出，同时还会伴有口中有味，心烦口渴，喜欢喝冷饮料，腹部常常感到胀满不舒服，大便干燥，严重时几天不通，小便多发黄，而且尿量少	主要是由于外感热邪，或者是脏腑功能失调造成了胃腑局部有热邪的堆积，导致了脏腑之气不通畅，经过一段时间，如果得不得合理的疏导，就会产生胃火，胃火向上扰动了横膈，就会发生打嗝的症状

❶ 胃寒型 腹中冷痛而打嗝

中药方剂 最常用的是丁香散。方剂中的药物多数具有温中散寒的作用，能起到温和胃部，祛除寒邪从而调节体内的气机，使胃气下降的作用，同时还可以根据实际情况选用丁香柿蒂散来治疗。

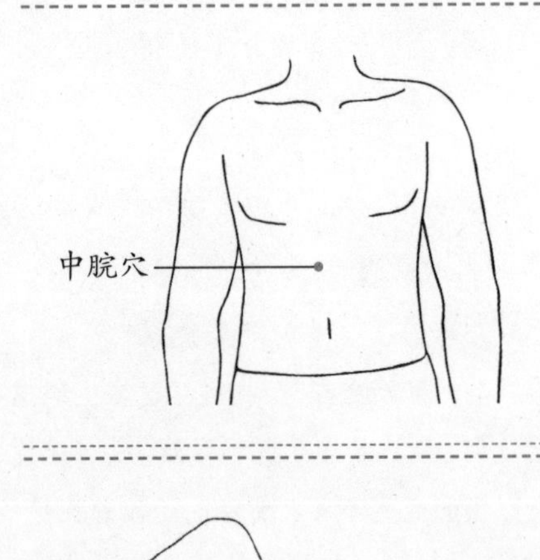

穴位按摩 可以选用中脘穴和足三里穴治疗治疗。中脘穴位于上腹部正中线上，心窝胸骨下端与肚脐连接的中心处；足三里穴位于胫骨的外侧筋肉的起端，膝盖往下四横指，胫骨前缘外侧一中指按压时的凹陷处。按摩时的力量要轻柔一些，用按压法的时候，穴部感觉有轻微的酸胀感即可，同时也可以在穴位的局部用指腹做环转的摩动，使皮肤感觉微微发热为度。

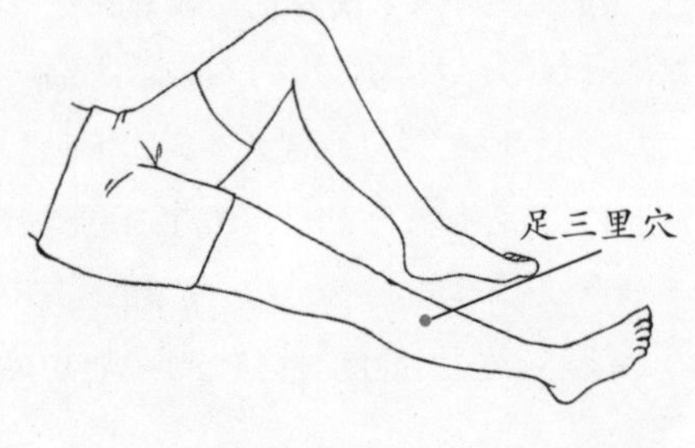

食疗方法 胃寒型的打嗝可以多吃一些用于温暖胃腑的食物，例如可以将鲜姜捣烂取汁，与蜂蜜调匀，再用开水冲服，像喝茶一样经常饮用，可以帮助祛除胃寒，此外，白糖、甘蔗汁、鲜牛奶、砂仁、丁香粉也都是能够温暖胃部的食物。

胃寒型 温胃止打嗝

胃寒型的打嗝主要的发病原因就是由于寒邪侵袭到了胃部，影响了胃部气机的正常运行，本来应该下降的气向上冲逆，扰动了横膈，形成了打嗝，所以温暖胃部，促使胃部的功能趋于正常，气机通畅是本型保健的关键。

针对胃寒型的病因，应注意防寒保暖，避免风寒之邪的侵袭，可以采取一些温胃散寒的保健方法，当发生打嗝时可以缓慢地饮用温开水，在口中含住温水一会儿，然后每次小口的吞呷下去，并配合深呼吸，具有止嗝的作用，或者深吸一口气，直至腹和胸腔气满再也不能吸气时，马上捏住鼻子，屏气1~2分钟后呼气，反复4~5次。此外，还可以用热水袋在腹部局部进行热敷，待局部感觉到温热为止，一方面可以帮助祛除寒邪；另一方面，温暖腹部还可以调节体内的气机，使气机恢复正常的下降机能。还要注意不能熬夜，因为在夜里不仅温度相对比较低，虽然有时自己没有感觉到冷，可是胃部却已经潜在地受到了夜里阴寒之气的侵袭，从而加重病情。

此外，还应该注意养成良好的饮食习惯，从日常的饮食入手，吃饭要有规律，不要忍饿而不吃饭，而且在寒冷的天气里不要吃寒凉的食物，每天早上可以喝一杯蜂蜜，但是要注意不能用开水冲服，而要用温水调合以后缓缓喝下。平时还可以多吃一些火锅，来帮助祛除胃寒。

❗胃火型 胃有烧灼感而打嗝

中药方剂 临床常用的是竹叶石膏汤，用于清除胃内多数的热邪，促进恢复津液的产生，使胃的气机正常下降。如果便秘的症状比较严重，可以适当选用小承气汤；如果便秘还伴有胸膈内的烦燥发热，就应该选用凉膈散。

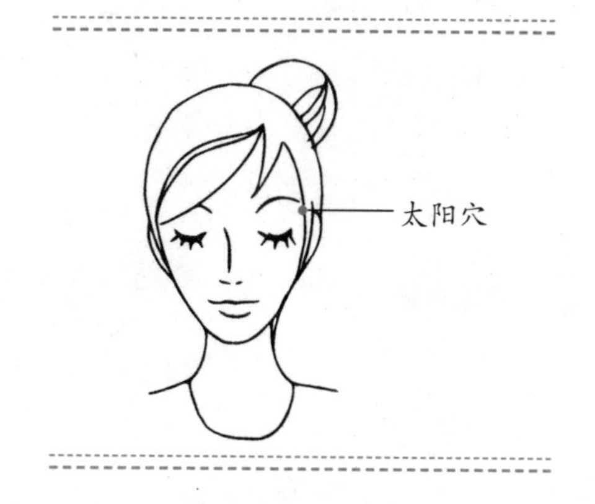

穴位按摩 应该选用太冲穴和足三里穴。太冲穴在沿着脚拇指与食指往上，

在碰到骨骼突出部分前的凹陷处；足三里穴位于胫骨的外侧筋肉的起端，膝盖往下四横指，胫骨前缘外侧一中指按压时的凹陷处。在进行穴位按摩时，两个穴位都应该进行重刺激，用的力度宜大，使局部有较强烈的酸胀感。

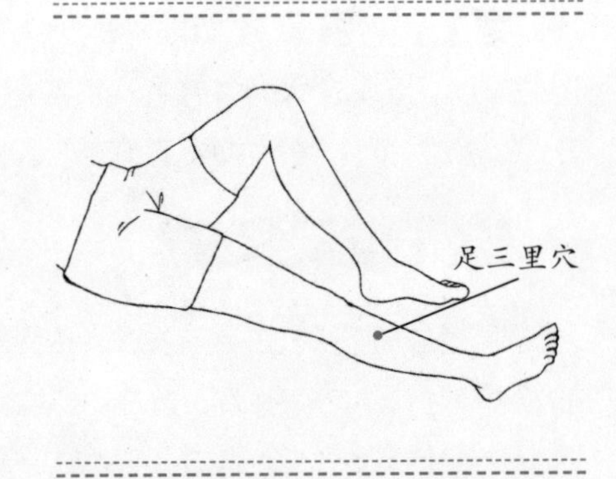

食疗方法 可以选用能够清除胃火的食物，如南瓜、西瓜、荸荠、芹菜、萝卜、绿茶、苦丁茶、绿豆汤等，平时还可以在饮食中采用凉拌苦瓜、生吃黄瓜或拌黄瓜、西瓜皮的白瓤、生菜等都可以用来降胃火。

胃火型 降火止打嗝

胃火型的打嗝主要就是由于外界的热邪或者身体内部的虚火，引发了气机的逆乱，使气的运行失去了规律，向上冲逆扰动了横膈，而引发了打嗝，所以冷却胃内的火邪，恢复气机的正常运行，是胃火型打嗝的保健关键。

属于胃火型打嗝的病人可用冰镇开水或冷饮缓慢地服用，以降低胃中的温度，在喝冷饮的时候也要注意要分几口，慢慢的咽服，可用红萝卜、马蹄(荸荠)、竹蔗加雪梨煲水饮，这味性质略寒，脾胃弱者不能常饮，但有实热在身者正好适用，还要养成良好的饮食习惯，饮食上要注意多吃含维生素的蔬菜水果，但吃水果也要注意，有的水果属于热性水果，比如荔枝、橘子、菠萝、桂圆、石榴等，要尽量少吃；多喝水少喝酸甜饮料，少吃腌制、熏制、油煎食物，还有辛辣性质的食物，因为这些食物都会诱发胃部的火邪；注意定时和定量地进餐，不能暴饮暴食，还要改正不良的嗜好，不吸烟，不酗酒，尤其是大量的饮酒，很容易造成胃粘膜的损伤，从而形成胃火的体质。

情绪急躁也可以引发胃火，因为情绪急躁、发恼都会影响肝的功能，使肝调节气的功能失常，气不能正常的运转，积聚在胃部，就会产生火热，引发打嗝，因此要注意劳逸结合，心情保持乐观开朗。

第 11 章

胃痛

被破坏的营养加工厂

胃痛，也称“胃脘痛”，俗称“心口痛”。一般指以胃部靠近心口窝的位置经常会发生疼痛为主的症状。胃痛的性质有胀痛、刺痛、闷痛等，在疼痛的同时，常常也会有恶心、呕吐、吐酸水、没有食欲、大便习惯发生改变等其他的伴随症状。西医学认为急慢性胃炎，胃、十二指肠溃疡病，胃神经功能症。也见于胃粘膜脱垂、胃下垂、胰腺炎、胆囊炎及胆石症等病都会引起胃痛。

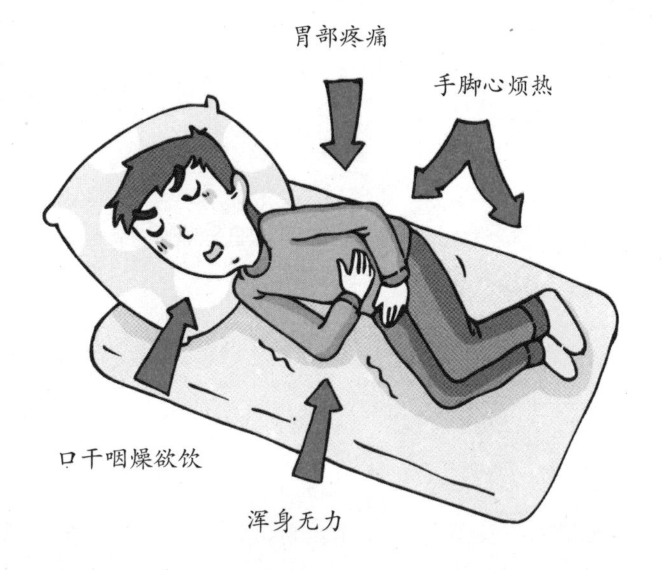

中医认为“不通则痛”，胃痛主要是胃部的气血运行不通畅导致的。如果着凉或者是吃了生冷的食物时胃痛加重，温暖胃部可以缓解疼痛是因为阳气不足，导致了胃痛；如果感到胃部像火一样烧灼疼痛，则是由于热邪聚积于胃部而引起了疼痛；如果胃痛经常是伴随着情绪不佳而加重的，是由于肝气郁滞型的胃痛；如果平时饮食不懂得节制，暴饮暴食，使饮食停滞在胃中的食滞型胃痛，其主要特征就是饮食以后胃痛会加重。

现代社会由于生活节奏越来越快，精神压力也逐渐增大，饮食习惯不良，很容易导致胃痛的发生，平时如果注意调理生活习惯和吃一些有益的食物，会缓解胃痛的症状，但是如果经常出现胃痛，而且每次疼痛都会持缓一段时间，则需要警惕是否是出现了胃脏本身的病变，最好到医院做胃镜等检查，预防恶性疾病的发生。

分型	特征	病因
受寒引起的胃痛（寒邪型）	胃痛发作剧烈，胸膈和胃部感觉不舒服，如果局部温暖则会缓解一些，遇到寒冷就会加重，而且会导致进食的减少，喜欢吃热的东西喝热的饮料，口中没有味道	主要是由于外邪侵入到胃中，导致寒邪积聚在胃腑中，使人体的气机运行不利，发生了阻塞，本来应该下降的气，不能正常的发挥生理功能，同时使胃的经络受到了损伤，从而产生了疼痛
灼热感觉的胃痛（阴虚型）	胃部疼痛隐隐作痛，而且有像火烧灼的感觉一样，经常会有饥饿的感觉，但却没有食欲，口干咽燥，手脚心烦热，一般身体消瘦，浑身没有力量，口渴想喝多，还伴有大便干燥的症状	主要是由于阴虚的体质，造成了虚热的症状，胃部的阴液受到热邪的损伤，胃部也就失去了正常的营养，不能维持正常的功能，气机出现了阻滞，“不通则痛”，因此会伴发有疼痛的感觉
胃有胀满的胃痛（肝郁型）	胃脘部经常发生胀痛，疼痛会窜到胁肋部，遇到发怒或者情绪激动的时候疼痛就会加重，如果嗳气或者排气之后疼痛就会减轻，喜欢长出气，深呼吸之后疼痛也会感觉到有所减轻	主要的情绪或者是压力，使肝的功能受到了影响，使人体的气机不能正常的运行，肝功能过于旺盛，就会侵犯到胃腑，使胃部的气机形成了阻滞，不通则痛，胃部就会产生疼痛
暴饮暴食引起的胃痛（食滞型）	胃部疼痛，腹部胀满，如果按压腹部疼痛会加剧，有时会伴发呕吐出没消化完全的食物，气味非常难闻，但吐出食物残渣后胃部的疼痛就会缓解，食欲不振，大便不通畅	本型的主要原因是由于生活习惯不良，饮食没有形成良好的规律，经常暴饮暴食或者是先天的消化功能不强，造成了食物在胃部的积聚，不能正常的到达肠内，在胃部阻滞了气机，不通则痛，就会产生胃痛
伴有腹泻的胃痛（湿热型）	本型胃痛一般可以出现胃部和腹部的胀痛，甚至严重时会出现恶心呕吐等症状，食欲不佳，口苦，大便臭味较大，而且排便时不顺畅，小便发黄而且持续的时间较短，身体发沉，容易产生疲劳的感觉	主要是由于体内的脾、肾、肺等脏腑的功能受损，不能完成正常的进行体内的水液代谢，出现了水液在身体中不能及时排出，而蕴结在某处，时间一长就会形成湿和热相互滋生的情况，使胃气受到阻碍，不能正常的下降，导致了胃痛

❶ 寒邪型　受寒引起的胃痛

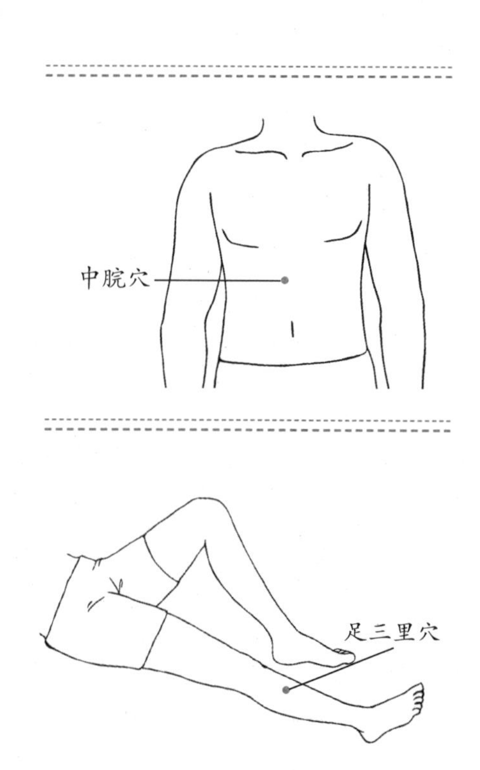

中药方剂 临床常用香苏散配合良附丸来进行治疗，用于驱除外界的寒邪对身体的侵袭，温暖胃腑，畅通局部的经脉，以用来止痛。如果有头痛的症状，可以加用苏叶和藿香来疏散风寒，疏通头部的经脉；如果有呕吐的症状，可以加半夏、生姜等中药温胃止呕。

穴位按摩 选用中脘穴和足三里穴。中脘穴位于上腹部正中线上，心窝胸骨下端与肚脐连接的中心处；足三里穴位于胫骨的外侧筋肉的起端，膝盖往下四横指，胫骨前缘外侧一中指按压时的凹陷处。两个穴位在按摩时要注意手法力度要轻，不宜用力过大，可以用四手指指腹在穴位局部做环转的摩动，或用手掌在皮肤表面来回擦动，一直到感觉有温热感为度。

食疗方法 可以选用一些温热性质的食物，以驱除胃部的寒邪，如韭菜、鲜姜、白糖、鸡肉，还可以用鳟鱼加葱、花椒煮食；辣椒、胡椒、山椒等香辛料也可以起到温暖胃部的作用，少量的饮用白酒也可以促进血液的物质循环，温暖胃部。

寒邪型　温胃止疼痛

寒邪型的胃痛主要的原因就是由于外邪亢盛，侵袭了人体的阳气，寒冷的邪气直接攻击到胃部，或者是寒邪使血液运行减慢，致使脾胃的营养供应都相应的减少，脾胃的功能因而会减退，局部的经脉因为淤血、痰等病理产物而阻滞不通，不通则痛，导致了胃痛。因此，温暖胃部，疏通胃部的经脉，促进气血的运行，是保健的关键。

首先要注意室内的温暖，还应该注意通风和清洁，勤晒被褥。根据天气变化适时添加衣被，在睡眠时及时调整被的厚度，防止在睡觉不经意时感受风寒之邪；养成良好的生活规律，胃寒型胃痛的病人千万不要熬夜，因为夜里的温度会让胃部在不经意间受到寒邪的侵袭而加重病情，吃饭也要有规律，如果有饥饿感一定要进餐，在寒冷的天气不要吃生冷的食物，发生胃痛时，首要避免的食物就是巧克力。巧克力几乎全是脂肪成分，而且它也含咖啡因，将加倍恶化胃痛。此外，有些食物可以对缓解胃寒有良好的作用，例如常吃火锅，可以温暖胃部；喝生姜水同样可以起到祛除体内寒邪的作用。

其次生活节奏快，精神压力大，也是加剧胃寒型胃痛的一个重要原因，因此要注意保持乐观向上的情绪；还可以通过体育锻炼来提高机体的御寒的能力，同时可以做腹部的按摩，来缓解胃痛。

❗ 阴虚型 灼热感觉的胃痛

中药方剂 选用具有消除胃热与补充阴液止痛作用的一贯煎配合芍药甘草汤来进行治疗。如果胃部的疼痛像火烧一样，可以再加入珍珠粉、牡蛎等，可以滋阴补液；如果还出现了便秘的症状，则可以再加一些火麻仁、瓜蒌仁等补充肠道里的津液，用来畅通排便。

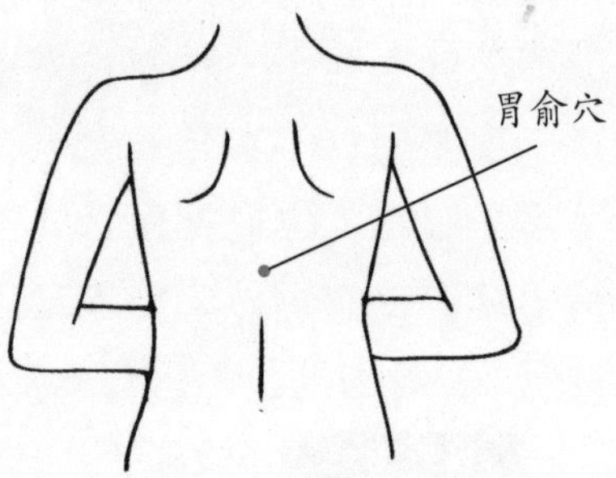

胃俞穴

穴位按摩 可以选用胃俞穴和内庭穴。胃俞穴位于腰线与肩胛骨下端之间高度的背骨突出处，再往左右外侧各二横指处；内庭穴在脚食指与脚中指根部，脚指分支的部分。在按摩手法上，应该选择用轻手法，但力度要求有渗透力，可以用拇指或中指的指端，在穴位处用按压法，力量由轻到重，一直到穴位局部感到有酸胀感为度。

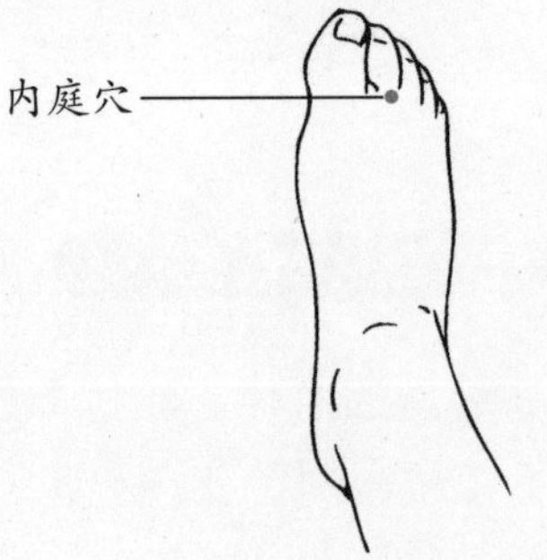

内庭穴

食疗方法 应该多选用可以滋养人体阴液的食物，来降低胃部虚火对脾胃功能的损伤。滋阴效果较好的食物有西红柿、红枣、龟肉、鸽肉、猪肉、甲鱼、蛤蚧、莲子、松子、荠菜、韭菜、蜂王浆、灵芝、燕窝、阿胶、紫河车、地黄、锁阳、肉苁蓉等。

阴虚型 降火止胃痛

阴虚型的胃痛主要的原因就是由于外邪侵袭人体，造成了身体内阴液的损失，形成了虚火相对亢盛的体质，虚火侵袭到胃部，使胃部的阴液也相应的减少，脾胃功能减退，胃的局部营养不足，经脉里出现了淤血等病理性产物，导致了胃痛。因此，补充胃部的阴液，疏通胃部的经脉，促进气血的流通，是保健的关键。

因为病人常常有胃脘灼痛，烦躁等阴虚的表现，所以病人所居住的房是应在阴面，环境要清静，避免噪音和强烈阳光的刺激。在饮食方面，要注意摄入一些性质偏于凉性，而且可以滋补人体阴液的食物，而要避免辛辣、煎炸的食物，不喝浓茶和咖啡类等刺激性的饮料，同时对于烟酒等不良嗜好也要进行很好的控制。

阴虚型的胃痛还容易伴发便秘，可以通过腹部的按摩来进行缓解，具体方法是掌心正对肚脐，沿着肚脐的周围，顺时针揉动按摩5分钟，再逆时针按摩5分钟，反复1~2次，每天进行1~2次。本证型患者不宜在腹部进行温热的治疗方法，以避免进一步耗伤身体的阴液。

还应该注意体育锻炼和一些养生的方法，除了通过运动，来增加脾胃的消化功能和抵抗能力，还可以通过经常吞咽口中的唾液，具体的做法是先在口中不断运动舌头，使口内的唾液分泌增加，再吞咽到胃中，达到促进身体内阴液的循环和产生的目的。

❗ 肝郁型 胃有胀满的胃痛

中药方剂 可以选择能够促进肝功能和气血运行的柴胡疏肝散来进行治疗，或者采用大柴胡汤、四逆散和半夏厚朴汤等都可以选择使用。如果疼痛比较剧烈，伴有口干口苦的症状的话，就可以改用化肝煎或者是丹栀逍遥散加黄连、吴茱萸等来疏通肝的经络，缓解疼痛。

穴位按摩 选用太冲穴和内关穴。取太冲穴时，可以沿着脚拇指与食指之间

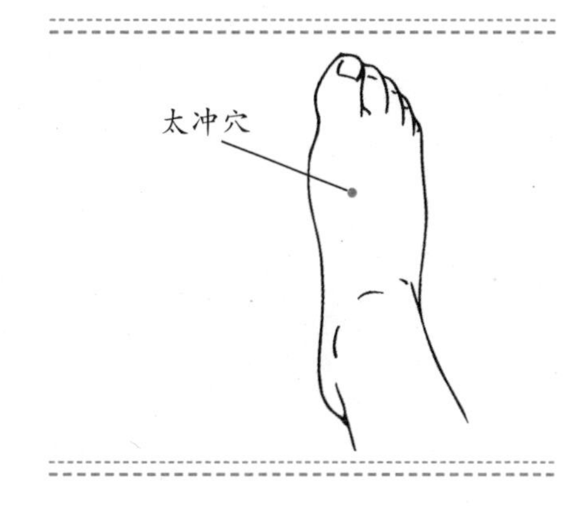

往脚背的方向推动，在遇到骨骼突出部分时，前方的凹陷处；内关穴在手腕根部皱褶的中央部位，向手臂上内侧方向二横指宽度处，正好位于前臂两条筋的中央部位。在按摩时应该注意用重手法，以疏通经脉，可以用拇指或中指的指端，在穴位处用按压法，力量由轻到重，一直到穴位局部感到有较为强烈酸胀感为度。

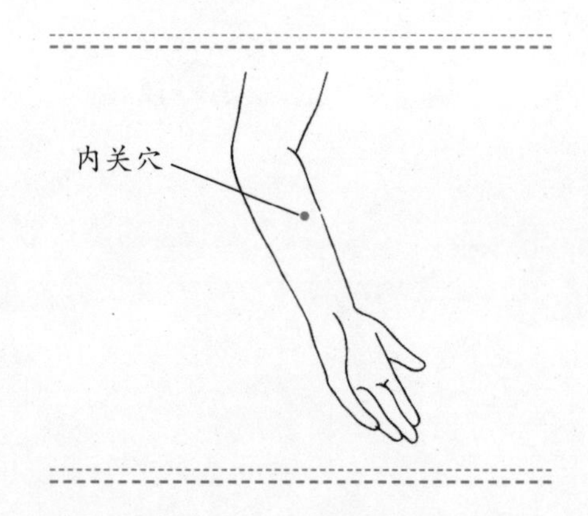

食疗方法 可以选择白萝卜、菠菜、韭菜、荞麦、鸭肝、冬葵菜、黑豆、浮小麦、麦芽、青皮等能够促进气的循环的食物，另外具有清爽的香气并能抒解压力的茉莉茶，也是比较有效的食疗方法之一。

肝郁型 疏肝止胃痛

肝郁型的胃痛主要是由于精神压力与紧张等因素，使肝的功能减退，导致体内气机运行不畅，形成了气的停滞，使胃中的气流也受到了阻碍，产生了胃痛。因此在避免情绪的过激变化，保持良好的心态和乐观的生活态度是保健的关键所在。

中医认为气的运行与温度的关系十分密切，如果气遇到寒冷的邪气，就会变得运行缓慢，而且容易发生凝聚，因此要注意身体的保暖，根据气候、时令的变化，随天气的冷暖增减衣服，不要使病人再感受寒冷的邪气而加重病情。要特别重视情志的调节，使病人避免过度的精神刺激，多与病人进行交流，解除精神上的压力，建立恢复健康的信心。饮食和中药宜温热服，少食生冷及甜粘食品，大蒜、韭菜、香菇、萝卜、柑橘等有行气开胃作用，可适当食用。

还可以通过一些物理疗法和体育锻炼来使肝的功能得到恢复，促进体内气的正常运行，从而达到解除胃痛的目的。可以在胃脘部用水袋热敷或用大盐1斤炒热加葱白数段，装入布袋，在局部做熨贴疗法。也可以采取在胃部进行拔罐、照射红外线等疗法。鼓励患者适当进行体育锻炼，如散步、做保健操、练气功等，并指导病人多参加集体活动，帮助陶冶情操，保持稳定的情绪。

❗ 食滞型　暴饮暴食引起的胃痛

中药方剂 一般选用可以帮忙消化食物的保和丸或者是枳实导滞丸，可以使胃部的气血循环恢复正常，缓解疼痛。如果有腹胀的症状，可以还加砂仁、槟榔等中药，行气消食；如果大便不通可用大承气汤来泄除胃肠内的实热邪气，来达到通便止痛的作用。

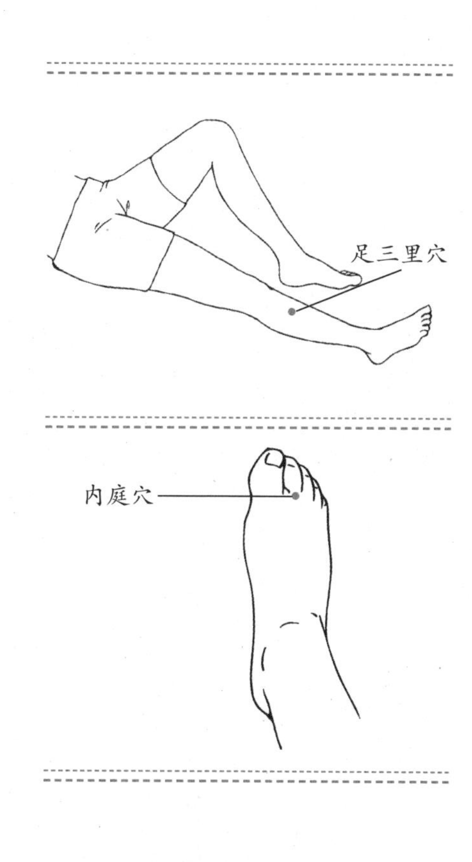

穴位按摩 选择足三里穴和里内庭穴。足三里穴位于胫骨的外侧筋肉的起端，膝盖往下四横指，胫骨前缘外侧一中指按压时的凹陷处；里内庭穴位于脚底的食指根部，用手弯曲脚食指时指腹会碰到的部分。两个穴位做按摩时要注意力度的掌握，足三里穴宜用较轻柔的手法，而里内庭穴要用较重的手法，因此在用点法和按压法时，应该使足三里穴的酸胀感较轻，而里内庭穴的酸胀感宜强烈。

食疗方法 可以选择能够帮助消化以及使停滞于胃肠的食物顺利排泄的食物，可以多吃一些白萝卜、山楂、薄荷、芒果等，还可以用白扁豆与粳米一同煮粥或者是用萝卜切成小块来煮粥，既容易消化，又可以调理脾胃的消化功能。

食滞型　消食止胃痛

食滞型的胃痛主要是由于脾胃的功能受到影响，正常的消化和吸收食物出现了障碍，造成了不能及时消化的食物积聚在胃部，胃部气机形成了淤滞，反过来气机的淤滞又加剧了食物的堆积，不能顺利的向下排泄，导致了胃部经脉的不通畅，形成了胃痛，因此调理脾胃，加快消化功能的恢复，促进气机的通畅是保健的正确思路。

要严格地进行饮食控制，必要的时候可以暂时不让病人进食，等到胃痛的症状有所缓解后，先少量地给予清淡的流质食物，或者是半流质食物，逐渐过渡到正常饮食。指导患者多食萝卜、金桔、苹果、山楂等能够帮助脾胃增加消化功能的食品，控制油腻脂肪丰富的食物，以避免由于饮食的不当再一次的复发。

如果是进食后不久就发生了胃痛，可以选择探吐法，尽量使积聚的食物吐出，使胃痛得以缓解，其具体的方法是可以用手指刺激咽喉部，引起反射性的呕吐，等到呕吐之后，可以让病人缓缓地饮用少量的温水，以补充由于呕吐而损失的胃部津液，也要做好口腔的护理，用淡盐水漱口，或者在口中含服槟榔、豆蔻、桔饼等既具有芳香气味，又能保健脾胃的食品。

同时应该配合加强对胃部保健知识的宣传和教育，使病人自觉养成饮食有节、定时定量、不暴饮暴食的良好生活习惯。

湿热型 伴有腹泻的胃痛

中药方剂 常应用清中汤进行治疗，这是一个可以清利人体湿热邪气的有效方剂。如果湿邪较重，恶心呕吐的症状明显，可以加苍术、藿香等中药；如果体内热邪较重，则可以加薄公英、黄芩；如果大便秘结不通，可以加大黄，腹胀严重，加厚朴和枳实；如果消化不良，则可以加神曲、麦芽等帮助消化的功能。

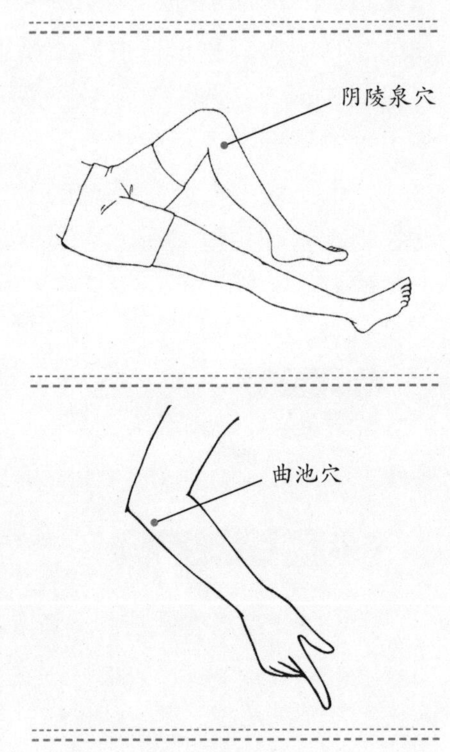

穴位按摩 可以选用阴陵泉穴和曲池穴。阴陵泉穴位于两腿胫骨内侧髁后下方凹陷处，按摩时可以用右手的拇指按揉左腿的阴陵泉穴，再用左手的拇指按揉右腿的阴陵泉穴，至局部有强烈的酸胀感为度；曲池穴位于肘横纹外侧尽头与肱骨外上髁在线中点。

食疗方法 应该多选择一些可以祛除湿热的食物，如赤小豆绿豆、冬瓜黄瓜、西红柿西瓜、鲫鱼鸭肉等，还可以选择一些食疗方，如石仙桃炖猪肚汤。每次取新鲜石仙桃90克（干品30克）、新鲜猪肚500克。将猪肚切粗件，和石仙桃一起放进炖盅内，加适量清水，隔水炖1小时。调味后饮汤食猪肚，一次食不完可分次食用。

食滞型 祛湿热止胃痛

湿热型的胃痛主要是由于人体感受了外界的湿热邪气，导致脾胃受伤，不能保持正常的运化功能，并且损伤了胃部的经脉，湿热邪气不能顺利通过正常的代谢途径及时排出体外，淤积在胃的局部，经脉的不通和湿热的聚积，使胃部气机运行不通畅，从而产生胃痛的病症。因此，祛除胃部积聚的湿热邪气，畅通胃部的经络是保健的关键所在。

首先要格外注重在夏天的保健，因为夏天天气炎热，雨量丰富，容易产生湿热的邪气，因此要格外注意避免淋雨、卧床潮湿等情况的发生，尤其是病人所住的房间应该保持干燥凉爽，注意皮肤清洁干燥，可用银花露、苦参液等外洗；在饮食方面，要注意摄入一些能够祛除湿热的食物，以清淡易消化的食物为主。先服以流质或半流质、如温开水、果汁、米汤、白粥、米糊等，不要过多食用含脂肪比较多的油腻食物，尽量减少食用肉汤、鱼、蛋、辛辣的食物，以免粘滞、湿邪积留不容易排出。其次，心理护理也比较重要，向病人详细解释本病的性质，容易并发的一些疾病和症状，以及自我保健的一些注意事项，应该动员病人在力所能及的情况下多进行活动，以利气血运行和脾胃运化功能的恢复。

第 12 章

心绞痛
心胸难以开朗

心绞痛是指由于心脏的冠状动脉供血不足，心肌急剧的、暂时缺血与缺氧所引起的胸骨柄中段或左胸部突然出现一阵阵憋闷、疼痛为主要症状的一种疾病。属于中医学中的“胸痹心痛”的范畴。

头晕
气短
胸闷
身体多数
肥胖
心脏区疼痛
扩散肩膀或后背

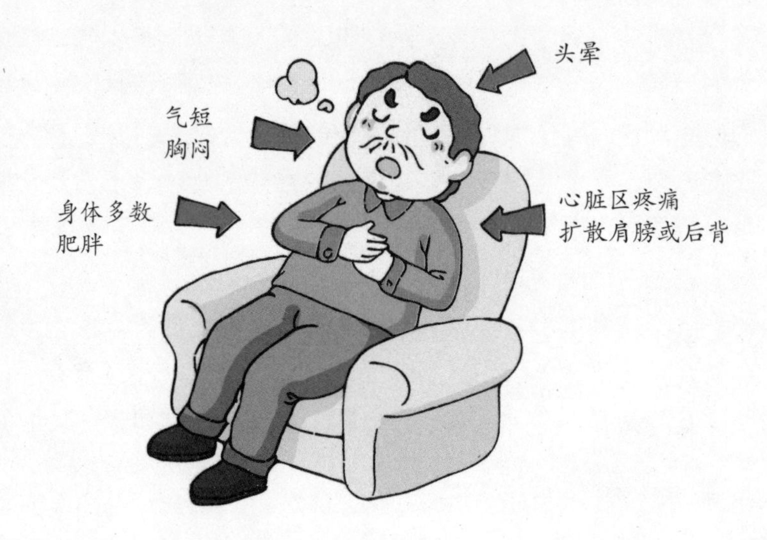

本病是心脏与营养心脏之脉络的疾病，其发生不仅与心的功能有关，而且与脾、肾、肝等脏腑的关系也很密切，多种病因都可以引起心绞痛，如果年龄过大，体质虚弱，或者饮食不当，经常过饥或者过饱，或者突然的精神刺激和不良事情的影响，造成情绪变化过大，或者是受到寒冷天气的强烈刺激，这些因素可以引起身体的抵抗力降低，正气虚弱，水液代谢失常，血液循环不畅通，使心的血液供应失常，导致了心脉失养，痹阻不通，而产生心绞痛。

心绞痛是常见病、多发病，以中老年患者为多，随着现代生活方式及饮食结构的改变，发病有逐渐增加的趋势，劳累、情绪激动、吃得过饱、受到寒冷刺激、阴雨天气等为常见的诱发因素，吸烟、糖尿病、体力活动少、体重超重、精神因素、家庭遗传史等也都很容易引发本病，本病的发生与年龄和性别也有密切关系，多数病人在40岁以上，且男性多于女性。

分　型	特　征	病　因
伴有胸闷的心绞痛（痰阻型）	胸部心脏区疼痛，疼痛的性质为闷痛，并且有要窒息的感觉，或者疼痛扩散到肩膀或者是后背肩胛骨内缘，常伴有气短，肢体沉重，多数体型肥胖，并且痰多	主要是由于身体肥胖、脾胃功能失调，或者是由于生活和饮食习惯不良，造成了脾胃功能减退，使体内的水液代谢出现了异常，过多的病理性代谢产物积聚在体内，使心的经脉不通，形成了心绞痛
如针刺样的心绞痛（淤血型）	胸部心脏区有刺痛的感觉，而且疼痛的部位固定不动，这种疼痛到了夜里会更加剧烈，时常会伴有不由自主的心慌心跳感觉，并且坐卧不宁，舌头也会发紫	主要是由于人体的气血不足或者是血液运行障碍，使气无力正常地推动血液在经脉中运行，造成了血液淤滞在心的经脉之中，经脉中正常的气血运行受到了阻碍，产生了疼痛
喜欢长出气的心绞痛（气滞型）	主要表现为心脏与胸腔内感觉胀满不舒服，疼痛时发时止，疼痛有固定的部位，经常喜欢长出气，这样感觉能够缓解疼痛，遇到情绪不佳或者受到精神刺激时容易诱发疼痛，或者疼痛加重	主要是由于情绪因素影响了肝对人体气机和体液的疏泄功能，从而不能很好的调控人体的气机运行，气机在经脉中运行受到了阻碍，聚集在心脏的部位，就形成了气滞，心的脉络失和，形成了心绞痛的症状
四肢不温暖的心绞痛（心肾阳虚型）	主要表现为心慌心跳而且有疼痛感，胸闷气短，呼吸不畅，运动后症状会有所加重，不由自主的出汗，面色发白，容易感觉疲倦和无力，而且害怕寒冷的刺激，四肢都感觉时常会发冷，平时都发凉不温暖	主要是由于体内的心和肾的阳气受到损害，或者是有寒邪直接侵袭到体内，使胸腔的阳气不能振奋而温暖脏腑，气机也因此出现了阻碍的情况，使心脏部位的血液供相对不足，心失所养，形成了心绞痛
出虚汗的心绞痛（心肾阴虚型）	胸部心脏区疼痛，并且感觉胸闷，时常会有心慌心跳的感觉，睡觉醒来的时候会发现出了很多汗，已经打湿了枕头和被子，还会伴发心烦，并导致失眠，腰部酸痛，膝盖发软，耳鸣，头晕	主要是由于体质虚弱或者是生活习惯不佳，引起心和肾的功能相对减退，体内的津液受到了损伤，形成了阴虚的体质，体内出现了虚火，侵袭到了心的经脉出现淤阻，影响了心气血的正常运行，引发了心绞痛

❶ 痰阻型 伴有胸闷的心绞痛

中药方剂 常常选用具有通心阳，止痛效果很好的栝蒌薤白半夏汤和涤痰汤进行调理，可以疏通心的经脉，使血液的流通趋于正常。如果痰多从而化为热邪，可以再多加一些胆南星、竹茹等中药，清热化痰止痛。

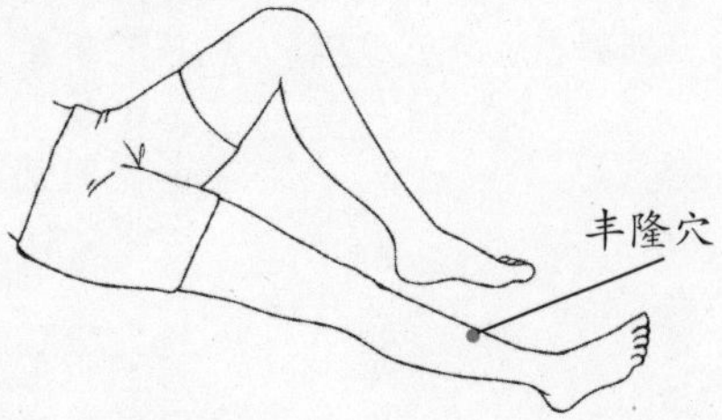

丰隆穴

穴位按摩 可以取丰隆穴和阴陵泉穴。丰隆穴位于膝盖外侧下方突出的骨头与外脚踝最高点连线中点处；阴陵泉穴位于两腿胫骨内侧髁后下方凹陷处。按摩时可以用右手的拇指按揉左腿的穴位，再用左手的拇指按揉右腿的穴位，局部有强烈的酸胀感为度，力量宜大，用以祛除体内的痰湿之邪。

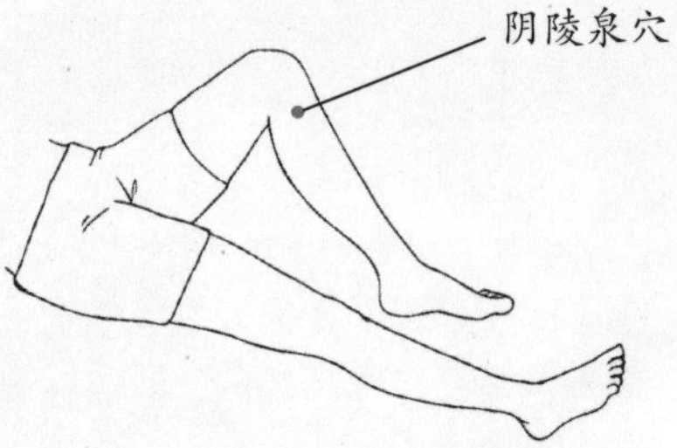

阴陵泉穴

食疗方法 可以选用富有营养而又相对比较清淡的饮食，用以减轻心脏的负担。如牛奶/酸牛奶、煮鸡蛋、苹果、香蕉、蛋白质粉、小麦胚芽粉、蜂蜜、橄榄油混和在一起食用，或者再加上熟大豆、花生、绿茶、红枣等都是比较适合的食物。

痰阻型 祛痰止心痛

痰阻型的心绞痛的发病主要是由于风寒暑湿等外邪侵袭了脾胃，或者是肝的功能受到情绪因素的影响，使脾输布体内津液的功能失常，形成了病理性的产物（痰），另一方面，痰的产生还可能是由于气机的运行受阻，演变成了火邪，使津液减少而致。痰淤滞在胸部，心的经脉不通，不通则痛，而造成了心绞痛。因此，增强脾胃功能，降低肝的旺盛的功能，是保健的关键。

要在饮食上注意避免不规律的习惯，一般动脉硬化是常见的诱发因素，其主要的病理变化是由于脂类的代谢异常，血脂升高，过多的血脂沉积于动脉管壁，所以应避免食用含胆固醇、动物脂肪丰富的食物，要尽量食用清淡、富有维生素的饮食，如蔬菜和水果，进食不宜过快，每顿饭不宜吃得过饱，可少食多餐，避免增加心脏负担，餐后要有一定的休息时间，饮食不宜过咸，注意保持低盐饮食，同时要注意限制过甜食物的摄入，并忌烟酒。

要设法满足病人的需要，为病人创建一个安静、舒适、整洁的休养环境，应鼓励患者多吃蜂蜜、杏仁等润肠通便的食物，还应该养成每天定时排便的良好习惯，以通利大便，只有大便通畅才会减少心脏的负担，减轻心绞痛的发作可能性。同时还要宣传病人自我保健意识，定时定量饮水，尤其是睡前饮水更为需要，这样可以降低血液的粘度，缓解心绞痛的发生。

❗ 淤血型　如针刺样的心绞痛

中药方剂 主要用可以改善体内血液循环状况的血府逐淤汤来治疗。如果疼痛的比较剧烈可以加乳香、没药、郁金等中药，来缓解淤血的症状；如果有气滞的情况，会发生胸闷，就应该再加沉香、檀香等中药理气止痛。

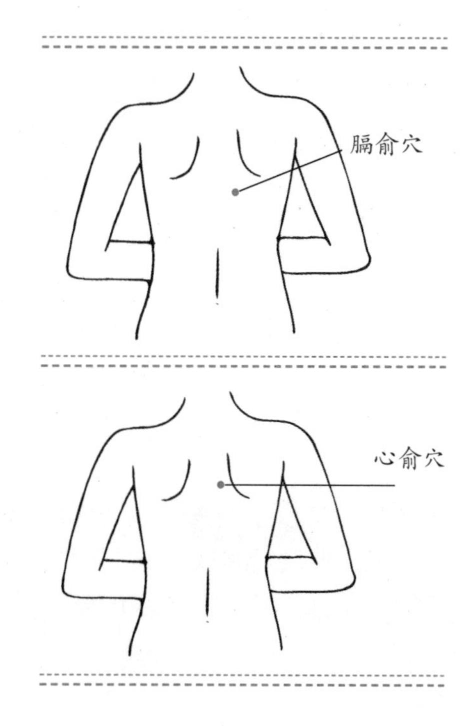

穴位按摩 选择膈俞穴和心俞穴。膈俞穴在肩胛骨下端突出脊骨的高度，左右各往外侧二指宽度处；心俞穴位于自肩胛骨中央的背脊突起处，左右各往外侧二指宽的部位。可以采用点按或者按揉的方法进行按摩，同时要注意心脏的感觉，如果心脏感觉不舒服，就减轻点按的力量。

食疗方法 要选用可以祛除体内气血淤滞的食物，如三七、黄牛肉、山药片、香菇、蘑菇、黑木耳、黑鱼片、山楂、玉竹、青柿椒、蒲黄、玫瑰花、红花等，这些都可以促进血液的循环，如果得病较长的时间，可以再多吃一些桑叶、菊花、芹菜等。

淤血型　行气止心痛

淤滞型的心绞痛的发生，主要是由于身体外界的寒冷刺激，使人体的阳气受到了阻碍，影响了正常的人体的气运行，寒邪的侵袭使血液的循环速度减慢，身体各部位的营养供应不充足，使心脏的功能较正常的有所减退，形成了心绞痛，所以祛除寒邪及其他的诱发因素，加强心脏的营养是保健的关键。

要增加身体的热量，使身体温暖起来，以对抗寒邪的侵袭，可以吃一些有温热性质的食物，或者在食物中多加一些热性的调料，还可以配合腹部的按摩，恢复人体的原气，促进体内的血液循环。还要注意情绪对气机的影响，因为激动、紧张、烦躁、发怒等不良的情绪变化，均可使心脏工作量加大，心脏负荷加重而诱发心绞痛，对脾气暴躁、紧张、恐惧的病人，应耐心做好病人的工作，说明情绪变化对本病的影响,，消除紧张的情绪，保持其内心的平静，对本病的恢复十分重要。

如果心绞痛突然发作并且疼痛不能缓解，应该立即让病人休息，如果在休息后不能缓解，可根据情况及时准确地给予硝酸甘油0.5毫克，进行舌下的含服，必要时还应该送到医院进行吸氧，并密切观察症状及血压、脉搏、脉率的变化，以免发生心肌梗塞的发生。

❗ 气滞型 喜欢长出气的心绞痛

中药方剂 临床一般选用柴胡疏肝散加减进行治疗，可以疏通肝部的经脉，理气止痛。如果胸闷和心脏的疼痛比较明显，可以合用失笑散治疗；如果心烦，容易发怒，是气机不畅引起的化火的症状，可以用丹栀逍遥散治疗；如果便秘症状严重者，可以改用当归芦荟丸治疗。

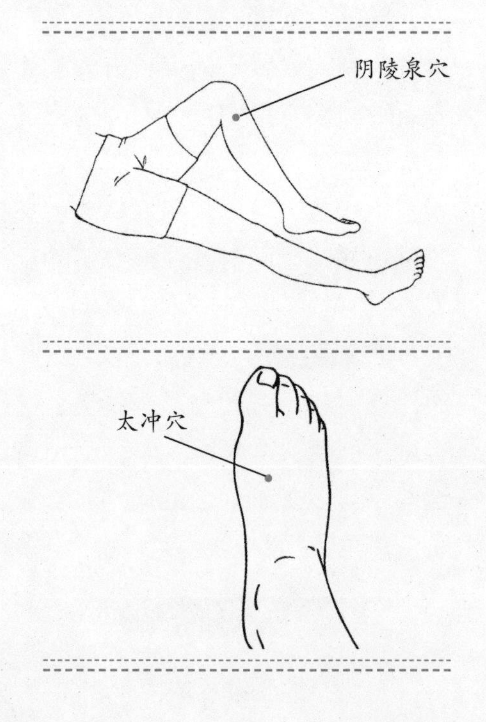

穴位按摩 可以选用阳陵泉穴和太冲穴。阳陵泉穴位于小腿部，膝盖外侧，膝盖骨斜下方，腓骨小头突出部位下方的凹陷处；太冲穴在沿着脚拇指与食指往上，在碰到骨骼突出部分前的凹陷处。按摩时可以用拇指指端在穴位上按压，力度由轻到重，逐渐加力，直到局部感觉酸胀感为止。

食疗方法 可以选用具有理气效果的食物，如韭菜、荞麦、鸭肝、冬葵菜、黑豆、浮小麦等，还可以用食疗方三七猪心，来理气活血，缓解疼痛。配方选用三七粉4克、猪心200克、水发木耳2克、蛋清50克。将猪心切成薄片，用蛋清、精盐、胡椒粉、淀粉上浆。再把三七粉、绍酒、酱油、白糖、味精、生姜末加水兑成卤汁。炒勺内放油适量，烧至四五成热，把猪心片放油中滑开，倒入漏勺内，在原炒勺内放姜末，待炒出味后，把滑好的猪心片和木耳倒入，翻炒几下，再加卤汁炒匀煮沸，淋入香油即成。

气滞型　理气止心痛

气滞型的心绞痛主要是由于情绪因素，或者是引起了体内气机的运行异常，而且体液的疏泄也受到了阻碍，经脉中的气机运行不畅，心脏部位的经脉中积聚了过多的气，不能运行到其他部位，就形成了局部的气滞，气滞和心的脉络失和相互影响，形成了心绞痛。因此，调畅气机，疏通心脏的经脉是本型保健的关键。

要保持良好心态。患了心绞痛后，病人自身既不要过度紧张、忧虑、悲观，也不要满不在乎。因过度紧张、忧虑、悲观等不良情绪，会使心率增快，血压升高，增加心肌耗氧量、加重心肌缺氧、缺血的程度，不利疾病康复，对病情满不在乎会使病情延误或发展，造成不良的后果，两种情绪都会造成体内气机的失常，因此要注意避免，病人的亲属特别是妻子或丈夫，要配合医护人员做好心理疏导，以及衣食住行的护理。和睦、幸福的家庭是养病、防病的温床，温馨的爱情对病人所产生的效果是不可低估的。

注意饮食和营养结构，饮食以清淡、易消化、低盐、低脂、低胆固醇为原则。多吃蔬菜、水果、豆制品，每周吃2次鱼，日常饮食尽量以豆油、玉米油、花生油、菜籽油、芝麻油等作烹调用油，限制食盐的摄入。采用少食多餐的进餐方式，切忌过饱，过饱会诱发心绞痛。

❶ 心肾阳虚型　四肢不温暖的心绞痛

中药方剂 临床常用参附汤合右归丸进行治疗。如果肾阳虚比较重，导致了浮肿、心慌心跳、喘促的发生，则可以用真武汤加黄芪、猪苓、车前子等配合治疗；如果阳虚出现了晕厥的发生，则可以用四逆加人参汤治疗。

穴位按摩 可以选用肾俞穴和巨阙穴。肾俞穴位于后腰部，腰线高度的脊柱骨突出处下方，左右各二横指宽度处；巨阙穴在上腹部，前正中线上，当脐中上6寸。在做穴位按摩时两个穴位都可以用拇指或中指指端在穴位的局部进行按压，力量由轻到重，缓缓加力，直到穴位局部有较为强烈的酸胀感为止。

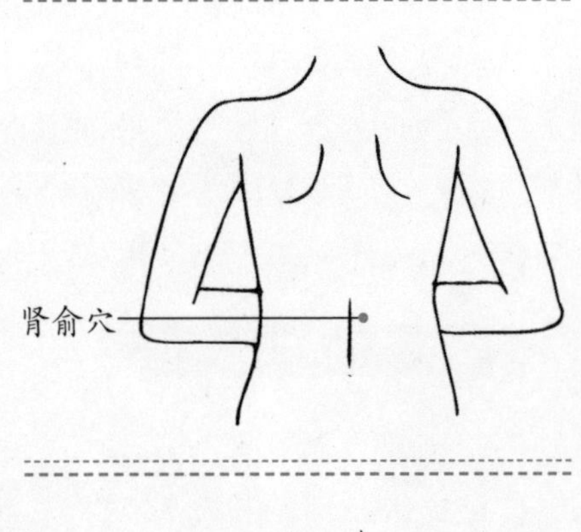

食疗方法 应该选择一些可以同时补益心和肾两个脏腑的食物，最好是制成药粥，经常服用，可以有效的缓解症状，如韭菜粥，以白米50～100克、韭菜子20克(研末)先将白米煮粥，放入韭末稍煮，即可食用，早起早餐就可以服用，适用于阳气虚衰的病人。还有山药粥，用羊肉250～500克、山药50克、粳米100～150克。羊肉去脂膜，切细，煮成汤，放入山药、粳米煮粥。

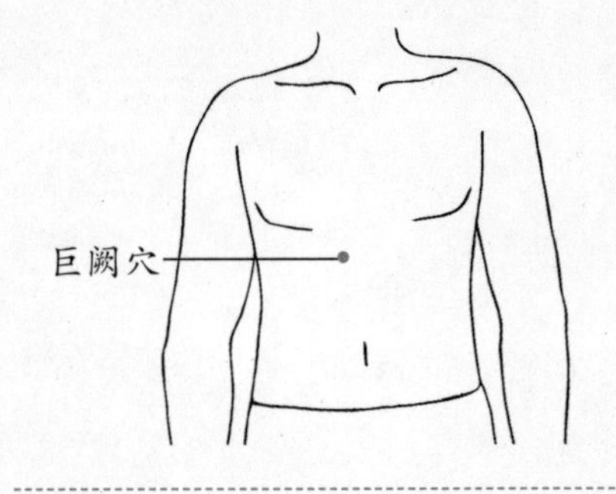

心肾阳虚型 补阳益心肾

心肾阳虚型的心绞痛主要是由于年龄过大，或者长期从事过于疲劳的工作，或者是生活饮食习惯不佳，过度进行性活动，造成肾中精气的损伤，从而使肾阳不足，影响了整个身体各个脏腑的正常功能活动，心脏部的阳气也相对虚弱，肾阳不足与心阳不足互相影响，导致心脏的营养不足，形成了心绞痛。因此，补充心肾的阳气，加强心脏局部的营养是保健的关键。

要从饮食入手，注意饮食结构的调整，注意克服不良饮食习惯，避免“三高一低”，即高胆固醇、高脂肪、高糖、低纤维素的饮食，多吃一些含纤维素和维生素丰富的新鲜蔬菜和水果，每日蔬菜摄入量应在500克左右，并吃不少于100克的新鲜水果。同时要注意增加蛋白质的摄入，每日喝250~500毫升牛奶，适当吃些瘦肉、鱼、蛋和豆类及豆制品，以使饮食品种多样，荤素搭配合理，保持健康食谱。运动锻炼可提高心肌和运动肌的耐力和效率，促进血液循环，有利于改善对缺氧的耐受性。在稳定期可根据身体状况选择适宜的运动项目，如太极拳、老年体操、散步及慢跑等。运动锻炼每日1~2次，每次活动时间应控制在50分钟内，每周3~5次，长期坚持才会收到明显的益处。

❗ 心肾阴虚型　出虚汗的心绞痛

中药方剂 可以选用滋阴养心的有效方剂天王补心丹和炙甘草汤，补益心肾，增强心肾的功能。如果由于心肾功能的原因导致了失眠，则可以改用酸枣仁汤；如果情绪不佳加重了病情，也可以使用黄连阿胶汤，滋阴降火，调理肝功能；如果有腰酸腿软的症状，还可以用左归饮。

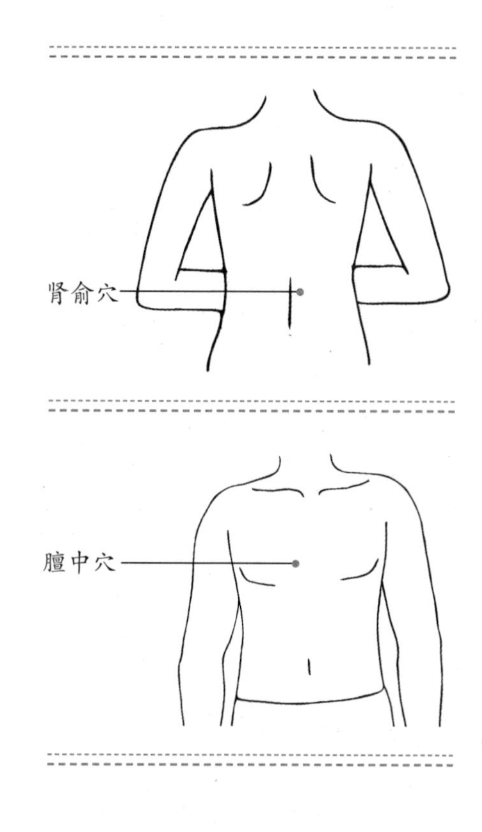

穴位按摩 可以选用肾俞穴和膻中穴。肾俞穴位于后腰部，腰线高度的脊柱骨突出处下方，左右各二横指宽度处；膻中穴在胸骨柄上，左右乳头连线与人体前正中线相交的点上。在按摩时可以先将双手搓热，然后以手掌心置于穴位处，使热力可以通过穴位向人体内部渗透，这样能够达到增强心肾功能的作用。

食疗方法 可以选用补益心、肾的阴液的食物，多数都能起到滋阴降火的作用，如豆浆、豆制品、瘦猪肉、鸭蛋、梨、柿、杨梅、白菜、番茄、西瓜、藕、甘蔗、菠萝、蜂蜜等。口燥咽干的病人，可以服用绿豆汤、梨汤、鲜芦根煎水代替日常的饮用水，经常饮用。

心肾阴虚型　补阴疗心痛

心肾两虚型的心绞痛产生的原因，主要是工作生活的压力过大，身体过于劳累，使心和肾的功能减退，或者是年老体衰，气血逐渐亏虚，或者是由于情绪变化过大，耗伤了心和肾的阴液，形成了阴虚的体质，不能产生足够的津液营养身体，使心脏形成了相对火旺的状态，从而产生了心绞痛。因此，补益心和肾的阴液，促进气血的流通，是保健的关键。

因为病人常常伴发有心烦、心慌心跳等火旺的表现，所以病人居住的房间最好是在阴面，环境宜保持清静，避免噪音或强烈阳光的刺激。

在饮食方面，合理的膳食是心绞痛的有效的措施之一，要注意摄入一些性质偏于凉性，而且可以滋补人体阴液的食物，但要避免辛辣、煎炸的食物，不喝浓茶和咖啡类等刺激性的饮料，同时也要戒除烟酒等不良嗜好。本证型患者不宜在腹部进行温热的治疗方法，以避免进一步耗伤身体的阴液。

此外还应该注意体育锻炼和一些养生的方法，在心绞痛的缓解期，可以进行一些活动量适宜的活动，比如说太极拳、气功等，除了通过运动，来增加脾胃的消化功能和抵抗能力，还可以通过经常吞咽口中的唾液，中医中称之为“漱玉液”，是一种经典的补充阴液的养生方法，具体的做法是先在口中不断运动舌头，使口内的唾液分泌增加，再吞咽到胃中，达到促进身体内阴液的循环和产生的目的。

第 13 章

腹痛

孙悟空钻进肚子里

腹痛是指以胃部以下的腹部发生疼痛为主要表现的病症，腹痛是临床上常见的一种症状，可以出现在许多疾病当中，如痢疾、泄泻、胃痛、虫痛、尿血、便秘以及一些妇科疾病当中。

食欲不佳
面色白无光泽
腹部疼痛
排便不正常
四肢发冷

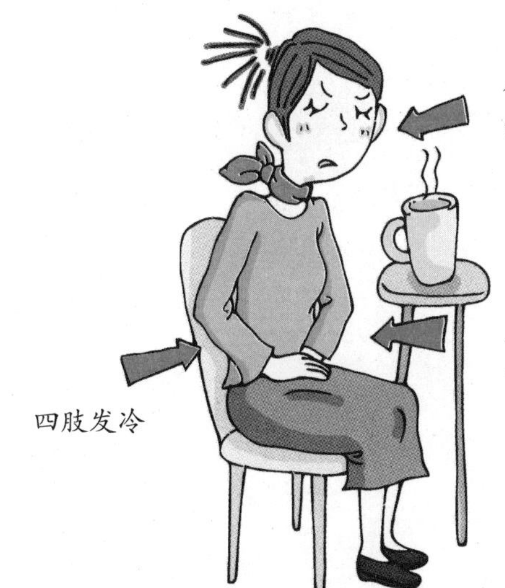

腹部内有肝、胆、脾、肾、大肠、小肠、膀胱等脏腑，发生的主要原因是由于腹内的脏器疾病所致，多数都是由于外邪或者是内伤引起的脏腑的气机不能正常的运行，经脉失去了营养而导致了腹痛的发生。

中医认为，外感到风、寒、暑、热、湿等邪气，侵入到腹中，产生了痰、淤血等病理性产物，使体内的气机阻滞，脏腑之气不通，而发生腹痛；饮食不规律不注意也是一个重要的原因，暴饮暴食、多吃脂肪过多、辛辣的食物，使体内产生湿热，蕴积到了胃肠之中，或者经常吃生冷的食物或者喜欢喝冷的饮料，损伤了脾胃，使脏腑之气通降不利，而发生了腹痛；情绪郁闷、生活和工作的压力较大，肝的功能受到了影响，或者是先天的体质不强，形成了虚寒的体质，或者外伤损伤等，也可以导致腹痛的产生。

此外，腹腔外其他内脏系统的疾病及全身感染等也可能引起腹痛，而且可以是很严重的腹痛。因此，在对腹痛病人作诊断时，必需全面考虑。腹痛程度与原发疾病的严重程度有关。如急性胃肠穿孔、肝脾破裂，都可以引起严重的腹痛。

分 型	特 征	病 因
因寒冷刺激而出现的腹痛（寒邪证）	主要表现是腹痛时很急迫，遇到寒冷刺激就会疼痛加剧，如果腹部温暖就会缓解，口里没有滋味，却不感觉到口渴，身体和四肢都感觉发凉，小便色浅，排便时间很长，大便清稀，有时还会出现便秘的症状	主要是由于外界的寒邪直接侵袭到人体，寒邪积聚在经络之中，损害阳气，从而影响到人体气机的正常运行，就造成了气血流通的不通畅，腹部的脏腑得不到充足的营养，导致了腹部的疼痛
身体困重的腹痛（湿热证）	腹部疼痛，用手按揉疼痛会加剧，心烦口渴，喜欢大量的喝水，大便秘结不通畅，或者排便时便质稀，午后有规律性的定时发热，而且伴有出汗的症状，小便发黄，舌头发红	主要是由于外界的湿热邪气侵入体内，在腹部局部形成了湿邪积聚的情况，随着湿邪积聚时间的延长，会转化为热邪，并且两者相互影响，更加重了经脉气血流通不畅的情况，气机也受到了影响，造成了脏腑之气不足，导致腹痛
胀痛气窜的腹痛（气滞证）	腹痛，这种疼痛的性质是胀痛并伴有烦闷的感觉，而且疼痛没有固定的部位，并向小腹的两边窜痛，或者疼痛向胁肋部窜痛，时而发作时而缓解，有时长出气或者是排气之后，疼痛会有所缓解，如果发怒或者心情不佳的时候疼痛会加剧	主要是情绪急躁、发怒或者是压力过大，使肝的功能受到了抑制，体内的气机不畅，气血的运行发生了障碍，使腹部的局部产生了气血淤滞，影响了局部脏腑器官的营养，经脉不通，产生了腹痛
少腹刺痛的腹痛（血淤证）	腹痛比较剧烈，有一种像针扎样的感觉，疼痛有固定的部位，一般会持续很长一段时间，不会缓解，还会出现舌头发紫的症状	这是由于气血不足，或者是外伤造成了血液不能正常地在经脉中运行，溢出脉的血就成了病理性的产物，即淤血，而淤血又进一步阻碍了气血的运行，使体内的气机出现了阻滞，不通则痛，引发了腹痛

❗寒邪证　因寒冷刺激而出现的腹痛

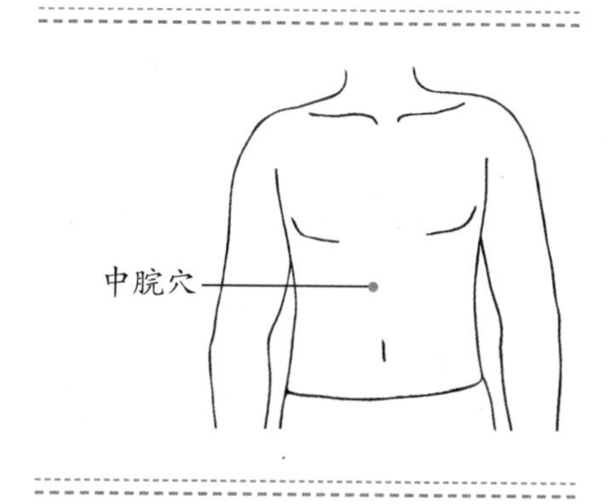

中药方剂 主要选用良附丸合正气天香散加减来进行治疗。如果寒邪较重，疼痛比较剧烈，手脚很凉，可以加入附子、肉桂等中药；如果小腹疼痛急迫，则可以加入吴茱萸、小茴香、沉香等；如果腹中发冷疼痛，伴发有便秘的发生，则可以加上附子、大黄来通畅肠道；如果在夏天感受到了寒冷邪气，则应加藿香、苍术、厚朴、蔻仁来治疗。

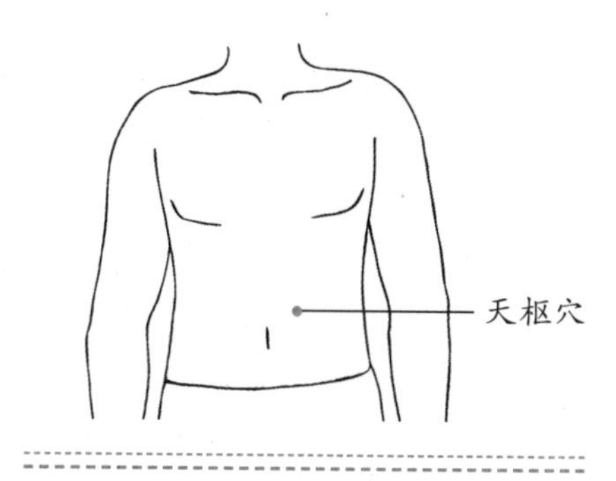

穴位按摩 可以选用中脘穴和天枢穴。中脘穴位于上腹部正中线上，心窝胸骨下端与肚脐连接的中心处；天枢穴位于肚脐中间左右旁开二横指处。按摩时可以用拇指指端在穴位上按压，力度由轻到重，逐渐加力，直到局部感觉酸胀感为止，可以用适当的力量进行点按。

食疗方法 要选择一起能够温暖腹部，祛除寒邪的食物，如韭菜、鲜姜、白糖、鸡肉，还可以用鳟鱼加葱、花椒煮食；辣椒、胡椒、山椒等香辛调料，还可以制成食疗方，如桂皮红糖汤，用桂皮5~10克、红糖20克，水煮温服之后，经常食用，能起到良好的效果。

寒邪证　驱寒止腹痛

寒邪型的腹痛主要是由于感受了外界的寒冷邪气，机体的阳气被寒邪侵袭，变得相对虚弱，而不能支持正常的脏腑功能，血液循环变慢，特别是腹腔内的各个脏器的营养供应遭到了破坏，造成了腹部的疼痛。因此，本型的保健要点是温暖腹部，促进局部的血液循环。

本型腹痛发作多数都比较迅速，而且疼痛的比较剧烈，因此要在第一时间进行相应的措施以减轻病人的痛苦，可以进行热敷，用松节油与豆油或花生油配成1：3的混合液，涂于腹部脐周，上面覆盖一层纱布，然后在上面放置热水袋保暖，或用热湿毛巾覆盖，每3~5分钟换1次，可减轻腹痛。在平时注意身体锻炼，以加强人体的抗寒能力，也可以配合经常性的腹部按摩，双手重叠，置于腹部上下来回搓擦，直到腹部感觉温热为止，一天一次，坚持不懈，在饮食方面，多补充一些可以助阳的食物，但要避免过于辛辣的食物。

由于小儿的体质发育尚未成熟，所以更容易受寒邪的侵袭，小儿腹痛与成人腹痛不完全相同，小儿腹痛时不会明确说明，仅以哭闹表示，因此更需细心观察。小儿腹痛一般发病比较急骤，如果不及时治疗，往往因脱水、炎症或中毒症状的加重而使病情迅速恶化。

❗ 湿热证 身体困重的腹痛

中药方剂 临床一般选用大承气汤加减进行治疗。如果排出大便时不通畅，常有涩滞的感觉，则可以去掉芒硝，加栀子、黄芩等中药；如果疼痛牵引至两胁，则可以加郁金、柴胡等；如果腹痛剧烈，寒冷和发热交替出现，恶心呕吐，大便秘结不通，可以改用大柴胡汤来沟通表里。

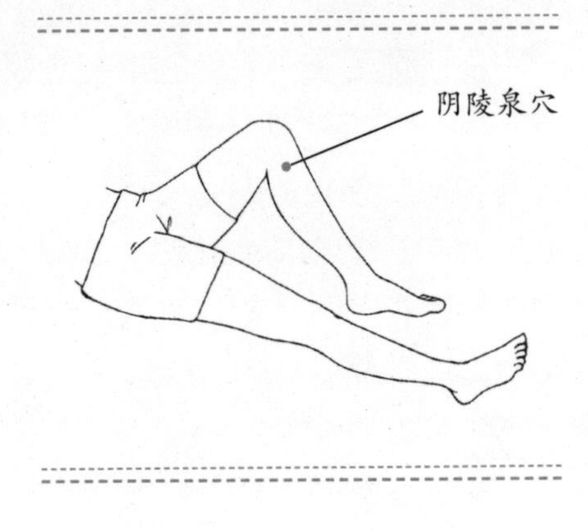

穴位按摩 可以选用阴陵泉穴和足三里穴。阴陵泉穴位于膝盖外侧小腿部，膝盖骨斜下方，胫骨突出部位下方的凹陷处；足三里穴位于胫骨的外侧筋肉的起端，膝盖往下四横指，胫骨前缘外侧一中指按压时的凹陷处。在做穴位按摩时两个穴位都可以用拇指或中指指端在穴位的局部进行按压，力量由轻到重，缓缓加力，直到穴位局部有较为强烈的酸胀感为止。

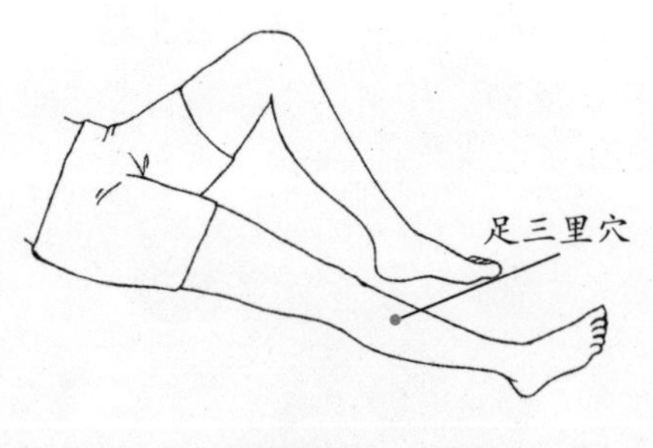

食疗方法 要选择一些能够祛除体内湿热的食物，如西瓜汁、淡盐水、水果汁、绿豆汤等，还可以配合食疗方金银花水鸭汤，金银花9克，生地、熟地各6克，水鸭1只，猪瘦肉250克，生姜2~3片。将各药材洗净，稍浸泡；水鸭宰净、斩件。将以上汤料然后一起与生姜放进瓦煲内，加入清水3000毫升(约12碗水量)，先用武火煲沸后，改为文火约煲3个小时，调入适量的食盐和生油即可。此量可供3~4人用，水鸭、猪瘦肉可捞起拌酱油供食用。

湿热证　祛湿止腹痛

湿热型的腹痛主要是由于外周环境中的湿热邪气侵入人体，损伤了脾脏，使其运化水湿的功能低于正常的水平，过多的水湿病理产物，不能及时地排出体外，聚积在腹部，影响了腹部各个脏器的功能，腹部的经脉运行不畅，也就导致了腹痛。因此，驱除体内的水湿邪气，恢复脾运化水湿的功能是保健的关键。

季节因素是造成湿热腹痛的重要原因，特别是在长夏的季节，也就是二十四节气中“白露”的时间段，在南方的长夏，因受台风雨的影响，天气多暑湿，从而容易造成湿热腹痛，食疗是一种很好的辅助方法，有时也要在生活方式上加以注意，以流质或半流质，如温开水、果汁、米汤、白粥、米糊等，不要过多食用含脂肪比较多的油腻食物，尽量减少食用肉汤，鱼、蛋、辛辣的食物，以免粘滞、湿邪积留不容易排出。

此外，拔火罐是非常有效排泄湿热邪气的方法，拔火罐时罐口捂在患处，可以慢慢吸出病灶处的湿气，同时促进局部血液循环，达到止痛、恢复机能的目的，在拔火罐前，应该先将罐洗净擦干，再让病人舒适地躺好或坐好，露出要拔罐的部位，然后点火入罐。点火时一般用一只手持罐，另一只手拿已点着火的探子，操作要迅速，将着火的探子在罐中晃上几晃后撤出，将罐迅速放在要治疗的部位；火还在燃烧时就要将罐口捂紧在患处，不能等火熄，否则太松，不利于吸出湿气，要有罐口紧紧吸在身上的感觉才好。注意不要把罐口边缘烧热以防烫伤。

❗ 气滞证　胀痛气窜的腹痛

中药方剂 可以选用能够调理人体气机的方剂柴胡疏肝散，疏通腹部局部的气机，促进血液的循环。如果气滞的症状较重，胸肋胀痛，可以加川楝子、郁金等中药加强行气的功效；如果腹痛而且肠胃中有响水声，并有腹泻时，就要改用痛泻要方；如果还伴有阴囊发冷，可用天台乌药散 。

穴位按摩 可以选择太冲穴和肝俞穴。太冲穴在沿着脚拇指与食指往上，在碰到骨骼突出部分前的凹陷处；肝俞穴是从肩胛骨下端的背骨高度起，往下找两节背脊骨后，各在其左右外侧二指宽处。按摩时可以用拇指指端在穴位上按压，力度由轻到重，逐渐加力，直到局部有较强烈的酸胀感为止。

食疗方法 气滞腹痛或腹胀严重的病人应该忌食南瓜、土豆及过甜的容易壅塞气机运行的的食物，可选用玫瑰花、玫瑰花露，茉莉花、白梅花、茉莉茶、豌豆、刀豆、荔枝、橘子、橘饼、槟榔、刀豆、橘皮、小独蒜（薤白）、大头菜、芥菜、甘蓝、荞麦、胡萝卜、砂仁、白蔻等具有行气、温暖作用的食物。

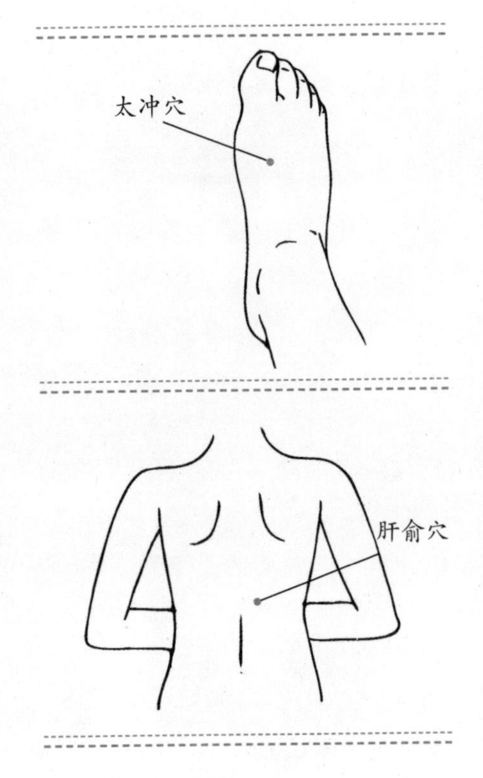

气滞证 理气治腹痛

气滞型腹痛主要是由于肝的功能低下，肝调节气机的能力减弱，气机的运行受到了阻碍，阻滞了经络，腹部的气机出现了紊乱，腹腔内各个脏腑气机的正常运行规律被破坏，因此在保健过程中注意调理情绪，抑制肝的功能，调节腹部各个脏腑的正常气机是保健的关键所在。

气滞多是由情绪的波动，工作生活压力过大而引起的气机郁滞，因此一定要向病人耐心讲解说明情绪对于病情的影响，使其知道保持心情舒畅，可以减轻疼痛，烦躁恼怒只能加重病情的重要性，这样可以更好的配合治疗，并在治疗过程中保持情绪的稳定。病人居住的房间的温度和湿度应该适宜，由于病人容易急躁恼怒，不愿意受到打扰，所以应注意室内的安静。

如果身体受到了寒邪的侵袭，那么气机的运行就会变得缓慢下来，气血的循环也会相对减慢，温热的刺激会加快气血的运行，所以要注意保温，不要使腹部受凉，保证气机运行顺畅，使疼痛减轻。

此外还应该注意饮食的卫生和用餐的规律，防止饥饱无度，暴饮暴食等影响正常的消化功能，加剧腹部的疼痛，如果腹痛刚刚有所缓解，则不宜马上就吃生冷和油腻过大的食物，尽量做到定时定量的用餐，食后不作剧烈活动，形成良好的饮食习惯。

❗ 血淤证　少腹刺痛的腹痛

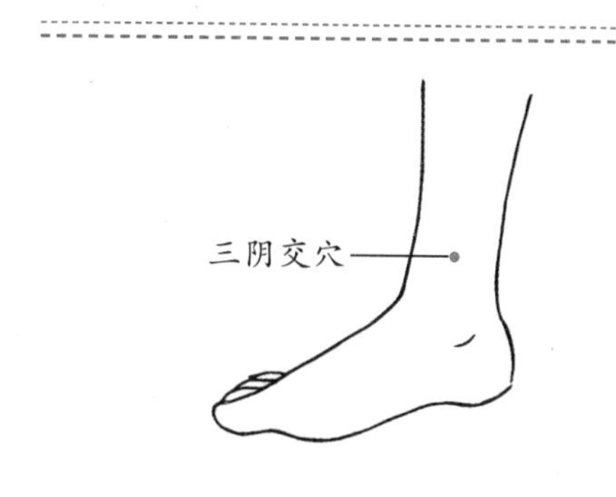

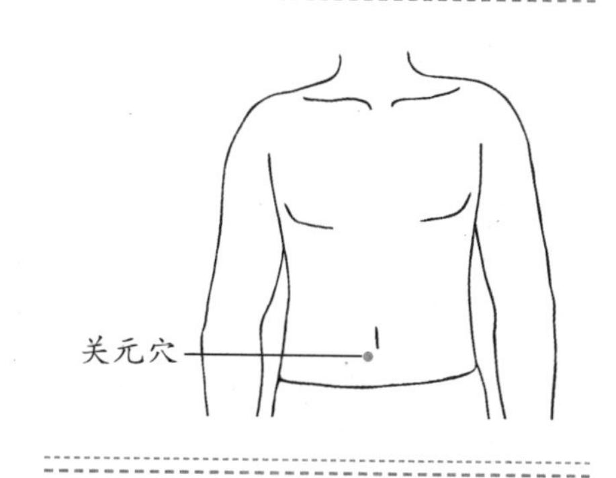

中药方剂 主要应用的是可以疏通腹部的气机，起到活血化淤的少腹逐淤汤，适宜治疗腹痛像针刺、疼痛有固定的部位。如果是由于手术后腹痛或者是受外伤之后，可以加泽兰、没药、三七等中药，既能活血又能养气；如果腹痛喜欢温暖，则可以加小茴香、干姜、肉桂等中药；如果大便的颜色发黑，要改用桃核承气汤来治疗。

穴位按摩 取三阴交穴和关元穴。三阴交穴在位于胫骨后方，足踝内侧最高点内侧沿小腿向上四横指处，按压时会感到疼痛的位置；关元穴在下腹部正中线上，肚脐下方一手掌宽度的位置，用拇指或中指的指端按压，力量由轻到重，缓缓用力，要用较大的力量按压，一定要保证穴位处的有较强的感觉。

食疗方法 适宜吃一些有活血化淤作用的食物，如葡萄、柠檬、菠萝、葡萄、柚、橄榄、山楂、大白菜、芹菜、韭菜、洋葱、山药、大蒜、葱、姜、番薯、西红柿、茄子、白花椰菜、香菇、蘑菇等。

血淤证　活血治腹痛

淤血型的腹痛多数都是由于外伤，或者体内的气血不足，引起了腹部的血液循环和流动不畅，所以典型的症状表现为刺痛，并且总是固定在一个地方，在运动的时候或者是夜间，这种刺痛会进一步加重。因此，促进身体内的血液循环，使之畅通对于保健十分的重要。

由于腹部多数为刺痛，病人常常喜欢采取仰卧的姿势，主要是由于怕触及腹部而加重疼痛，所以在照顾病人的时候，要尽量避免动作过大，碰到病人的腹部。此时病人多伴有恐惧、忧伤、悲观、失望的情绪，需要耐心的劝说和安慰，消除其紧张的心理。

饮食要以容易消化的温热性质食品为主，山楂、酒有行气活血功能，可用于食疗。经常性食用，但是饮酒一定要适量，不宜过多，同时要做好口腔的清洁和护理，可以用淡盐汤漱口。

要密切观察腹部有没有肿块，以及肿块的部位、形状、有无压痛和肿块与腹部的关系等等，如果肿块变化无常，时大时小，时有时无，可能是由于气滞引起的，应当进行鉴别治疗和保健。如见腹痛不断地加剧，而且疼痛不止，整个腹部硬满，触摸疼痛非常剧烈，并且伴有打冷战、高热、或者突然面色苍白、出冷汗、血压下降、四肢发凉，脉膊微弱，是危险重症的证兆，应立即送往医院进行处理，不可以轻易使用止痛药，以免耽误病情。

第 14 章

失眠

丢失了瞌睡

失眠，又称为“不寐”，指的是睡眠的障碍，一般表现为入睡困难，或者入睡之后又容易觉醒，或者醒后再难入睡，或者早晨醒来过早，或者睡眠深度不足，而且经常做梦，更加严重者可以整夜不能入睡。

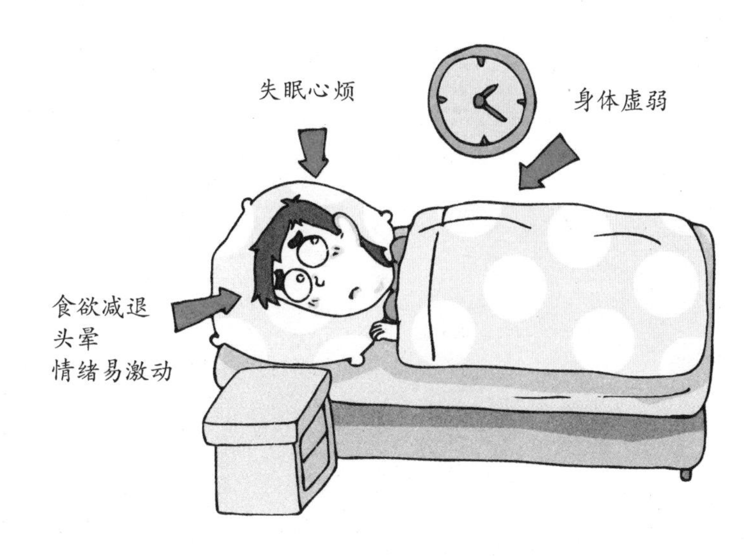

失眠主要与心的功能有关，根据中医理论，心与精神活动的关系非常密切，“神”是精神活动的源头，如果“神”能安静的收纳在心中，则睡眠就会深沉而安稳。如果心的功能过于兴奋，或者过于衰弱，就会使心神不安定，导致无法入睡；如果体内的代谢失常，就会使体内的水分过多，扰乱心神，从而造成睡眠过浅，一个晚上醒来多次；如果情绪不佳，导致肝气郁滞，过多的热量郁积就会扰乱心神，使睡前感到焦躁不安，不能入睡；此外如果肾中的阴液不足，心功能无法得到相应的控制，就会导致心火过盛，也会导致无法入睡。

值得注意的是，导致失眠的原因很多，而且是多种恶性疾病的重要因素之一，所以应该尽早改善各种失眠的症状，避免病情的加重；在治疗的过程中，除了要用相关的药物之外，还应该注意养成良好的生活习惯，更好的改善睡眠的质量。

分型	特征	病因
睡眠过浅（痰热型）	失眠伴有心烦，胸中感觉胀闷，食欲明显减退，经常觉得胃中有酸水向上返流，引起有恶心呕吐的症状，嘴里发苦，头部感觉很重，眩晕，舌头发红，脉膊跳动明显加快	主要是由于平时吃含有脂肪过多的食物，导致脾胃的消化功能受损，控制水液代谢功能失常，产生了病理性的产物（痰），随着聚积时间的增长，逐渐化热了，扰动了心神，心神不宁形成了失眠
情绪影响入眠（肝火型）	失眠即便能够入睡，但是却整夜做梦，严重的时候甚至整夜不能入睡，情绪容易激动，有时会伴有头晕而且头胀痛，眼睛发红，耳鸣，嘴里发干而且有苦味，食欲不佳，大便秘结而且小便发黄	主要是肝受到了外邪或者是情绪的影响，肝的气机受到了淤阻，正常的运行受到了影响，时间一久，就会积聚在体内，形成火邪，火邪壅盛，向上扰动了心神，心神不宁形成了失眠
容易惊醒（心肾不交型）	失眠，心烦，多数表现为入睡的困难，有心慌心跳而且做梦很多，伴有头晕目眩，耳鸣，腰发酸腿发软，每天到下午的时候就会不自主的发热，手脚心发热，口干而且缺少津液	主要是由于心肾的功能都发生了异常，肾虚造成体内的阴液的不足，形成了阴虚的症状，而心阴虚造成了心火相对的旺盛，心肾的功能不平衡，导致了心火上扰心神，心神不宁形成了失眠
失眠伴全身无力（心脾两虚型）	失眠，尤其是入睡困难，心烦多梦，而且容易惊醒，平时容易心慌心跳而且严重的时候会有记忆力的减退，稍微运行就会产生乏力，食欲减退，伴有头晕目眩，四肢无力，腹胀，大便较稀，面色没有光泽	主要是由于外邪的侵袭和饮食生活习惯的不良，造成了脾功能的失常，脾产生血的功能会受到影响，气血产生障碍，使身体的血液相对的不足，使心的血液供应不足，心神的补养亏虚，使心神失养，心神不安则会出现失眠

痰热型　睡眠过浅

中药方剂 一般运用温胆汤进行治疗，能够清除心内的虚火，促进体内痰浊的代谢，可以改善多梦失眠的症状。如果胸闷比较严重，腹部胀满，大便排泄不畅，可以选择使用半夏秫米汤来治疗；如果饮食消化不佳，食欲减退，可以再加一些神曲、焦山楂等，帮助消化食物。

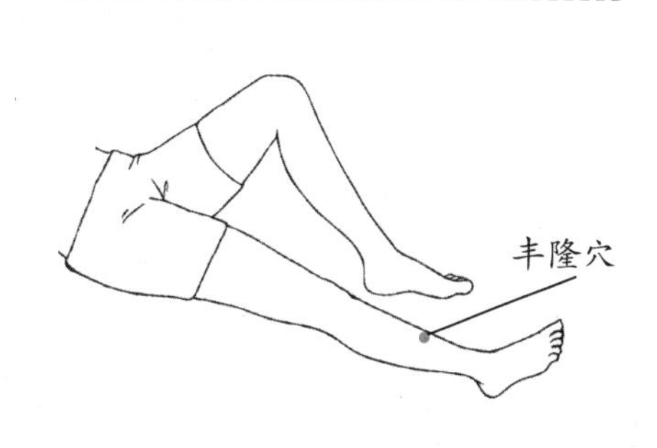

穴位按摩 可以选用丰隆穴和风池穴。丰隆穴位于膝盖外侧下方突出的骨头与外脚踝最高点连线中点处；风池穴位于在颈项后两侧大筋两旁的凹陷中。按摩时可按住风池穴所在的陷窝，坚持不动半分钟到1分钟，然后缓慢地按揉，至局部有强烈的酸胀感为度，丰隆穴可以用点按法，由轻到重用力，直到穴位局部有较强烈的酸胀感觉。

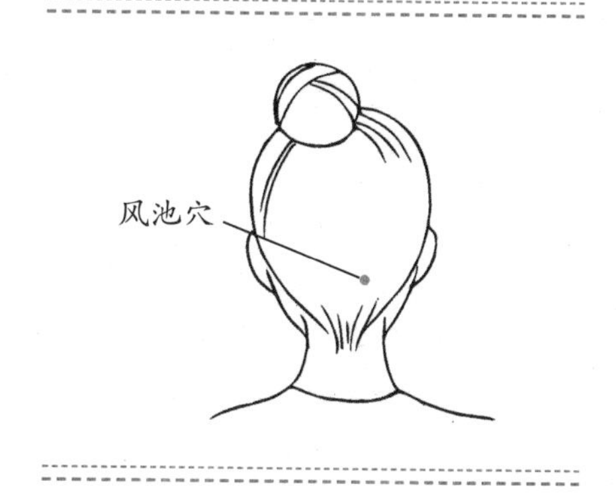

食疗方法 主要是选用一些能够冷却体内热邪、促进水分代谢的食物，如龙眼肉、大枣、银耳、百合、金针菜、莲子（心）、蜂蜜、猪心、黄鱼、葡萄、海参、小麦、芝麻、松子、葵花子、水芹菜、山药、胡桃仁、糯米、海带、海蜇等。

痰热型　除热治失眠

痰热型失眠主要是由于摄取了过量油腻的食物与甜食，或者暴饮暴食使脾胃消化吸收的功能减退，使体内的水液代谢异常，多余的水分聚积在体内形成了痰，长时间的代谢障碍，又使痰中夹杂着热邪，会妨碍心神的安宁，导致了失眠。因此，促进脾胃功能恢复正常，加快水液代谢，消除体内热邪是保健的关键。

要养成良好的生活和睡眠习惯，使生活起居规律化，养成定时入寝与定时起床的习惯，从而建立起自己正常的生理时钟，如果有时因为工作或者其他原因必须要晚睡，但是第二天早晨仍然需要坚持按时起床，尤其是遇有周末和假期，要避免多睡懒觉，睡眠不能贮储，无规律的增加睡时间对于失眠症的保健来说有害无益。养成睡床只供睡眠用的习惯，不在床上看书，不在床上打电话，不在床上看电视。因为在床上进行其他活动时，常常破坏了自己定时睡眠，尽量使卧房隔离噪音，而且养成关灯睡觉的习惯。

同时可以配合一些放松疗法，如指导病人每晚睡前调节呼吸，做到“深、长、匀”，每次练习10~20分钟，同时做些暗示睡眠的意念活动，如反复默想“我困了”，让病人逐渐减轻亢奋的精神状态，在不知不觉中入睡。

肝火型 情绪影响入眠

中药方剂 最有效的方剂是龙胆泻肝汤，主要用于泻肝部的火邪，宁神安眠。如果失眠还伴有胸闷的症状，可以加香附、郁金、佛手、绿萼梅等，这些中药都可以疏肝理气；如果头晕目眩，头痛的像要裂开一样，大便秘结的严重症状时，就要改用当归龙荟丸。

穴位按摩 可以用阳陵泉穴和太冲穴。阳陵泉穴位于小腿部，膝盖外侧，膝盖骨斜下方，腓骨小头突出部位下方的凹陷处；太冲穴在沿着脚拇指与食指往上，在碰到骨骼突出部分前的凹陷处。按摩时可以用拇指指端在穴位上按压，力度由轻到重，逐渐加力，直到局部感觉酸胀感为止。

食疗方法 以清淡、易消化而且营养丰富的饮食为主，忌食生冷、辛辣、海鲜、油炸之类的食品，还应多食新鲜水果，如柑橘、金桔等，这些食物都可以理气，还有一些药物可以泡水饮用，如绿茶、菊花等，都可以起到祛火安神的作用。

肝火型　泻火治失眠

肝火型失眠主要是由于精神压力或者是愤怒等因素使肝气停滞，肝的功能出现了相对亢盛的状态，导致了整个身体气的循环和运动异常，肝气由于长时间的郁积化成了热邪，热邪扰乱了心神，使心呈现了兴奋状态，使人无法很容易的睡眠，形成了失眠。因此，解除肝旺盛的功能状态，降低肝火对心神的扰动，是保健的关键。

肝火主要是情绪过于急躁而引起的，而形成了持续的兴奋状态，因此不能入眠，在保健的过程中，首先要保持安静、舒适的生活环境，避免在睡眠时各种精神刺激，病人要注重情绪方面的护理，本型失眠的病人多数往往因为长时间的睡眠不足，使精神一直处于疲惫的状态，因此对治疗缺乏耐心，所以要重点向病人讲解失眠的发生、发展及发展情况，并强调情绪的好坏是影响失眠治疗和保健的重要因素，帮忙病人树立战胜疾病的信心。

同时在夏天天气炎热，容易加剧肝火，因此要格外注意多吃一些清凉的食物，以避免肝火更加旺盛而扰乱心神。还可以配合一些简宜的睡眠体操，可以指导病人按揉眼角，即将右手的拇、食指指峰置于两眼内眦的睛明穴上，稍用力向上揉按，同时揉动7～8次；然后推擦涌泉穴，以局部感觉发热为度，每晚1次。

❗心肾不交型　容易惊醒

中药方剂　主要可以用六味地黄丸配合交泰丸治疗，两个方剂配合起来使用，可以滋补肾阴，清降心火。如果是心阴不足的症状较重，有舌尖发红的症状，则可以采用天王补心丹治疗；如果彻夜不眠，就要加朱砂、磁石、龙骨、龙齿等加强安眠的效力。

穴位按摩　可以用心俞穴和肾俞穴进行治疗。心俞穴位于自肩胛骨中央的背脊突起处，左右各往外侧二指宽的部位；肾俞穴位于后腰部，腰线高度的脊柱骨突出处下方，左右各二横指宽度处。在背部的穴位，既可以用点按法，力量由轻到重，缓缓用力，直到穴位局部有酸胀感为度，也可以用擦法，用手掌沿后背来回擦

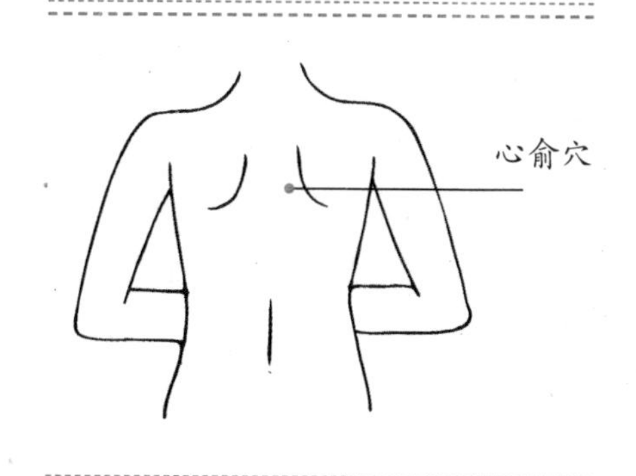

摩，直到局部有温热感为度。

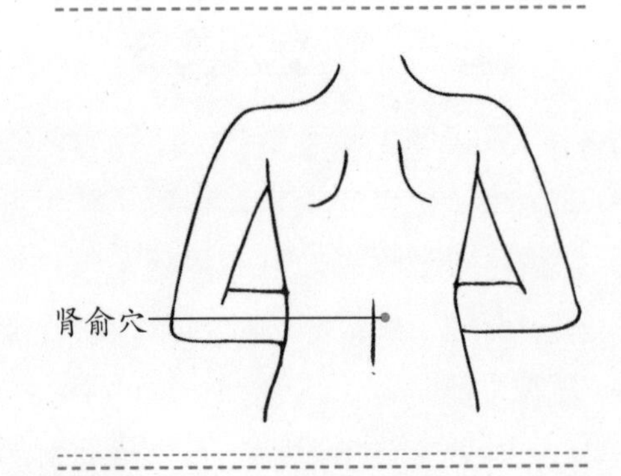

食疗方法 主要可以选择可以补益心和肾的阴液的食物，以降低心火，安定心神。比较合适的食物有梨子、葡萄、白菜、木耳、黑豆、百合根、莲子心、糯米、小麦、炒枣仁、新鲜苦竹叶、杞枸子、鱿鱼、牛奶等食物。

心肾不交型 调和治失眠

心肾两虚型的失眠产生的原因，主要是身体过于劳累，或者工作生活的压力过大，使心和肾的功能减退，或者是年老体衰，气血逐渐亏虚，或者是由于情绪变化过大，耗伤了心和肾的阴液，形成了阴虚的体质，不能产生足够的津液营养身体，使心脏形成了相对火旺的状态，扰乱了心神，从而形成了失眠。因此，补益心和肾的阴液，促进气血的流通，是保健的关键。

此型病人大多性格内向，情绪易偏于忧郁，常常因为心情的郁闷而加重失眠的症状，所以要加强心理方面的引导，帮助病人解决心理问题，并鼓励病人多参加文体娱活动，晚上不看内容过于刺激的书刊和电视，以免劳神而耗伤体内的阴液，病人可以临睡前进行有节律的散步或慢跑，还可以配合保健的助眠按摩，用温水泡脚15分钟，然后用右手大鱼际或小鱼际按摩头顶和足心每次各5分钟，体质强壮可延长每次10分钟。

睡前如有需要，可适度进食牛奶、面包、饼干之类食物，有助于睡眠；过饱对睡眠不利；而咖啡、可乐、茶等带有刺激性的饮料，尤其不利于睡眠。不少人误认为饮酒有助于睡眠，虽然酒后容易入睡，但是由于酒所诱导的睡眠不易持久，酒气一消，容易清醒，醒后就很难入睡，而且酗酒者容易导致更严重的失眠。

❗ 心脾两虚型 失眠伴全身无力

中药方剂 主要应用归脾汤进行治疗，这个方剂不仅可以补气，还可以补血，既可以强健脾胃，又可营养心脏，所以是最合适的治疗方法。如果胸闷，食欲减退的症状，可以加大白术的用量。此外，还可以加苍术、半夏、陈皮、茯苓、厚朴等中药来帮助脾胃的消化功能，如果是老年人容易早醒，也可以运用归脾汤来治疗。

穴位按摩 可以用阴陵泉穴和神门穴。阴陵泉穴位于膝盖外侧小腿部，膝盖骨斜下方，胫骨突出部位下方的凹陷处；神门穴位于手腕皱褶靠小指侧，转动手腕时会凹陷的部分，按压时能感到脉搏的存在。两个穴位在进行按摩时，应该用较为轻柔的手法，可以用按揉法在穴位的局部进行按摩，直到局部有温热感为止。

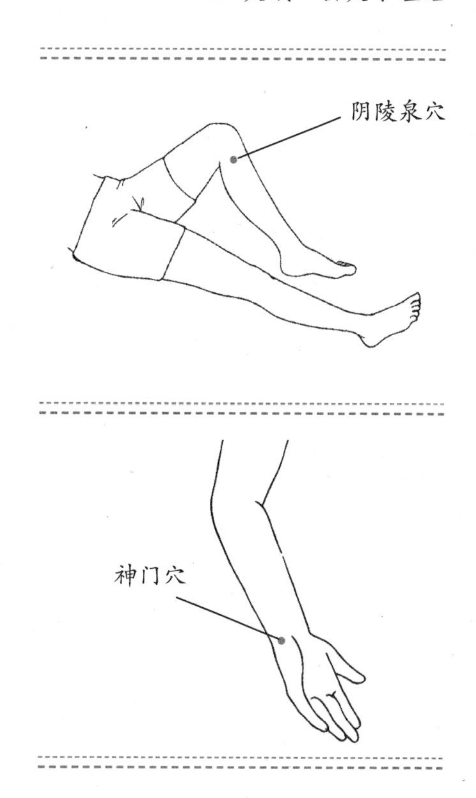

食疗方法 建议食用能够促进心和脾功能，并能促进气血产生，安定心神的食物，如莲子、菠菜、胡萝卜、大枣、海参、南瓜、西红柿、奶类、人参、鲤鱼、桂鱼、猪肝、猪肚、牛肉、猪瘦肉、瘦羊肉、花生米、龙眼肉、小麦、粳米、糯米、小米、黄豆及制品等。

心脾两虚型 治虚疗失眠

心脾两虚型的失眠主要是特点是就算感到全身无力，有睡意，但却无法入睡，这都是由于心和脾的功能机能就减弱，劳累过度与思考过度，都会造成无法维持心神的安定，以及心脾气血的不足，因此补充心和脾的气血，增强心脾功能是保健的关键。

主要从补益脾胃的功能入手，立足于建立起良好的生活饮食习惯，同时养成适宜于心脾两虚型的睡眠习惯。饮食宜以营养丰富的食物为主，用来补益心脾，还可以配合一些中药的药粥，如黄芪粥、党参粥、红枣粥、山药粥等。此外，还要注意足部的保暖，心脾虚弱的病人一般手脚都会发凉，如果睡觉时脚受凉，则会加剧心脾虚弱的症状，因此建议在睡眠时可以穿着厚袜子。

在睡眠的习惯方面，每天保持半小时至1小时的运动，用以灵活身体的各部器官，有些人认为想借睡前进行剧烈运动，使身体疲倦从而容易入睡，这是错误的想法，剧烈的运动在睡眠前是应该尽量避免的，而且在睡前半小时内避免过份劳心或劳力的工作，即使第二天要参加考试等重要的事情，也绝不带着思考上床，在临睡前最好还能听听轻音乐，这样可以有助于睡眠。

第 15 章

小便不利

小解时的尴尬

小便不利指的是小便量减少、排尿困难或小便完全闭塞不通的症状。一般是由于外邪的侵袭、饮食习惯不佳、情绪刺激、淤血阻滞或者是身体素质本来就比较不强，得了慢性疾病影响正气，都会导致小便不利的发生。

面色发白
无光泽
腰腿酸软
小腹胀痛
小便时有
火烧感
大便不通畅

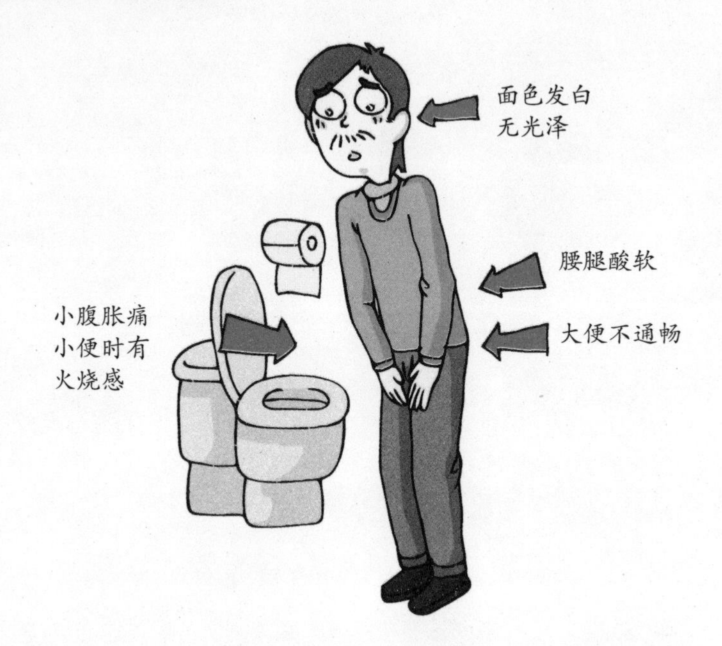

小便不利的原因很多，但是基本的病理变化都是由于膀胱本身的气机失调，化生尿液的功能失调，致使尿液的生成和排泄的困难。中医认为，人体的小便的通畅，主要是依靠肺的调整和控制、脾的转运和输布、肾的化生和肝的疏导共同协调完成的，如果肾的阳气不足，使膀胱的营养供应不足，膀胱功能失调，引起了小便不利；如果体内的水液代谢功能异常，有湿邪和热邪向下侵袭膀胱，使膀胱功能失常，导致了小便不利；如果肝的功能受到了情绪的影响，疏泄的功能失常，对于各个脏腑的协调作用降低，所以使膀胱的功能失去协调控制，而影响了正常的排尿功能。

小便不利一般是由于脏腑的失调，但是要注意及时地治疗和调养，老年人应该尽量减少使用抗胆碱药物，如阿托品、颠茄等药物，以免破坏正常的生理功能，诱发小便不利的发生，还要积极治疗其他相关的疾病，如尿路的肿块、结石等，准确地寻找原发病因，避免病情的恶化，如果发现急性的尿路不通，则要及时送到医院进行抢救。

分　型	特　征	病　因
排尿时感到疼痛（湿热型）	小便量明显减少，严重时出现无尿，小便时感觉尿道发热像火烧灼一样，而且小便发黄，小腹部感到胀痛满闷，口发苦而且津液少，或者虽然口渴却不想喝水，大便不通畅	主要是由于体内的水液运化功能出现异常，同时身体内的热邪旺盛，两种病因结合到一起，形成了体内湿热邪气的积聚，沿着经脉向下，侵袭膀胱，膀胱的正常功能受到了影响，从而形成了小便不利
尿流疲弱（肾阳虚型）	小便量明显减少，严重时出现无尿，排尿时感觉没有力量，面色发白没有光泽，总是感觉没有力气，而且怕冷，四肢总是发凉，不温暖，有时还会伴随着腰发酸腿发软的症状	主要是由于先天体质不足，或者后天劳累过度，或者是体内脏腑功能的失常，引起了肾的阳气的不足，同时也就是导致了整个身体阳气的不足，膀胱的阳气也相应的减少，因此生化尿液的功能也相应减退，导致了小便不利的发生
总有排尿不尽的感觉（肝郁型）	小便量明显减少，严重时出现无尿，情绪抑郁，或者是容易多愁善感，还经常愿意发怒，在发作时，肋部和腹部会发生胀痛的感觉，舌头发红	主要是由于脏腑的功能失常，或者是由于情绪的原因，使肝的疏泄功能失常，肝调理人体气机的作用低于正常，导致膀胱不能进行气机的运化和疏导尿液的作用，因此尿液的排出障碍，形成了小便不利
小便排出十分困难（淤阻型）	小便一点一滴的排出，或者排尿时小便像细线一样的排出，很不通畅，严重时会完全闭塞不通，常见的典型症状还有小腹部会经常感觉到胀满和疼痛，舌头发紫或者是舌面上淤血点	主要是由于感受到寒冷的刺激，或者是受了外伤，或者是由于体内气机失常，引起了体内血液循环障碍，在尿道部位形成了淤血的病理产物，阻塞了尿道，导致小便不能正常的排出
消化不良引起的小便不利（脾虚型）	小腹感觉到重坠不舒服，而且有胀满的感觉，经常有想要排便的感觉，可是却排不出来，或者只能排出少量的尿液，而且排尿不通畅，容易感觉到疲倦和无力，没有食欲，不想吃东西，呼吸气短，说话时声音低微不响亮	主要是由于先天或者后天的原因，使脾的运化功能失调，间接导致了脾对全体水液代谢的调节功能，原来水液代谢环节中上升和下降的运动规律会形成紊乱，膀胱排出尿液也就相应的出现异常

❗湿热型 排尿时感到疼痛

中药方剂 最好用可以清利身体内的湿热邪气八正散，可以达到通利小便，并改善身体湿热的体质。如果还伴有口舌生疮、心烦症状，可以合用导赤散，清利心火，增加小便的排便练；如果手脚心发热，定时发热的症状，则可改用滋肾通关丸，再加上生地黄、车前子、牛膝等中药，一同起到滋补肾阴，通利小便的作用。

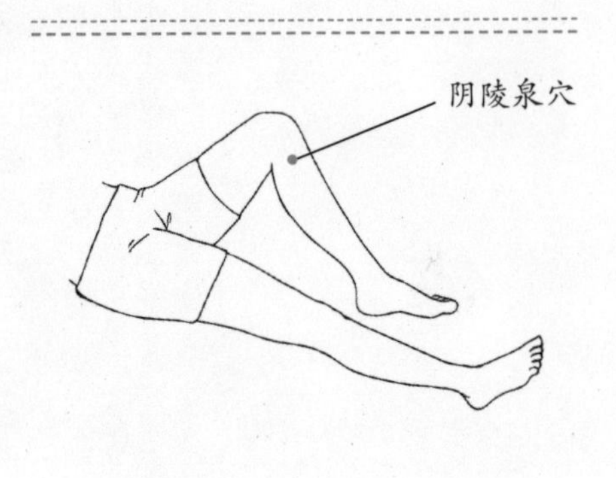

穴位按摩 可以选用阴陵泉穴和膀胱俞穴。阴陵泉穴位于膝盖外侧小腿部，膝盖骨斜下方，胫骨突出部位下方的凹陷处；膀胱俞穴位于腰骨与尾椎骨中间高度的脊骨突出处，往左右外侧各二指宽的位置。两个穴位都需要用重手法来进行按摩，可以用较大力量的点按法，在穴位局部由轻到重的缓缓用力，直到局部有较强烈的酸胀感。

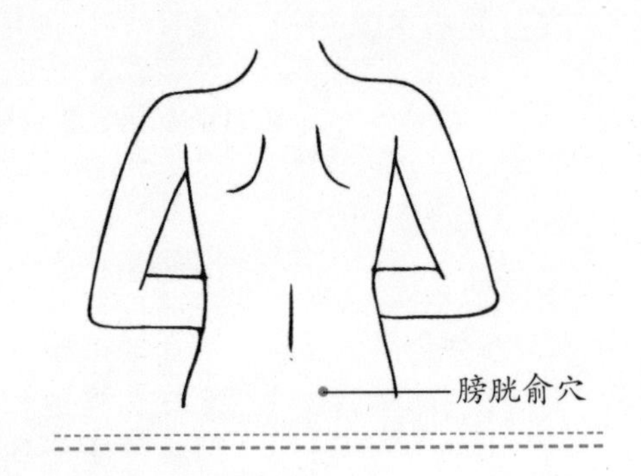

食疗方法 应该选择能够镇热，并具有利尿作用的燕麦、鲜芦根、竹茹、蒲公英、红豆、绿豆、西瓜、冬瓜、莲藕、薏仁、粳米、戟草、海带、西洋参、梨、菱角、芒果、菊花、车前草、丝瓜等，大多数的蔬菜水果以及青草类均属凉性食物。

风热型 解热利小便

湿热型小便不利主要是由于湿热的邪气由尿道侵入膀胱，会在排尿的时候引起疼痛，特别是常见于尿道的比较短的女性，体内的水液运化功能出现异常，同时身体内的热邪旺盛，两种病因结合到一起，形成了体内湿热邪气的积聚，沿着经脉向下，侵袭膀胱，膀胱的正常功能受到了影响，从而形成了小便不利。

湿有内湿与外湿的区别，外湿是由于生活气候潮湿，或者涉水淋雨，使外来水湿入侵人体而引起；内湿是一种病理产物，常与消化功能有关，中医认为脾有

“运化水湿”的功能，所以脾虚的人也易招来外湿的入侵，外湿也常困阻脾胃使湿从内生，所以两者是既独立又关联的。

湿热之邪到了夏季之后，会更容易诱发，因此夏季既要防止燥热，也要防止湿热，随着大气中的湿度会逐渐增加，湿热也就随之而来，特别是入伏之后，会持续湿热，要注意养生保健，在饮食起居方面，夏季要特别讲究，要多喝水，饮食清淡，少饮酒，不要过于劳累，外出要避免暴晒。此外还强调要保持小便的通畅，特别是小便发黄、短少时要多喝水，遇到不舒服时要赶快吃相关的药物进行治疗。因为在五脏六腑中，小肠和膀胱都是容易在高温天气下得病的部位，喝水这里指的就是白开水，水的温度可以适当低一些，但不宜饮冰水。

❗肾阳虚型 尿流疲弱

中药方剂 主要使用济生肾气丸来进行治疗，可以温暖肾脏，促进肾脏运化尿液，通利小便的作用。如果精神萎靡不振，腰脊酸痛的病症明显，是老年人的常见情况，可以用香茸丸补养精血，提升阳气，通利小便；如果还有呕吐和心烦的症状，可以改用温脾汤合吴茱萸汤，温补脾肾，止呕吐利小便。

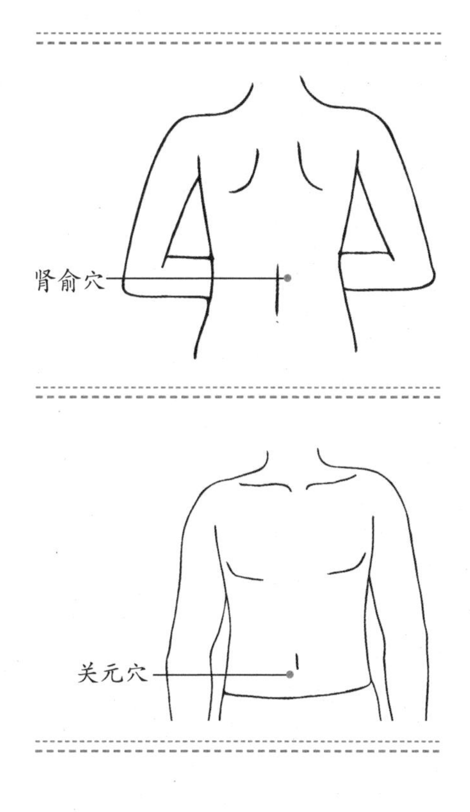

穴位按摩 可以选用肾俞穴和关元穴。肾俞穴位于后腰部，腰线高度的脊柱骨突出处下方，左右各二横指宽度处；关元穴在下腹部正中线上，肚脐下方一手掌宽度的位置。两个穴位都用拇指指端按压，力量由轻到重，而且宜使用比较轻柔的手法，还可以用擦法，用手掌在穴位局部来回擦动，使局部有温热感为度。

食疗方法 可以选择一些既可以清利湿热，又可以补充肾阳作用的食物，如芹菜、金针菜、绿豆、冬瓜、西瓜、猕猴桃、草莓、杨桃、螺蛳、绿豆芽、茼蒿、荸荠、茭白、赤小豆、生苡仁、香蕉、蚌肉、丝瓜等。

肾阳虚型 助阳利小便

肾阳虚型的小便不利产生的主要原因是由于年老体衰，或者是劳累过度引起的肾阳不足，尿是以滋润身体的津液为原料的，还要由肾的阳气来帮助合成的，如果肾的阳气不足，则尿液就会聚积在膀胱局部，排泄的机能就会失调，津液产生也会停滞，造成白天排尿不畅，反而在晚上睡觉时会想去上厕所，这也是小便不利的一种典型表现。因此，补充肾的阳气，通利小便是此型保健的关键。

要注重腰部和腹部的保暖，肾阳虚的证型主要会引起身体的寒冷，出现腰酸和腿软的症状，身体的阳气产生的源泉是肾和脾胃，肾是人体阳气先天的发源处，而脾胃是人体后天通过饮食和摄入营养而产生阳气，而肾在腰部，脾胃在腹部，因此加强腰部和腹部的温度，是保护身体的阳气的重要方法，可以用热水袋在腹部或腰部热敷。此外在寒冷的冬季，外出时要格外注意身物的增减，还有在夜里起夜上厕所的时候也要注意穿好衣服，防止着凉。

在生活和饮食方面，应该要避免过量的活动，注意不要过长时间的熬夜工作，保证睡眠的时间，食物要选择具有补充阳气，还会有助于利尿的食物，一定要尽量吃热的食物，以免寒凉耗伤阳气。自我按摩也是补充阳气的有效方法之一，而且具有操作简便，病人容易接受与掌握，可以用双手在腹部和腰部来回擦拭，直到局部有温热的感觉。

❗ 肝郁型 总有排尿不尽的感觉

中药方剂 一般可以使用能改善肝的疏泄功能的沉香散，用以疏理肝气，活血利水，通畅小便，还可以适当的选择柴胡疏肝散或者逍遥散。如果出现胀腹的症状比较严重，还可以使用六磨汤；如果肝火较旺，眼睛发红，则还要配合石韦、车前子、冬葵子、茯苓等，降火利尿。

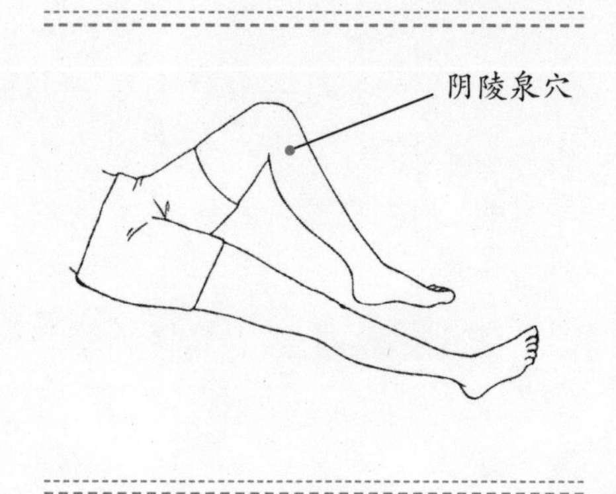

穴位按摩 可以选用阴陵泉穴和太冲穴。阴陵泉穴位于膝盖外侧小腿部，膝盖骨斜下方，胫骨突出部位下方的凹陷处；太冲穴在沿着脚拇指与食指往上，在碰到骨骼突出部分前的凹陷处。按摩时两个穴位都可以用拇指指端在穴位上按压，力度由轻到重，逐渐加力，力度宜大，直到局部感觉较强烈的酸胀感为止。

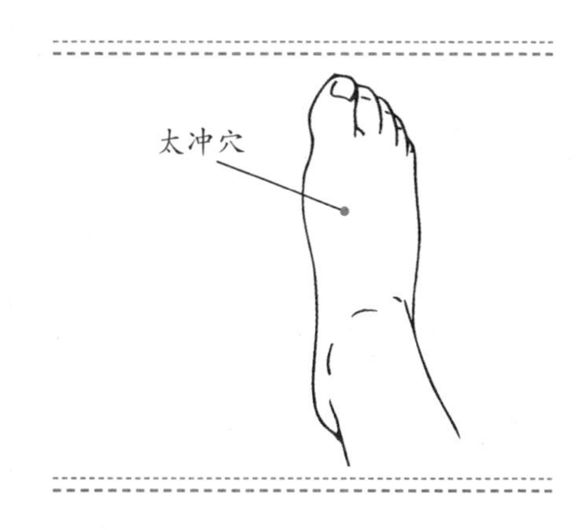

食疗方法 建议摄取能够促进肝功能，并可以使体内的气循环顺畅的食物，如白萝卜、荞麦、杨梅、橘皮、柚子、萝卜、苦瓜、金橘、葡萄、荔枝、柑、荸荠、山楂、青菜、芹菜、冬瓜，同时还可以将陈皮加入食物当中，或者熬熟后服用。

肝郁型 疏肝利小便

肝郁型的小便不利主要是由于生活和工作的压力，或者是情绪的因素导致了肝功能的减退造成了，这样膀胱中的气流循环变得不顺畅，因此控制膀胱约束尿液的功能失常，其主要的症状特点是开始时排尿时无法顺利排出，而在排尿后也仍留有残尿感。所以增加肝功能，疏通体内的气机，消除膀胱局部的气机淤滞是保健的关键所在。

小便不利的病人多数由于长期的疾病困扰，而呈现抑郁的情绪，有时也会因为病情不易缓解而变得急躁易怒，因此本型的主要保健方法是很好的疏导情绪。中医认为肝是调节体内气机的重要脏腑，而肝功能受情绪的影响非常大，过于亢奋的情绪和过于抑郁的情绪都会对肝的正常生理功能造成损伤，过于亢奋的情绪会使肝的功能旺盛，气机运行加快，人体不能控制，而造成脏腑功能的亢进，而抑郁的情绪则会使气机运行不畅，积聚在局部。针对以上原因，对于过于亢奋的情绪，应该在平时营造良好的生活环境，尤其是睡眠的地点要尽量安静、清洁，避免激起病人急躁易怒的情绪；而对于情绪抑郁的病人，则需要更多的做好思想工作，经常与病人交流，讲清楚情绪的好坏对于病情恢复的重要意义，同时帮助病人建立战胜疾病的信心，积极配合各种治疗方案。

淤阻型 小便排出十分困难

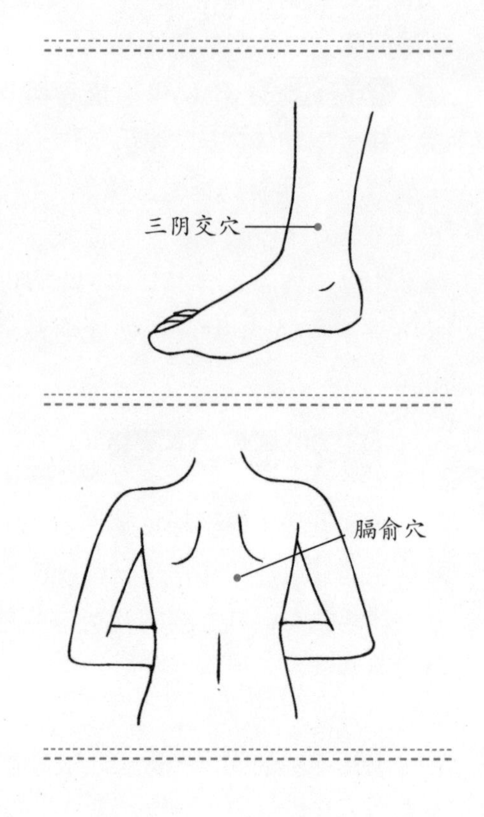

中药方剂 临床主要运用的有效方剂是代抵当丸，用来活血化淤。如果淤血症状明显，如刺痛、口干等，可以加红花、川牛膝等加强活血的力量；如果患病时间较长，面色没有光泽，则可以加黄芪、丹参、当归等中药；如果尿路中有结石，可以加金钱草、海金沙、冬葵子、瞿麦、石韦等利尿排石。

穴位按摩 可以选用三阴交穴和膈俞穴。三阴交穴在位于胫骨后方，足踝内侧最高点内侧沿小腿向上四横指处，按压时会感到疼痛的位置；膈俞穴在肩胛骨下端突出脊骨的高度，左右各往外侧二指宽度处。按摩时两个穴位都可以用拇指指端在穴位上按压，力度由轻到重，逐渐加力，力度宜大，直到局部感觉较强烈的酸胀感为止。

食疗方法 一般要选用能够促进血液循环、通利小便的食物，可以取肉桂40克、穿山甲60克、蜂蜜适量，将肉桂和穿山甲分别研成细粉和匀，用蜂蜜水冲。每次3～5克，1日2次，代替茶在日常饮用。桃仁粥，取核桃仁50克、粳米80克，将粳米煮粥，核桃仁去皮捣烂，放入粥内，小火煮数沸，见粥面有油即可，加红糖调味，每天早晚食用。

淤阻型 行淤利小便

淤阻型的小便不利主要是由于尿道局部出现了淤血的凝聚，或者是尿道之中出现了结石，停留在尿道之中，不能排出；或者是跌打损伤造成了局部的经络，气血运行失常，形成了小便不利。因此，积极促进尿道的淤血消除，加强血液的运行，疏通排尿是保健的关键。

由于淤血型的小便不利的发生，多数都疼痛比较剧烈，因此病人的情绪多比较急躁，加强心理的调节，体贴安慰病人，消除其紧张的心理，培养乐观主义精神，增加战胜疾病的信心。同时要少食辛辣刺激等食物，注意调养饮食，酌情进行体育锻炼，增强体质。

如果尿道不通时，可以用取嚏或探吐疗法：即打喷嚏或呕吐这一动作，能打开肺气，而通利下焦之气使小便畅通，其方法用消毒棉签向鼻中取嚏，或者用喉中探吐。用独头蒜1个，栀子3枚，盐少许捣烂，摊纸贴脐部，多数片刻之后就可以畅通，如果不通则可以再涂在阴囊上，加强疗效，还可以用温水清洗尿道口及会阴部，设法诱导排尿，也可小腹部按摩。如果经过服药、针灸、按摩等没有效果时，病人小腹胀满难忍，胸闷气喘时，可采用导尿术，但手术过程中一定要严格消毒，正规操作，防止尿路细菌感染。

❗ 脾虚型 消化不良引起的小便不利

中药方剂 可以选择使用补中益气汤合春泽汤加减，用来补益脾胃之气，通利小便。如果气虚的症状明显，有呼吸不畅的感觉，脾阴不足，舌头发红的症状，则应改用参苓白术散；如果脾肾两脏都出现虚弱症状，则可以再配合济生肾气丸来综合治疗。

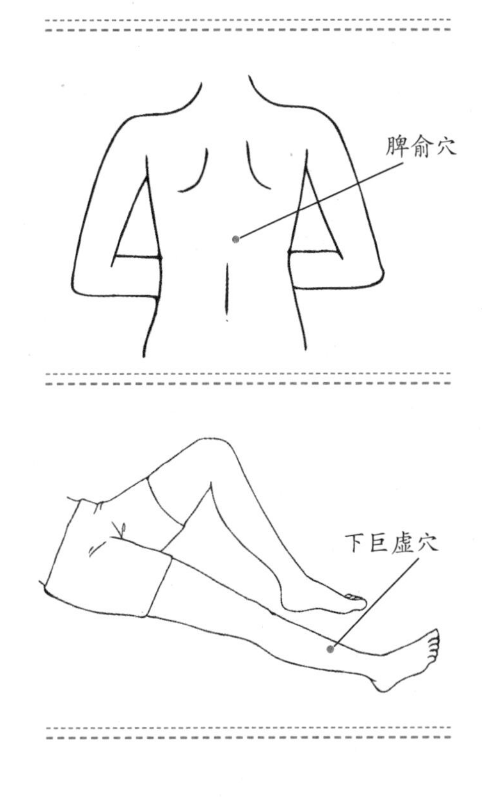

穴位按摩 可以脾俞穴和下巨虚穴。脾俞穴位于沿腰线及肩胛骨下端两者中间高度的背骨，往上方找一节背骨后，左右各往外侧二指宽处；下巨虚位于小腿外侧，当犊鼻穴下9寸，距胫骨前缘一横指。按压在一定穴位上，拇指接触点在指甲下方，逐渐加力，再逐渐收力，重复数次，用力宜大，使穴位有较明显的疼痛或酸胀感。

食疗方法 可以在平时多吃一些能够补益脾气，帮助恢复正常的水液代谢功能的食物，如莲子桂圆粥，取莲子肉50克、桂圆肉30克、糯米60克。将莲子、贵元、糯米洗净加水同煮成粥，作为晚餐进食。或者选有龙眼红枣粥，选用龙眼肉（即桂圆肉）15克、红枣10枚、粳米100克。将龙眼肉、红枣和粳米一并煮粥，加糖调味，代替食物服用。

脾虚型 补脾益正气

脾虚型的小便不利主要是由于脾功能受到外界邪气，或者其他脏腑的功能失调影响，或者饮食不节，或者疲劳过度，从而不能很好的完成调节水液代谢的功能，正气虚弱不能维持正常的排尿功能，形成了小便不利。因此，补益脾胃的正气，促进尿液的排泄是本型保健的关键。

本型的小便不利一般发病时间较长，反复发作而且病人的体质往往比较弱，病人所居住的房室宜温暖向阳，注意防寒保暖，避免风寒刺激；还可以用各种温热的疗法，如用艾条在关元、气海、肾俞等穴位上进行熏烤；或者用热水袋或食盐半斤炒热，装入布袋熨脐部、少腹部，同时配合膀胱区域的按摩，促使排尿。在治疗的同时，还要使患者情绪稳定，消除顾虑，并注意锻炼身体，做好劳逸结合。饮食应注意营养，多吃温补的食物，如牛羊肉、瘦猪肉、动物肾脏、牛奶、山药、大枣、莲子、桂圆等，可扶助阳气，通利小便。患者排尿时，应注意周围环境，不让病人受到不良因素的干扰，如居住的地方不宜有生人，室内禁止喧闹，注意安排舒适的姿式和卧位，必要时可用滴水声等诱导疗法助其排尿。

第 16 章

疲劳综合征
整天无精打采

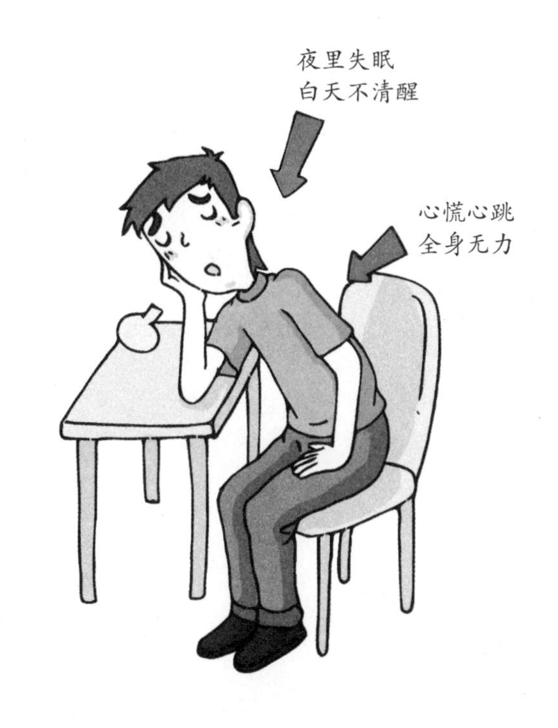

慢性疲劳综合征是美国疾病控制中心建议使用的一个疾病名称，到现在为止还没有一个确切的诊断标准，大多数是指健康人不明原因地出现严重的全身倦怠感，同时会伴发有低热、头痛、肌肉酸痛、抑郁情绪不佳、注意力不集中等精神症状，有时淋巴结肿大而影响正常生活的一种临床综合症状，随着当今社会生活的加快和工作压力增大，这种症状发生已经越来越普遍，值得引起人们的足够重视。

中医学认为，脾为后天的根本，是气血产生的源泉，并且与肌肉、四肢有密切的关系，饮食不规律或者思考过度，都会损伤脾胃的功能，使脾生成气血的能力减退，四肢肌肉失去良好的营养，就能出现四肢酸痛无力、头晕头痛、食欲不振、腹胀腹泻等症状；肝与筋的关系密切，并且控制情绪，如果情绪不佳，想要达成的事情不顺心，心理压力过大都可致肝气的运行不畅，反过来肝气的运行不畅又会加重情绪的进一步郁闷，造成恶性循环。心与神的关系密切，控制着经脉中气血的运行，劳神过度，气血就会出现不足，心神得不到很好的营养，故见失眠、健忘、心慌、气短等症状。

目前病因目前尚不明确，本病多发于20～50岁，多数认为与长期的过度劳累(包括脑力和体力)、饮食生活不规律、工作压力和心理压力过大等精神环境因素造成的神经、内分泌、免疫、消化、循环、运动等系统的功能紊乱关系密切。

分型	特征	病因
疲劳又脸色差（气虚型）	身体总是经常性感觉到沉沉的，没有力气，还时常伴发有发晕的症状，夜里失眠，有时还会出现明显的心慌心跳，休息之后症状能够相应的有所缓解，但是难以很快的恢复体力	主要是由于脾胃的功能受到了较大心理压力，或者是其他脏腑病变的影响，气血产生的源泉不足，因此气产生和功能受到了影响，人体的活动能力相应的降低，从而出现了疲劳为主的一组症状
疲劳又没有食欲（脾虚型）	吃过饭就想睡觉，特别不愿意进行运动，每天早上睡觉醒来，头都是重重的，不清醒，而且不能长时间的进行工作，工作时间一长，就会出现下肢的浮肿、慢性的腹泻等症状	主要是由于脾胃的功能受损，使胃中积聚了过多的津液，从而影响了胃中气机的运行，全身气的运行也不通畅，因此如果想要保证人体正常的消化功能，就要消耗更多的气，所以脾胃的虚弱也导致容易疲劳的一组症状
疲劳不易恢复（痰浊型）	经常性的慢性腹泻，还会时常发生呕吐的症状，胃肠的消化不良，平时痰多，全身感觉很沉重，身体不轻松，运动或者工作过度，就会感觉浑身无力，总是想睡觉，睡觉之后还不容易缓解疲劳	主要是由于自然界的邪气侵袭人体，或者长时间的工作压力过大，不能很好地使身体得到休息，造成心神、肝、脾胃的功能都受到了慢性的损伤，体内的水液代谢、气的运行都出现了障碍，使体内积聚了大量的痰湿病理产物，使身体产生了容易疲劳的症状
疲劳伴发怕冷（肾虚型）	经常感觉到疲乏无力，运动时间不长即感觉到劳累，会有腰酸腿软的情况发生，小便次数明显增多，颜色很淡，女性会出现白带增多的症状，男性会出现阳痿或者早泄等症状	主要是由于先天肾中的精气不足，或者长时间患有慢性疾病，使人体最基本的能量肾气的不足，整个身体的营养都会出现供应不够的情况，各个脏腑的正常功能随之出现了异常，造成了疲劳

❗ 气虚型 疲劳又脸色差

中药方剂 主要应用补益人体正气的方剂，回复人体的原气，如补中益气汤，另外还有四君子汤也有促进脾胃功能，补益人体原气的作用。此外，还可以经常用黄芪、人参等能够补充人体原气的中药泡到开水中饮用，也可以改善气虚的症状。

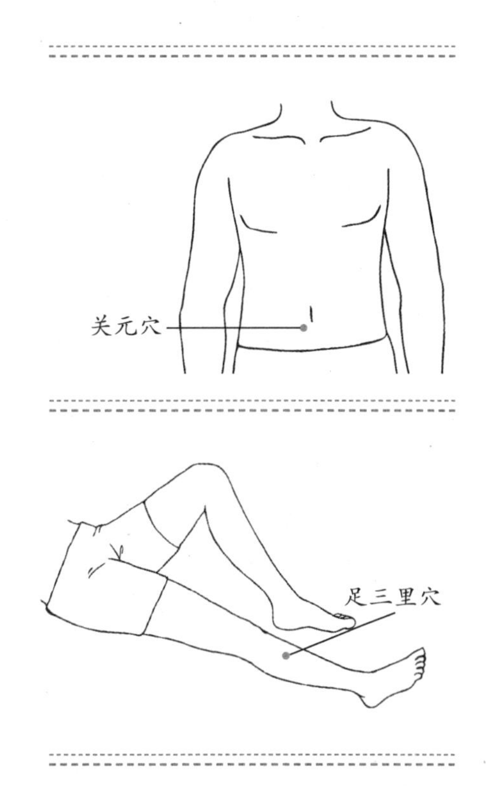

穴位按摩 选用关元穴和足三里穴。关元俞穴位于腰骨高度的脊骨，其往下一节脊柱骨的突出处起，左右各往外侧二横指宽处；足三里穴位于胫骨的外侧筋肉的起端，膝盖往下四横指，胫骨前缘外侧一中指按压时的凹陷处。在按摩时，可以运用点按法，用拇指或者中指在穴位处点压，要注意力度，力量最好轻柔一些，或者可以用手掌搓热后，放到穴位局部，使热力透过穴位向身体内部渗透。

食疗方法 主要选择可以补充人体气的食物，如大米、糯米、山芋、大枣、香菇、肉类、牛奶、松子仁、银耳、杏仁、核桃、胡萝卜、香菇、青菜、柑桔、柚子、香蕉等。但是要注意不要吃过于油腻的食物，特别是食用肉类时应该注意适量。

气虚型 补气助解之

气虚型的疲劳综合征主要是由于气的不足而导致了人体的正常功能的减退。中医认为气是人体生理功能的源泉，如果气的产生出现了障碍，或者是气的大量消耗就会使人体出现容易疲劳，而且不容易恢复的情况，睡眠不好等症状，先天的体质虚弱、年龄逐渐增大，过度的工作压力和精神紧张等都是产生气虚的主要原因，针对这些原因，补充体内的气是此型保健的关键。

恢复和补充气来缓解疲劳最重要的是能够很好的休息，而休息的概念应该是一个大范围的表现，包括身体和心理两个方面的适度放松和调节。在调整身体方面，首先是养成规律的生活习惯，按照进餐和睡觉，休息不等于是辞掉工作或者放很长的假休息，太放松而又没有重心的生活，反而会让你的身心步调更混乱；其次要养成经常锻炼的习惯，体育锻炼不仅能够提高脾胃的消化功能，从而加强身体各器官的营养，并且还能使紧张的精神放松下来。心理调节需要做的事情，是要形成一个良好的心态，看待事情不要钻牛角尖；工作压力过大时应该适当地选择一些调节性的其他活动，比如郊游、聚餐等活动，改换一下生活的方式，放松心情，最主要的是自己要有休息的意识，才能自觉地调节自己的生活节奏。

❗ 脾虚型 疲劳又没有食欲

中药方剂 可以选用能够促进脾胃消化功能，加强吸收、恢复元气的方剂，六君子汤最为有效。如果手脚容易发凉，害怕冷的病人，则可以选用胃苓汤。此外，还可以加上白术、茯苓等中药也可以促进脾功能恢复正常。

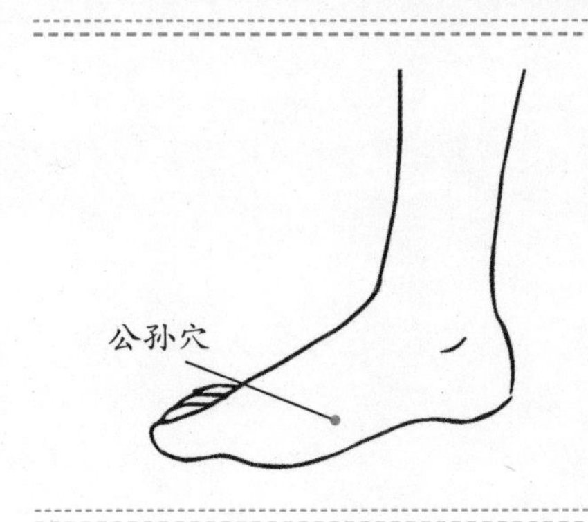

穴位按摩 取公孙穴和中脘穴。公孙穴位于脚拇指根部突出的脚骨末端，脚底弓开始的地方；中脘穴位于上腹部正中线上，心窝胸骨下端与肚脐连接的中心处。在按摩时最好是用较轻的力量，使穴位局部有轻微的酸胀感即可。

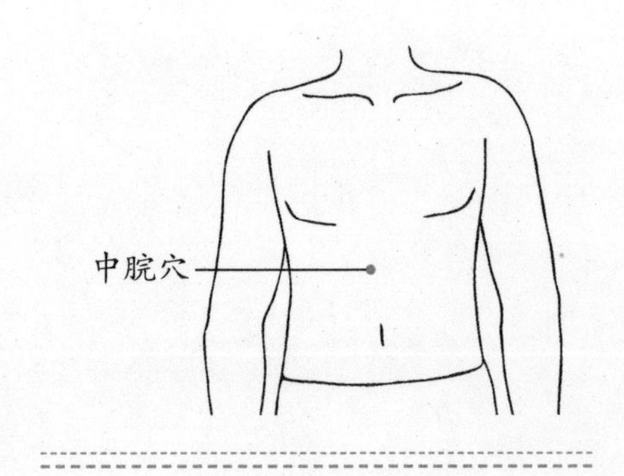

食疗方法 可以多选择一些补益脾胃，加强脾胃消化机能的食物，如山芋、大枣、山药、粟米、高粱、青稞、蚕豆、狗肉、羊肚、鸡肉、青鱼、鲢鱼、乌鱼、鲂鱼、白鱼、银鱼、鳜鱼、白木耳、花生、黄芪、紫河车、白术、甘草等。

脾虚型 健脾除疲劳

脾虚型的疲劳综合征主要是由于脾的功能受到了损害，正常的消化食物的功能发生了异常，脾胃的消化功能是人体补充气血的来源，因而造成了气血的缺乏，身体的各部分也就得不到相应的营养，整个身体的正常生理状态造到了破坏，经过一段时间的积累，就产生了疲劳为主的一系列症状。因此，强壮脾胃，增加身体的营养供应是保健的关键。

恢复脾胃的功能应该从两个方面着手，因为脾胃消化功能分为两个方面，一个是消化另一个是吸收。消化是指人体对食物的加工能力，也就是说食物进入人体后，能不能有效的被分解为可以被人体吸收的营养物质，如果经常的暴饮暴食，或者大量的饮酒都会影响脾胃自身的功能，造成不能有效的消化食物，有时还会形成食物积聚在局部。另一方面就是脾的吸收功能，吸收就是将消化的食物营养成分吸收进血液循环，使其能够为身体的各种活动提供能量，吸收的好坏与饮食的习惯有直接的关系，按时进餐，饮食的合理搭配，进餐的数量和次数等，都会影响吸收功能。提高脾胃功能的方法就要从解决这两方面的问题出发，选择合理的膳食，注重发挥体育锻炼对脾胃的促进作用，还可以做一些自我腹部按摩的保健体操等等，都对调理脾胃功能很有好处。

❗痰浊型　疲劳不易恢复

中药方剂 最好选用可以祛除体内湿热之邪的二陈汤和温胆汤来治疗，方中的半夏、泽泻可以解除痰对身体局部的郁滞，而陈皮可以通过疏解气的郁滞来使痰的代谢加快，山楂和砂仁也可以起到配合的作用，共同起到消除痰湿的目的。

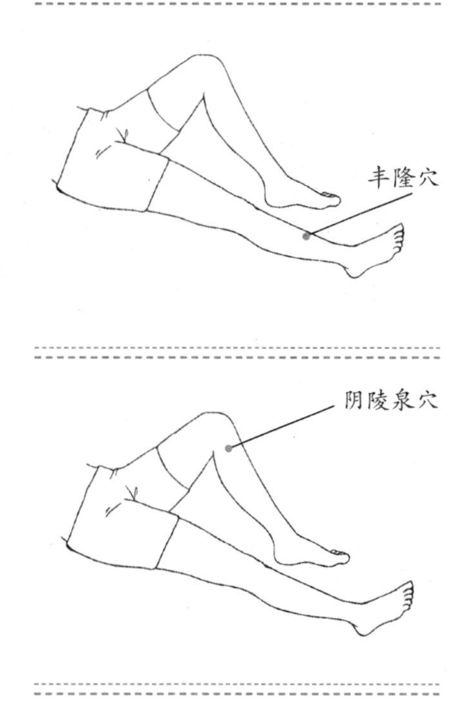

穴位按摩 可以选用丰隆穴和阴陵泉穴。丰隆穴位于膝盖外侧下方突出的骨头与外脚踝最高点连线中点处；阴陵泉穴位于两腿胫骨内侧髁后下方凹陷处。按摩时可以用右手的拇指按揉左腿的穴位，再用左手的拇指按揉右腿的穴位，至局部有强烈的酸胀感为度，力度宜重，要求力度要有渗透力。

食疗方法 要注意摄入一些可以祛除

痰湿，并且富有营养的食物，可以煮点大米、小米、小麦、荞麦、薏米粥；还可以吃芹菜、菜花、白木耳、胡萝卜、蘑菇、冬瓜、藕、西红柿、萝卜等蔬菜以及梨、桔子、香蕉、猕猴桃、苹果等水果。

痰浊型 祛痰治疲劳

痰湿型的疲劳多数发生在具有饮食过量和运动量不足倾向、或者是体型偏胖的人身上，痰就会堆积在体内，使气血循环变坏，所谓的痰就是西医学所说的过剩的胆固醇与中性脂肪一类的物质，这些物质又会造成人体水液代谢的障碍，从而使经脉中充满了痰湿之邪，使身体感觉到困重，出现了疲劳的症状。因此，祛除身体内痰湿之邪是保健的关键。

痰湿体质的病人一般身体肥胖，由于工作和生活的压力，使此型的病人平时运动量明显不足，吃过东西之后不愿意运动，而且喜欢睡觉，这样就加剧了湿邪的堆积，经常会感到身体困重像用东西裹住了一样。所以病人不宜居住在潮湿的环境里，尤其在阴雨季节，要注意湿邪的侵袭。同时在饮食方面，要少食肥腻食物，酒类也不宜多饮，并且不要吃得过饱，多吃些蔬菜、水果，尤其是一些具有健脾利湿、化痰祛痰的食物，更应多吃。

此外还要发挥运动锻炼的作用，应长期坚持体育锻炼，散步、慢跑、球类、游泳、武术、八段锦、五禽戏以及各种舞蹈，均可以选择，活动量应逐渐增强，让疏松的皮肉逐渐转变成结实、致密的肌肉，还可以配合一些气功进行调养。

肾虚型 疲劳伴发怕冷

中药方剂 一般可以采用大补元煎进行治疗，这个方剂的最显著的作用就是能够很好的补充身体的正气，特别是可以提高肾的功能。如果疲倦的症状较严重，可以加黄芪来补气；如果小便次数明显增多，甚至失禁者，可以加菟丝子、五味子、益智仁等；如果大便不成形，可以去掉熟地、当归，加入肉豆蔻。

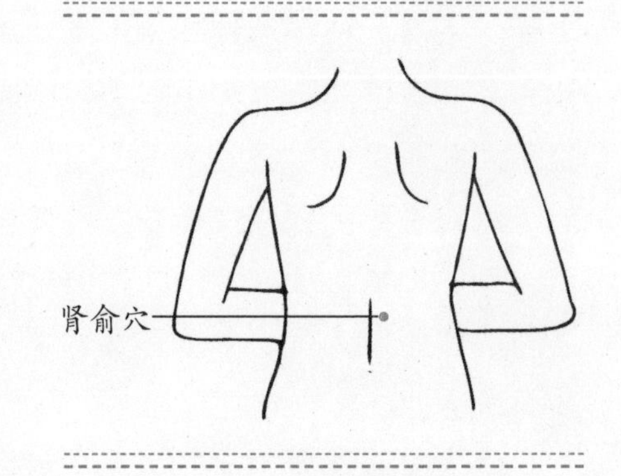

穴位按摩 可以选用肾俞穴和关元穴。肾俞穴位于后腰部，腰线高度的脊柱

骨突出处下方，左右各二横指宽度处；关元穴在下腹部正中线上，肚脐下方一手掌宽度的位置。用拇指指端按压，力量由轻到重，缓缓加力，直到穴位局部有较为强烈的酸胀感为止。

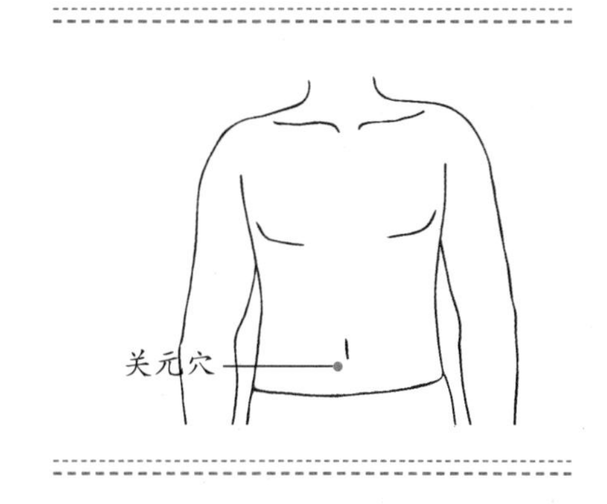

食疗方法 可以多吃一些补益肾气，强壮肾功能的食物，如苁蓉羊肉粥，准备肉苁蓉10克、精羊肉60克、粳米60克、葱白2根、生姜3片，分别把羊肉、肉苁蓉洗净，切细。先煎肉苁蓉取汁，去渣，再用肉苁蓉汁与羊肉、粳米一同煎煮，粥成时调味即可，最好在空腹时服食。或者杜仲猪腰，取杜仲12克、猪腰1只、葱白3根。先把杜仲加水煎成汤汁备用，猪腰去筋膜，切片，加入葱白和适量水，一起煨制，待猪腰熟时，兑入杜仲汁，加食盐调味。

肾虚型 补肾解疲劳

肾虚型的疲劳综合征主要是由于年龄偏大，或者长时间从事比较劳累的工作，引起了身体肾中精气的消耗，使各个组织器官的正常功能低下，出现特别容易感觉到疲劳的典型症状，另一方面，长时间处于心理压力很大的环境之中，也容易使肾气暗中消耗，同样会引起疲劳，这样，本型的保健的关键是补益肾中精气，保持心态的平稳。

保健首先是通过心理护理来使病人的心理情绪保持正常，心理护理是通过人的行为、言语、态度、表情和姿势等来影响和改变病人的心理状态的方法，可以促进疾病的康复或向健康的方向发展。生活中健康的开怀大笑是消除疲劳的最好方法，也是一种愉快的喧泄方法，沉着冷静地处理各种复杂问题，有助于舒能动紧张压力，有效地防止情绪过于激动而引起的心理疲劳，高效率、快节奏的工作往往把人的神经绷得很紧。要善于把无所事事的时间合理地安排在日程表中，适当地进行调节和放松，劳逸结合，脑力体力结合，经常参加体育锻炼，培养发展自己的兴趣和爱好；

另一方面，要从饮食调理入手，补充肾中的精气，如枸杞、锁阳等食物或者补品，如果条件允许，可以找正规的专科医生进行建康咨询和有效的治疗，建议服用药物和心理治疗相结合，但不要过分依赖各种药物和治疗手段。

第 17 章

高血压
循环动脉血液涨潮

高血压是一种常见的以体循环的动脉血压增高为主要临床表现的综合征。一般认为在处于安静状态下，血压经常超过17.6/12kPa（140/90mmHg），则为血压升高，主要可以出现头痛、眩晕、心悸、失眠、记忆力减退等症状，其中以头痛最为常见。

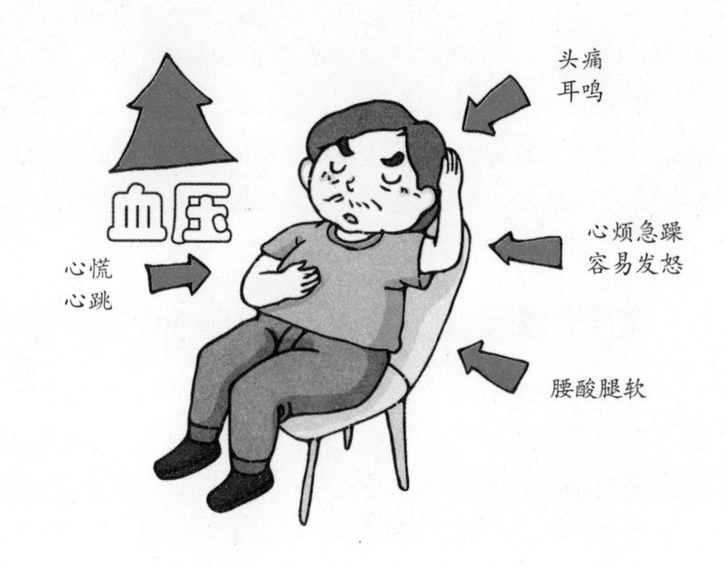

中医认为本病与肝、肾有关，认为长时间的情志抑郁，或者思虑过度可以引起肝气郁结型的高血压，血压的升高是肝功能过于旺盛，影响头部而出现相应的症状，主要特点是随着情绪的变化而加重，情绪的激动，会使肝功能旺盛而发病；如果平时不注意饮食习惯的调节，吃过多的含脂肪过多的食物，就会使体内的水液代谢异常，导致病理性产物（痰）增多，导致高血压的发生；另外，随着年龄的增长，肾功能逐渐减退，气血也相对不足，容易形成阴虚的体质，容易导致阴虚阳亢型高血压，其特点是阴虚造成了阳气相对亢盛，而发病。

高血压病对人体的危害不仅仅是血压升高，头痛眩晕的症状，更重要的是还可以伴发血管、心、脑、肾、眼等器官的病变，本病多发生于40岁以上，肥胖者、脑力劳动者和城市居民的发病率相对较高，并具有一定的家庭遗传倾向，在治疗过程中应该注意按时服药并配合相应的体育锻炼，以更好的保持血压的稳定。

分　型	特　征	病　因
头部胀痛的高血压（肝阳型）	眩晕，同时伴有头痛，疼痛的性质为胀痛，情绪不佳，心烦急躁容易发怒，或者会出现耳鸣，脖子后面的肌肉强硬不舒服，或者口苦，便秘，小便发黄，舌发红，脉膊搏动有力	主要是由于情绪过激，生活和工作压力过大，或者是其他脏腑病变的影响，使肝的功能过于旺盛，肝对气的控制作用减退，过于旺盛的气向上影响血压的正常波动，出现高血压的一系列症状
自觉发热的高血压（肝火型）	眩晕，多伴有头痛，疼痛的性质为烧灼样的疼痛，经常心烦意乱，情绪急躁，晚上睡觉经常惊醒，还有失眠，口干口苦或者伴有心慌心跳加快，耳鸣，舌边和舌尖发红	主要是由于是情绪的变化，或者情绪激动，生活压力过大，会使肝功能旺盛而气机的正常运行受到影响而发生了郁滞，长时间的积聚使过剩的肝气化成了火邪；火热邪气沿着经脉向上，侵扰了头部，使血压不正常的升高
自觉乏力的高血压（阴阳两虚型）	眩晕，头部胀痛，时轻时重，或者又出现了失眠，夜间多梦的症状，眼睛发花而且发干发涩，耳鸣，心慌心跳加剧，肢体麻木，手脚经常发凉，浑身乏力，腰发酸腿发软	主要由于先天遗传因素的影响，或者是后天劳力劳神过度，年龄过大，使肝和肾功能减退，体内的气血产生运行出现障碍，不能通畅的营养全身，造成体内虚弱，引发相对旺盛的阳邪，使血压升高，出现一系列的症状
头部感觉沉重的高血压（痰浊型）	主要现为头部感觉沉重，会有眩晕的症状，喜欢躺卧休息，不愿意活动，活动以后最是想睡觉，睡醒之后还感觉不到解除了疲劳，胸部发闷，伴有恶心想呕吐，四肢麻木，大便不通畅	主要是由于脾、肺、肾三脏功能失调，使体内的水液代谢失常，多余的水液不能及时排出体外，积留在身体的某个部位，形成了痰，特别是在头部，痰浊阻塞了经脉，使头部的气血供应不足，造成了血压的升高

❶ 肝阳型　头部胀痛的高血压

中药方剂 方剂选用泻热镇肝汤，是以龙胆泻肝汤和镇肝熄风汤为基础，可以平衡过盛的肝功能，减少气向上的冲逆，并根据实际病情进行调整，本型多见于体质较强如果，热邪中兼有湿邪，由可以减少生地的用量，加上泽泻、车前子都中药以增强清泄肝胆湿热。

穴位按摩 可以选用太阳穴和太冲穴。太阳穴在眉梢与眼角延长线交点后方的凹陷中；太冲穴在沿着脚拇指与食指往上，在碰到骨骼突出部分前的凹陷处。按摩时可以用拇指指端在穴位上按压，力度由轻到重，逐渐加力，力量应该较大，直到局部感觉较强烈的酸胀感为止。

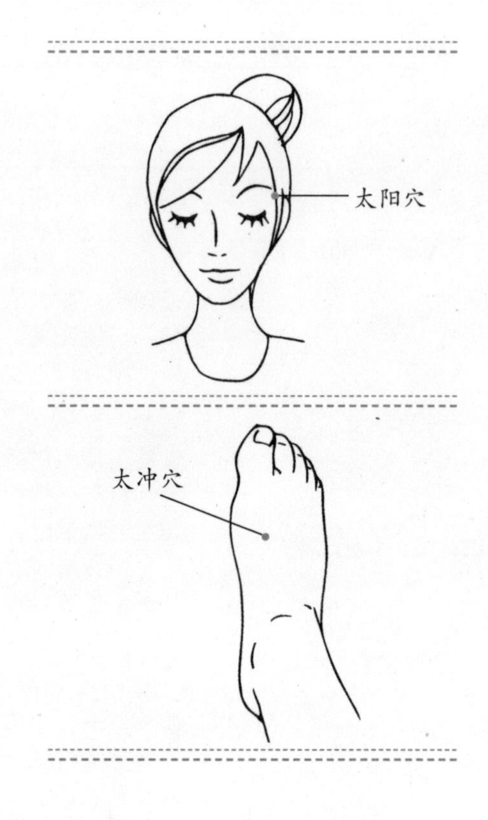

食疗方法 适合选择一些可以控制血压的食物，最好是清淡而有足够的营养，不吃或少吃那些油腻的食物，如动物内脏、蛋黄、动物油等，应吃植物油，如花生油、菜籽油、豆油等，可进食蛋清、豆制品等以补充营养。

肝阳型 平肝降血压

肝阳型的高血压主要是由于情绪受到了强烈的刺激，或者是生活和工作的压力过大，使肝的功能变得异常的亢奋，引起了体内气运行不符合正常的规律，血液伴随着气的异常运行向上涌动，致使血压的增高。因此，在保健时最重要的就是降低肝的功能，使气的运行恢复正常的规律。

可在让病人采取把头部放置在较高位置进行休息，闭目养神，注意保持环境安静和室内光线的柔和，避免阳光直晒到病人，要嘱咐病人在室外活动时不要爬向高处或者行走的时候过长，中医学认为暴怒可以加剧肝功能，使病情加重，所以应该注意病人心理状态的调节，通过耐心、细致的开导、安慰和解释工作，消除不良的精神因素，帮助他们树立战胜疾病的信心，自觉地配合各种治疗。

在饮食方面，宜形成清淡、低脂肪、低盐、少糖、高维生素、多纤维素的平衡营养膳食结构，如新鲜蔬菜瓜果、五谷杂粮、奶豆制品、香蕉、山楂、核桃、芹菜等含钾、钙、镁高的食物，劝阻患者少吃辛辣、肥腻的刺激性食物及各种动物的内脏；同时注意饮食有节，不可以暴饮急食和饮酒过度，尤其是晚餐不能吃得过饱。在血压稳定后，可以进行适当的运动锻炼，以不引起心慌、脉搏明显增快为宜，如平地步行、慢跑、打太极拳等有氧运动。

肝火型 自觉发热的高血压

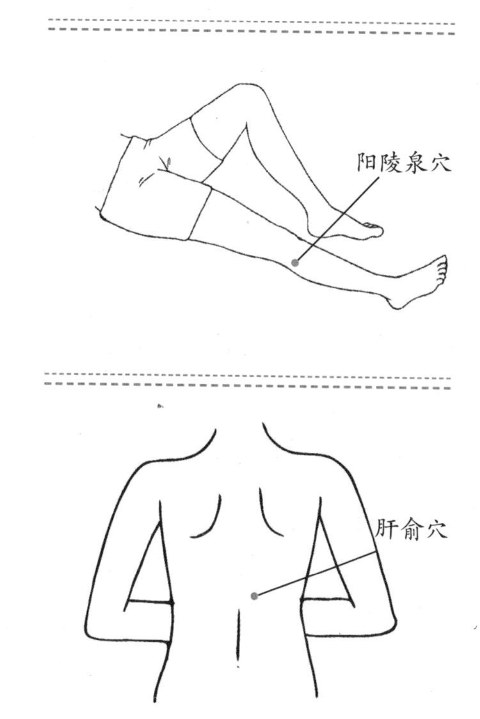

中药方剂 选用可以降低肝功能，清热的方剂平肝潜阳汤。如果还有心部阴液缺少而引发的，不自主的心慌心跳，夜晚睡眠不佳，多梦的病人，可以去掉桑叶，再加上麦冬、炒枣仁，来增强阴液的滋养功能，使心神安稳。

穴位按摩 选用阳陵泉穴和肝俞穴。阳陵泉穴位于小腿部，膝盖外侧，膝盖骨斜下方，腓骨小头突出部位下方的凹陷处；肝俞穴是从肩胛骨下端的背骨高度起，往下找两节背脊骨后，各在其左右外侧二指宽处。在按摩时可以用较有力度的点按法，用拇指或中指的指端，在穴位上操作，直到局部感觉有较明显的酸胀感。

食疗方法 本型的饮食宜以清淡、易消化、富于营养之素食为主，辅以绿豆粥、藕、葛粉等，多吃一些新鲜蔬菜瓜果，如苦瓜、柿子、梨、海带、菊花茶等；切忌辛辣刺激性食物，如烟、酒、红茶、牛羊狗肉等，以免加重病情。

肝火型 滋阴降血压

肝火型的高血压，主要是由于情绪的抑郁，或者思虑过度，引起了肝功能减退，使气机的运行变得缓慢而不通畅，在身体内部形成了淤滞，影响了气血的正常功能，淤滞的气经过一段时间的积聚就变得了具有炎热性质的火邪，火邪使血液的流动加快，使血压不断的升高，而且不宜缓解症状。因此，补充身体内的津液，以降低火邪的温度，是肝火型高血压保健的关键。

针对病人头痛、眼睛红而且发胀的症状，应该让其卧床休息，并以冷毛巾敷头部，控制探访人次，以保证足够的睡眠；叮嘱患者起床睡下时动作宜慢，谨防意外发生，要注意身体的保暖，以防感冒，加重头痛目胀。等到血压稳定，各种症状减轻之后，可以在户外进行散步、练气功等缓和的体育运动锻炼，以增强体质。

同时应该注意对病人情绪的调节和护理，节制病人的情志，要消除过分的不符合实际的奢望，力求精神上恬淡虚无，遇事谦让，避免过激的情绪的发生，保持自然精神愉快。要减少思虑，松弛紧张的精神，消除噪音的干扰，保持精神舒畅；人逢喜事精神爽，喜悦能使人心旷神怡，消除精神疲劳，调节脏腑功能，从而减慢心率，降低血压。

如果病人出现了面色红润像喝醉一样、步态摇晃不稳，头痛像要劈开了一样，应当立即帮助患者平卧休息，观察血压的变肥，必要时进行各项紧急处理以防发生中风。

❗ 阴阳两虚型 自觉乏力的高血压

中药方剂 选用可以补充阴和阳两个方面的有效方剂。如果偏于阳虚者，则选用右归丸；如果偏阴虚者，则选用左归丸；如果是老年人，体质较弱，可以用效力比较温和的金匮肾气丸和六味地黄丸进行调理。

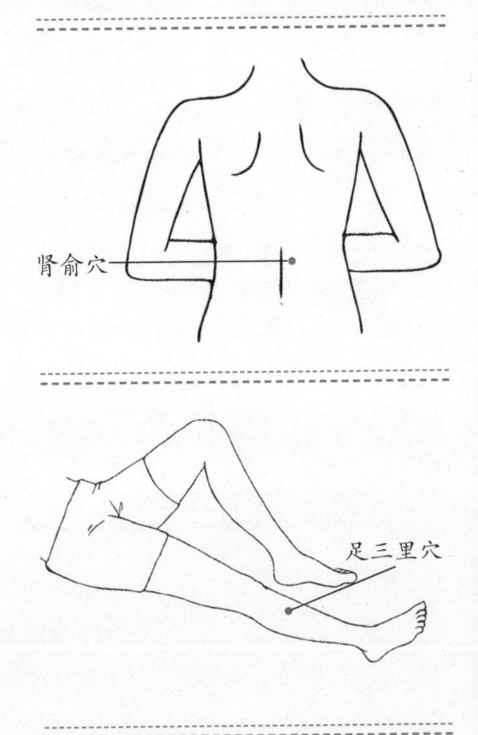

穴位按摩 可以选用肾俞穴和足三里穴。肾俞穴位于后腰部，腰线高度的脊柱骨突出处下方，左右各二横指宽度处；足三里穴位于胫骨的外侧筋肉的起端，膝盖往下四横指，胫骨前缘外侧一中指按压时的凹陷处。按摩时，应该用较轻的力度，或者用指腹在穴位上做轻柔的摩动，使穴位局部有温热感。

食疗方法 芹菜、胡萝卜、西红柿、黄瓜、冬瓜、木耳、香菇、洋葱、海带、大蒜、苋菜、土豆、丝瓜、芋头、茄子等蔬菜和苹果、香蕉、西瓜、荸荠、山楂等瓜果具有降压或降血脂作用，还可以多吃一些。小米、高粱、豆类、白薯等也可多吃，对本型高血压很有好处。

阴阳两虚型 补益降血压

阴阳两虚型的高血压主要是由于人体长时间处于过于疲劳的状态，损害了脾胃，使消化和吸收的功能失常，气血的生发之源不足，也就造成了经脉中的气血运行缓慢，使各个脏腑得不到足够的营养，使体内产生的虚热的风邪，风带动血液涌动，形成了血压不稳定的升高。因此，补充人体的气血，消除虚风是保健的关键所在。

预防本型高血压要调摄好生活，尽量做到生活规律有序。在调养方面，病人应该以静卧为主，限制探访的人数，尽量少熬夜，并适度节制房事，减少过度损耗肾精，保持精气充沛，每天至少要保证6~8小时的良好睡眠，起床和卧床的动作宜缓慢，以防发生意外。同时还要注意室内温暖和身体的保暖，躲避风寒，适时增加衣被，预防感冒，以免寒邪侵入而加重病情。

注意饮食的调理，饮食宜清淡，易消化，富有营养，指导患者进食瘦肉、鱼、蛋、红枣、桂圆、西洋参等补益气血的食物，以及甲鱼、银耳、百合等补肾填精的食物，适当降低食盐的摄入量，控制辛辣刺激性食物，以避免伤害阴液，不要过多饮用浓茶、咖啡等饮料，忌烟戒酒为好。在对病人进行护理的时候，要注意态度和蔼、耐心，不能急于求成，从而给病人的情绪造成负面的影响。

❗痰浊型 头部感觉沉重的高血压

中药方剂 常用半夏白术汤加减。如果是由于痰湿等病理产物阻滞了气机，聚积而变化成火邪，如出现头部和眼睛的胀痛、心烦口苦、口渴但不想喝水的症状，宜用温胆汤进行治疗。共同起到降火除痰的作用。

穴位按摩 可以选用印堂穴和丰隆穴。印堂穴位于两眉头连线的中点处；丰隆穴位于膝盖外侧下方突出的骨头与外脚踝最高点连线中点处。在做穴位按摩时两个穴位都可以用拇指或中指指端在穴位的局部进行按压，力量由轻到重，缓缓加力，直到穴位局部有较为强烈的酸胀感为止。

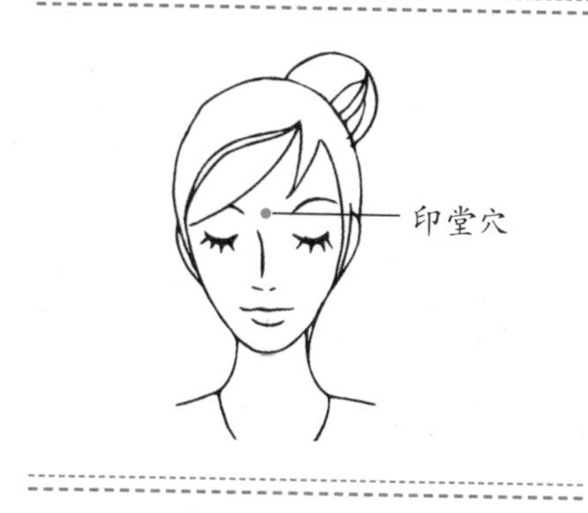

食疗方法 宜清淡素食，主食以五谷杂粮、荞麦、云苓、苡米粥为宜，多吃新鲜豆类制品及蔬菜,如芹菜、萝卜、菠菜、葫芦、柚子皮、冬瓜、西红柿等；切忌含脂肪过多的食物、生冷瓜果，如动物油、鱼子、蛋黄及动物内脏等容易损伤脾胃，并生痰湿之食物。

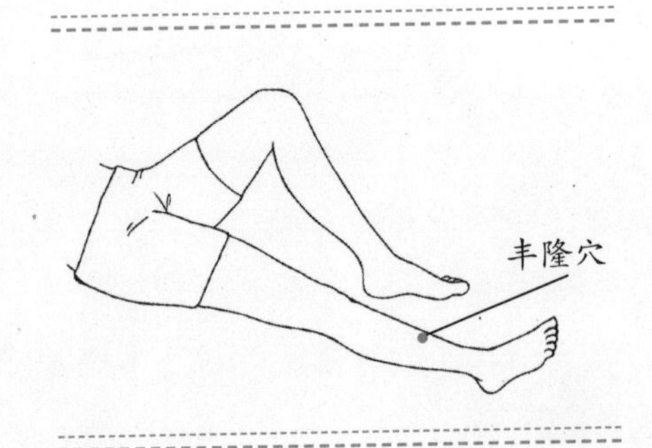

痰浊型 祛痰降血压

痰浊型高血压主要是由于人体的肺、脾、肾等脏腑功能失调，使整个水液代谢失常，在体内形成了痰浊的病理产物，在经络中形成了淤阻，阻碍了气血在络经中的运行，同时影响到血压的变化，使营养物质不能及时补充到头部的组织，造成高血压病的一系列症状。因此，增强脾胃功能，恢复水液代谢的正常规律是保健的关键。

由于此型病人体内湿邪较重，形体多肥胖，但体质较差，容易受到风寒的侵袭，所以居住的地方应保持干燥、温暖、阳光充足、通风良好。因为病人常会由于血压上升，出现眩晕，甚至昏迷的情况，所以适宜穿平底布鞋，禁止独自爬到高处，负担过重的物品，防止跌倒后出现意外，对突发性头痛、眩晕欲吐、肢体麻木颤震、语言不清等症状，应采取有效措施，防止中风病的发生。

此型患者多数为郁郁寡欢、话语不多，护理人员应该主动观察并关心他们的思想情绪变化和心理要求，了解他们所忧虑的事情，配合家属为他们排忧解难，等到血压稳定，诸症好转之后，可指导病人练气功、打太极拳、做自身穴位按摩，以增强体质，改善症状，减轻病痛。

第 18 章

糖尿病

现代头号富贵病

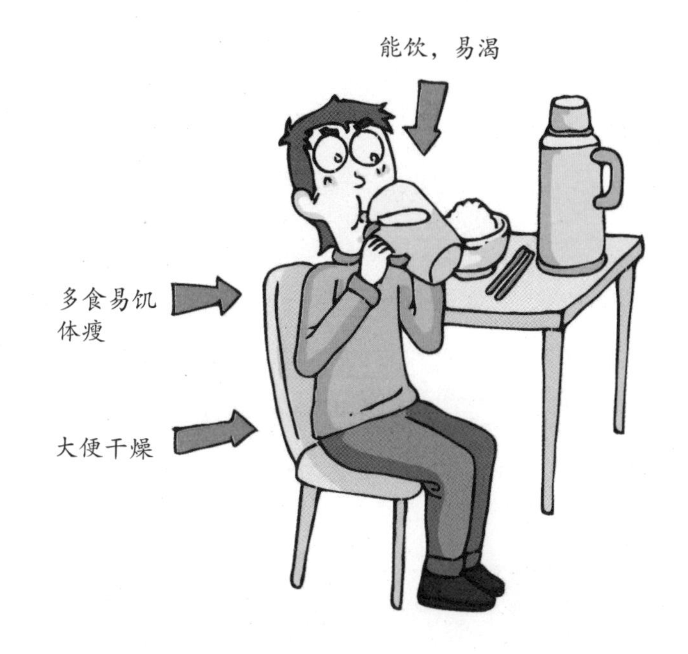

糖尿病是由于胰岛素缺乏或相对不足及靶细胞对胰岛素敏感性降低引起的疾病，随着社会经济的不断发展，人民生活水平逐渐提高，其发病率也逐渐提高，严重影响了人们的生活质量。糖尿病一般分为原发性和继发性两种。原发性常见的病因主要有先天的遗传因素、肥胖和病毒感染等。本病属于中医的“消渴”的范畴。

本病的发生主要是由于病人多数先天就是阴虚体热的体质，或者是平时饮食不节制，情绪不佳，经常过度的工作，造成了体内的阴液大量丢失，而表现出了以干燥烦热的症状，常表现出“三多一少”的典型症状，就是喝水多、进食多、排尿多和体重减少。也有的病人某一个症状明显，其他的不很明显，但只要是血糖超出了正常范围值就要注意控制。

本病的最大危害是可以引起多系统的损害，糖尿病是一种多脏腑病变的病症，病程长，病情复杂多变。在病程过程中，由于血糖、脂肪、蛋白质等发生代谢紊乱，从而发生一系列并发症，如心脏疾病、肾脏疾病、脑血管疾病、眼部疾病和周围神经疾病等，会严重影响病人的生活质量，患病过程中的康复和治疗受很多因素的影响，这就需要针对不同情况，科学的、有的放矢的进行调护，主要包括合理的饮食调控，适量的运动，适体的着装，心理调解等。

分 型	特 征	病 因
口渴严重的糖尿病（上消型）	心烦，总是感觉到口渴，而且喜欢多喝水，远远超过正常的饮水量，常常会感觉口干舌燥，小便的次数明显增多，而且排便量还很少，舌尖和边缘都发红	主要是由于先天体质不足，或者是平时工作和运动消耗过大，使体内的阴液受到了损伤，形成了阴虚的体质，尤其是肺部的津液损伤的最多，形成了以肺部虚热为主要的糖尿病症候群
吃得多却还是饿的糖尿病（中消型）	病人多数食量很大，每餐吃的食物虽然很多，可是却很容易再次感觉饥饿，但是体型却还很消瘦，经常有不自主的发热的症状，大便干燥排出不畅，或者连续几天都不排大便	主要是由于先天体质不足，或者是平时工作和运动消耗过大，或者是其他脏腑的病变，使体内的阴液受到了损伤，形成了阴虚的体质，尤其是胃部的津液损伤的最多，形成了以胃部虚热为主要的糖尿病症候群
多尿的糖尿病（下消型）	排尿次数明显增多，而且每次的排尿量都较平时多，尿的颜色像石膏浆或者是油脂一样的混浊，或者尿有甜味，同时还多数伴有口干舌燥，舌发红的特点	主要是由于先天体质不足，或者是平时工作和运动消耗过大，或者是其他脏腑的病变，使体内的阴液受到了损伤，形成了阴虚的体质，尤其是肾的阴液损伤的最多，形成了以肾阴虚热或者是肾阴阳两虚为主要的糖尿病症候群

! 上消型 口渴严重的糖尿病

中药方剂 取用可以清热泻火，增加身体上部津液的方剂消渴方。如果口渴很严重，小便的量很多，脉搏较弱的症状，可以选用玉泉丸或者是二冬汤，两个方剂中，都有补充气，清除体内热邪的中药，针对病因应用最有效的方剂。

穴位按摩 可以选用肺俞穴和膻中穴。肺俞穴在后背部，平肩胛骨内缘相平的脊椎骨左右各二横指处；膻中穴在胸骨柄上，左右乳头连线与人体前正中线相交的点上。两个穴位都可以用点按法，或者是按揉法，在穴位局部用较轻手法进行摩动，使穴位处有热感沿穴位向身体内部传导。

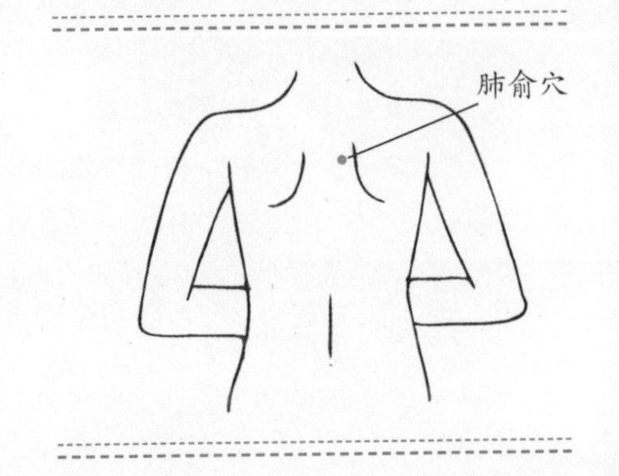

食疗方法 可以选用滋润肺阴，清除肺热的一些食物，如山药、白萝卜、百合、绿豆、荸荠等都是不错的润肺食物，还有就是通过吃水果、蔬菜来改善阴虚的状态，如西红柿、草莓、胡萝卜、橘、橙、杨桃、梨等。

上消型 润肺添阴液

西医学认为血糖高出正常，是糖尿病根本原因，而表现出口渴、食量增大、尿量增多，和身体消瘦，而口渴是上消的特征性症状，主要是由于表现为肺部的津液不足，而发生口渴是肺部津液不足，使肺功能失常，向上运输津液的数量明显减少而导致的。因此，本型保健的关键就是控制血糖，缓解肺部津液缺乏的情况，以改善症状。

糖尿病的保健主要是从生活习惯和饮食习惯入手，这是比药物治疗更为关键的。由于年龄、病情和并发症的不同，糖尿病的症状和病变也各有不同。因此，要抓住个性特点，有矢放矢，可起到事半功倍的效果。应针对个体，抓住每个病人生活环境的特点，因人而异，针对每个病人在饮食习惯上的主要问题，制订切实可行的饮食、运动计划，加强督促指导。一般的应该清淡饮食，适当地控制食量，多吃具有清热养阴生津的蔬菜，如苦瓜、菠菜、番茄、萝卜、鳝鱼等，忌食辛辣食物及烟酒。还可以平时用芦根、天冬、麦冬等中药，泡水代替茶在平时饮用，可以用以缓解口渴的症状，还要注意保持大便通畅，必要时用通便的药物，如大黄等帮助排便，还要配合适当的运动，如太极拳、慢跑、气功等。

❗ 中消型 吃得多却还是饿的糖尿病

中药方剂 可以使用玉女煎来治疗中消的糖尿病症候，本方可以清除胃部的热邪，滋补阴液，解除吃得很多，却容易饥饿的症状。如果大便秘结不通，可以用增液承气汤，等到大便通畅之后，还可以选用白虎加人参汤治疗。

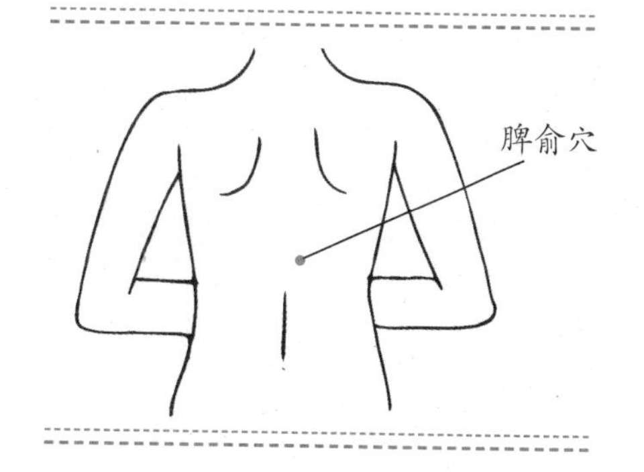

穴位按摩 可以选用脾俞穴和上巨

虚穴。脾俞穴位于沿腰线及肩胛骨下端两者中间高度的背骨，往上方找一节背骨后，左右各往外侧二指宽处；上巨虚穴位于胫骨的外侧筋肉的起端，膝盖往下两手掌宽度，胫骨前缘外侧一中指按压时的凹陷处。两个穴位都可以用点按法，或者是按揉法，在穴位局部用较轻手法进行摩动，使穴位处有热感沿穴位向身体内部传导。

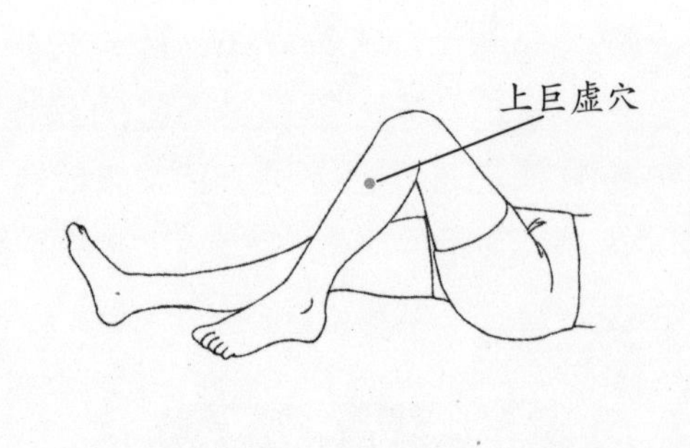

食疗方法 可以选择滋补胃阴的食物，如南瓜、苦瓜、西瓜皮、冬瓜、冬瓜皮、山药、黄豆、芹菜、空心菜、菠菜、豇豆、洋葱、豆腐、金针菜、黑木耳、青菜、西红柿、蚕蛹、海参、黄鳝、田螺、草莓、米醋、牛奶、茶叶、燕麦、莴苣、黄瓜、蚌肉、苡仁、豌豆、鸭肉、茭白、大白菜、竹笋、茼蒿、胡萝卜、植物油等。

中消型 健脾补胃阴

中消型的糖尿病的主要表现是饮食量明显比平时增多，但是病人却反而逐渐在变得消瘦，这主要是由于脾胃消化功能出现了异常，胃部的阴液不足，不能滋养脏腑，使胃部出现了虚火的情况，造成了经常会有饥饿感，食量明显增大，脾阴不足，且消化吸引的功能减退，也就造成了消瘦，因此控制好饮食的数量，增加体质，滋补胃部的阴液，是保健的关键。

糖尿病为慢性终身疾病，一旦确诊则需要终身注意饮食调理和定期复查，必要的时候要采用药物治疗，同时由于疾病给病人在工作生活带来的诸多不便，并且不可根治性和各种严重的并发症的痛苦，往往使患者产生情绪低落、抑郁、恐惧等不良情绪。因此，在糖尿病的发生、发展及复发中，情绪因素所起的重要作用也是非常重要的因素。

糖尿病患者饮食调节具有基础治疗的重要作用，比药物治疗更为关键，中医特别强调饮食应清淡，营养平衡，少食油腻，还应戒除烟、酒、浓茶、咖啡等。以吃含糖量少而多纤维的食物为宜，同时要控制食量，不能吃得过多，而导致血糖的进一步升高，主食应控制在300～400克/日，饥饿时可给黄豆、花生米嚼食，或给新鲜叶类蔬菜充饥。同时还要定期监测血糖、血脂、血压、血粘度及体重，严密关注症状的发展情况。

❗下消型　多尿的糖尿病

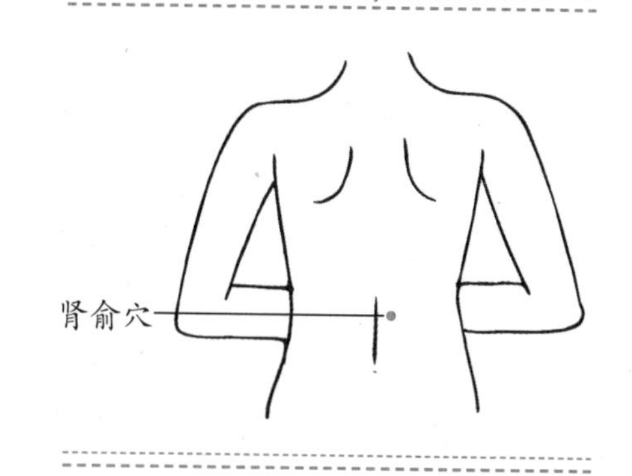

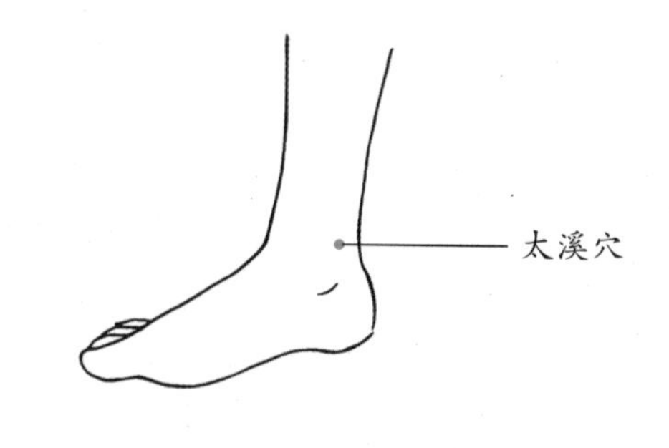

中药方剂 主要采用能够补充肾阴液的六味地黄丸。如果阴虚的症状比较严重，虚火亢盛，出现手脚心发热，失眠的症状，则可以增加知母、黄柏等泻火邪的中药；如果尿量增多，则可以加益智仁、桑螵蛸等中药。

穴位按摩 选用肾俞穴和太溪穴。肾俞穴位于后腰部，腰线高度的脊柱骨突出处下方，左右各二横指宽度处；太溪穴位于足踝内侧，足内踝尖的最高点与跟腱连线中间的凹陷中。在按摩时可以用掌根在穴位的局部做环转样的揉动，带动皮下的肌肉，使穴位有强烈的温热感。

食疗方法 可以选择能够补充肾阴液，降低体内虚热状态的食物，主食可以选大米、小米、豆制品等，蔬菜以叶菜和果菜为宜，如青菜、芹菜、茄子、苦瓜等，另外辅以适量的瘦肉、鱼、蛋类等食品。

下消型　滋肾补元阴

下消型的糖尿病的主要表现是排尿量明显比平时增多，病人逐渐在变得消瘦，这主要是由于肾阴液滋养功能出现了异常，肾本身的阴液也相对不足，不能滋养全身脏腑，使整个身体呈现出了虚火亢盛的状态，造成了每天下午定时出现全身燥热，排尿量明显增多，肾阴不足，则影响了脾胃消化功能，也就间接造成了消瘦，因此调理好饮食结构，增加体质，滋补肾阴，是保健的关键。

饮食调控应在保证机体合理需要的前提下，有效的控制饮食其目的在于减轻胰岛细胞的负担，避免过度限食而导致营养及水、电解质失衡，饮食应以控制总热量为原则，实行低糖，低脂，适量蛋白质，高维生素，高纤维素。同时应定时定量，少食多餐，防止血糖波动过大，这样有利于缓解葡萄糖的吸收，增加胰岛素的释放。生长发育期、孕妇、哺乳期妇女、营养不良及消耗性疾病的病人应酌情增加，若血糖、尿糖控制不佳时则可加用胰岛素治疗，但要避免低血糖，应作必要的调整，可在两餐中或睡前加餐，但应包括在总热量中。在治疗过程中，常规检查病人血糖和尿糖。

根据体力情况要进行适当锻炼，但应避免过于疲劳，同时要注意观察患者视力、皮肤及全身情况，有白内障、眩晕等症状时，应及时治疗。若见头痛头晕，而且头痛像要裂开一样时，应密切关注以避免出现中风。

第19章

抑郁症
慢性心理自杀

抑郁症是由各种原因引起的心情抑郁、情绪烦躁不宁、胸部胀闷、胁肋胀痛，或者经常易怒易哭，或者经常感觉咽喉部有阻塞感，情绪低落就是高兴不起来，总是忧愁伤感、甚至悲观绝望的病症，中医学称为“郁症”。

头晕
面色苍白
咽喉不舒服
心慌心跳
精神恍惚，心神不宁
疑心重

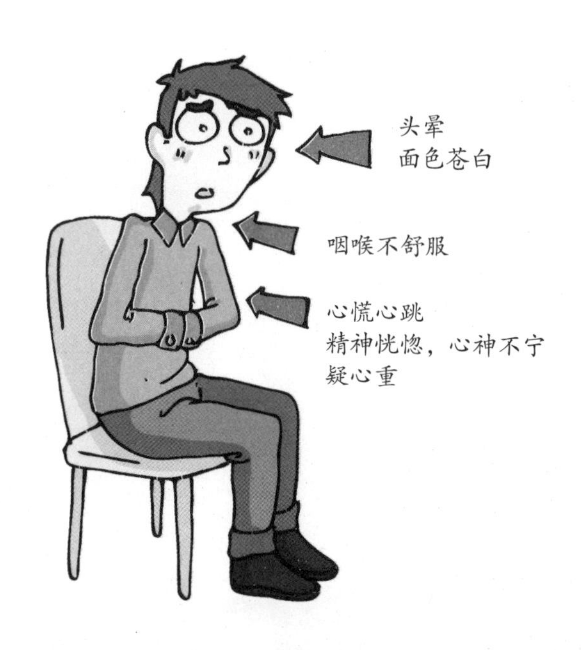

如果病人经常感觉到精神抑郁，胸胁部胀痛，这是由于肝气郁结的原因，肝的疏通功能发生了异常，肝气不能舒展，郁积在胸中，并影响食欲；如果情绪急躁，容易发脾气，大便不通，口苦且干涩，经常伴随着头痛等症状，这是由于体内火邪过盛导致的抑郁症；咽喉中经常像有东西梗阻，吐不出来也咽不下去，胸中满闷，这是痰郁型的抑郁症，主要是由于体内的水液代谢失常，其病理产物阻塞了经脉；还有一种情况就是由于经常的思考过度，或者熬夜工作，导致了心和脾的功能衰弱，逐渐形成了阴虚的体质，从而产生了失眠、健忘、食欲不振等伴随症状。

抑郁症是一种对社会和家庭危害较大的病种，我国抑郁症的发病率约为2%～5%，因为得不到及时有效的专业治疗，复发率更是高达85%，很多抑郁症患者为了结束痛苦，受罪和困惑，不能忍受痛苦，想到以死来解脱痛苦，自杀率高达15%。

分型	特征	病因
经常叹息的抑郁症（肝气郁结型）	精神抑郁，情绪不安宁，胸部感觉到胀满而发闷，肋部疼痛，并且疼痛没有固定的部位，经常会感觉有气从胃腑中向上窜，食欲不佳，没有进食想法，排大便的时间不规律	主要是由于肝的功能受到了损伤，气机的运行也相应地影响，从而变得不通畅，如果局部形成了淤滞，就会呈现出一种被抑制的状态，因而情绪表现出低靡、精神不振，而抑郁的特征
精神恍惚的抑郁症（心神惑乱型）	精神恍惚，心神不宁，疑心重而且容易受惊吓，情绪十分的悲观，喜怒无常，或者连续地打哈欠伸懒腰，或者手舞足蹈，喊叫骂人等，此种症候多见于女性，常因精神刺激而诱发	主要的发病原因是年龄增长，使体内的阴液逐渐消耗，影响了全身的营养供应，而心神的供养也出现不足，使精神抵御外来刺激的能力明显下降，一旦到了强烈的精神刺激，就会使不良的情绪持续很长时间而不能恢复正常
面色苍白的抑郁症（脾肾阳虚型）	主要的症状是精神萎靡，情绪低沉，喜欢躺卧，不愿意运动，心烦，容易产生惊恐的感觉，心悸失眠，面色苍白，进食量少，大便不成形，妇女的带下清稀，舌边有齿痕	这种类型主要是由于先天的遗传因素引起的身体素质差，或者是长时间得慢性疾病，身体营养不足，或者是由于性生活过度，损伤了精气，使脾的正常功能得不到温养而发病
急躁易怒的抑郁症（气郁化火型）	情绪急躁，很容易发怒，胸肋部常感觉到胀满，口里发苦且干燥，或者出现头痛、眼睛发红，偶尔会有耳鸣的症状，或者消化不良，胃中总是胀满不舒服，大便不通畅，舌头发红	主要是由于情绪原因，或者是热性疾病，造成了肝的疏泄功能受损，形成了肝热的体质，长时间得不到良好的疏导就会形成火热之邪，并且影响到脾胃的正常消化功能，形成了抑郁症的各种症状，而且消化不良

❗ 肝气郁结型　经常叹息的抑郁症

中药方剂 主要选用可以疏理肝气，顺气活血的柴胡疏肝散来治疗。如果肝功能影响了胃的消化，出现了消化不良的症状，则可以加一些帮助消化的食物，如旋覆花、代赭石、半夏等中药，如果出现了腹泻，可以加苍术、厚朴、茯苓、乌药等清除湿邪，健脾利湿。

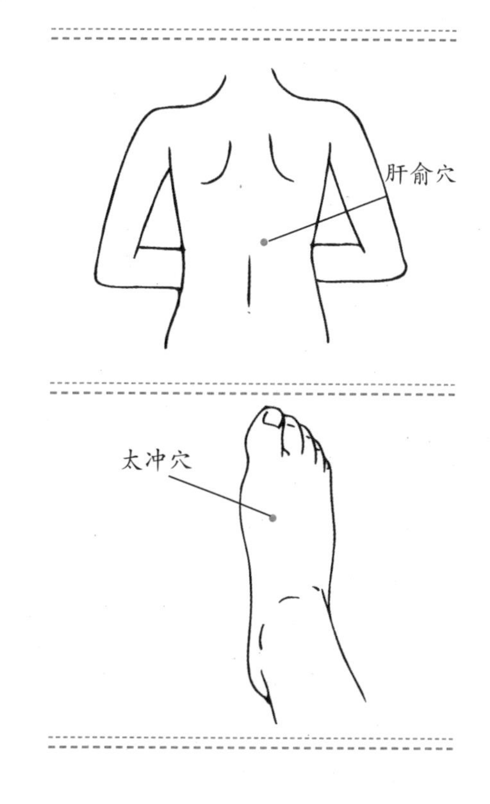

穴位按摩 选用肝俞穴和太冲穴。肝俞穴是从肩胛骨下端的背骨高度起，往下找两节背脊骨后，各在其左右外侧二指宽处；太冲穴在沿着脚拇指与食指往上，在碰到骨骼突出部分前的凹陷处。按摩时可以用拇指的尖端，轻按在穴位上，作环形平揉的缓慢按揉，揉动时手指的尖端不能离开所接触的皮肤，力度由轻到重，逐渐加力，直到局部感觉酸胀感为止。

食疗方法 最好选择可以疏通经脉，促进气血流通的食物，可以素食为主，适宜食用萝卜、菠菜、蕃茄、芹菜、山药、冬瓜、柑橘、金橘、山楂、麦芽、苡仁米、神曲、赤豆、荠菜、麦冬、木香、瓜蒌、当归、黄芪、党参、银花、海带、海藻、紫菜等。

肝气郁结型　舒肝解抑郁

肝气郁结型的抑郁症主要是肝功能发生了异常，使气血运行不畅，心神的营养也就出现了问题，表现为一系列抑制型的表现，都是由于气机闭阻了经脉，使营养不能充分地供应给脑部，长时间的缺少营养，会精神状态处于相对减弱的情况之下，因此本型的保健重点在于促进肝功能的活跃，加强气的流通，兴奋神经。

此型的病人对待事物较为敏感，表现为自卑、思维活动迟缓、厌世甚至自杀。由于现在许多人对这样的疾病还认识不足，认识不到自卑、唉声叹气、生活的缺乏朝气和意志消沉不是思想问题，而是疾病的症状，而根本未考虑医治，更有甚者横加指责，于是造成了时机的丧失甚或促发了自杀。在护理时应该态度要和蔼，工作要耐心细致，与病人交谈，加以疏导和鼓励，培养乐观情绪。若病情发作时，避免其他人在旁边围观，以免加重病情；对于精神抑郁较严重者，可以用喜悦疗法，即应用恰当的言行、事物和有兴奋作用的活动，使病人情志愉悦，心情舒畅，以达到气机调畅，通利经脉的作用，在饮食方面应以素食为主，要少量多餐，少吃辛辣的食物，避免因为损耗了阴液而加重气滞而加重病情。

心神惑乱型 精神恍惚的抑郁症

中药方剂 一般是选用甘麦大枣汤最为合适。因为这个方剂可以针对心失去营养的原因，通过调理体内的气血不足，来使心神安稳，解除失常的精神状态。如果失眠的症状较为明显，则可以加酸枣仁、柏子仁、茯神、制首乌等中药，加强安眠的作用；如果出现气喘的症状，就可以配合五磨饮子进行治疗。

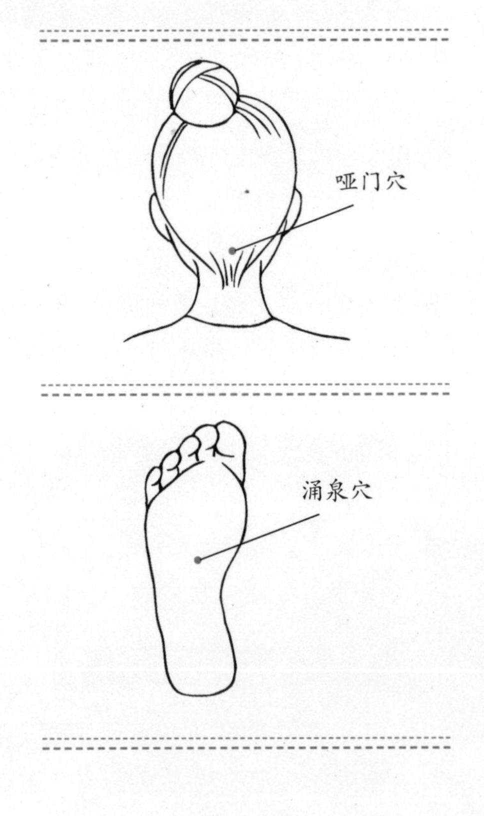

穴位按摩 选用哑门穴和涌泉穴。哑门穴在头后部正中线上，头发后面边缘向上一横指的凹陷处；取涌泉穴时，弯起脚指时，脚中指与无名指的骨骼间凹陷的部分。用拇指指端或拇指的罗纹面按压在一定穴位上，拇指接触点在指甲下方，逐渐加力，再逐渐收力，重复数次，用力宜大，使穴位有较明显的疼痛或酸胀感。

食疗方法 可以吃一些具有安神，解除烦躁情绪的食物。如小米、牛奶、百合、猪心、酸枣仁、茯苓、莴苣汁、小麦、糯米、西谷米、鹌鹑蛋、鳗鲡、龙眼肉、桑椹、葡萄、胡桃、柏子仁、大枣、莲子、芝麻、银耳、蜂乳、枸杞子、人参、黄鱼等。

心神惑乱型　安神定抑郁

心神惑乱型的抑郁症多数都与人体的内分泌功能有关系，中医认为是情志的原因，各种激烈的情绪刺激，使正常的气机受到影响，而变得运行不规律，造成了心神的营养失常，变得更容易受到外界刺激的影响。因此增加心神的营养，保持良好的心理疏导教育是本型保健的关键。

本型发病的人群主要是更年期的妇女，首先要稳定病人的情绪，避免各种不良因素刺激，处理好家庭、社会关系，更年期妇女情绪易于激动，容易与家人发生矛盾，这就要求家人相互体谅，遇事要镇静，不要为一点小事，一句不顺耳的话而大动肝火。家庭和睦是全家人的幸福，也是预防本病的重要因素。更要适应社会，对当今社会上的一些现象要有一个正确认识，不理解的要多与他人交流看法，不要闷在心里，自寻烦恼，要以乐观态度对待生活、对待社会，这对病情十分有利。本型发作时，病人的情绪非常激动，因此要密切观察病人的情绪变化及其语言行为，提高警惕、防止伤人、毁物或自伤行为的发生。

生活起居要有规律，保证病人足够的睡眠时间，必要时要服用一些催眠的药物帮助入睡，饮食调养有助于缓解病情，也可常用一些莲子汤、红枣桂圆汤、桂圆参蜜膏、大麦粥、龙眼粥等。

❗ 脾肾阳虚型　面色苍白的抑郁症

中药方剂　可以使用附子理中丸治疗，这个方剂可以很有效的补益脾肾的阳气，促进阳气功能的亢进。如果腹中感觉很凉，而且有呕吐的症状出现，可用大建中汤，如果便秘则需要改用温脾汤治疗。

穴位按摩　可以选用脾俞穴和肾俞穴。脾俞穴位于沿腰线及肩胛骨下端两者中间高度的背骨，往上方找一节背骨后，左右各往外侧二指宽处；肾俞穴位于后腰部，腰线高度的脊柱骨突出处下方，左右各二横指宽度处。两个穴位都用拇指指端按压，力量由轻到重，而且宜使用比较轻柔的手法，还可以用擦法，用手掌在穴位局部来回擦动，使局部有温热感为度。

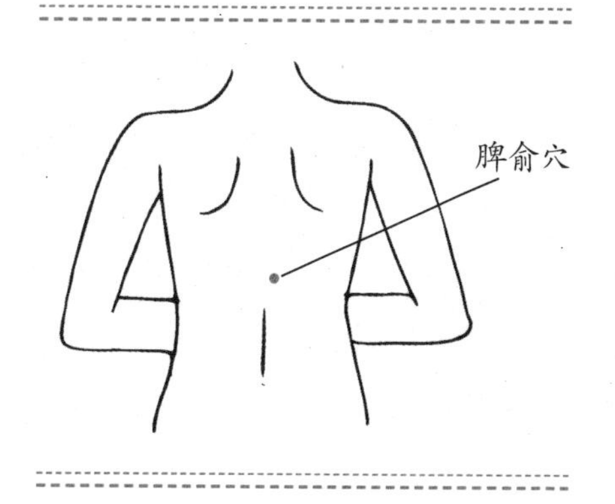

食疗方法 可以选择性质温热、具有补益肾阳、温暖脾阳作用的食物，如籼米、狗肉、羊肉、鸡肉、猪肚、淡菜、韭菜、辣椒、刀豆、肉桂等。食疗方可以用煮熟的瘦羊肉80克，用刀背砍成泥状，放置在碗中，注入60毫升羊肉汤，放少许鲜姜汁、蒜泥、料酒、味精、盐、淀粉，拌匀后置笼上蒸45分钟，趁热进食。

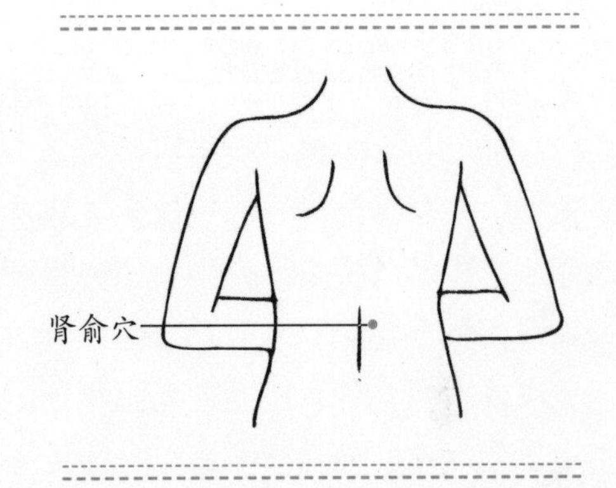

脾肾阳虚型 补阳解抑郁

脾肾阳虚型的抑郁症主要是由于先天体质不强，或者是饮食不节，暴饮暴食，损伤了身体中的阳气，全身的各个脏器的生理机能都会相应的出现不足，气血运行会变得缓慢，对于脑部的营养会相对不足，影响正常的情志活动，导致了抑郁的发生。因此，补充身体内的阳气，疏导抑郁的心情，是本型保健的关键。

建立起相互信任的关系是情志护理成功的关键，通过与病人交谈，鼓励病人诉说内心的感受，让病人身心尽量放松，耐心倾听，帮助病人解决实际问题，并给予排解、疏导，让病人认识到抑郁对身心健康产生的消极影响，应采取积极的生活态度，选择最佳的生活方式。家庭的支持可缓解病人的抑郁情绪，增加病人被爱的感觉，增强治疗信心。所以，应做好家属的思想工作，指导其在感情上给予安慰、关心，在生活上给予照顾，让病人体验到亲人的爱，使病人处于最佳心理状态，从而缓解其抑郁情绪。

此外，要注重配合体育锻炼，通过活动使脾胃功能增强，使吸收功能得到提高，也可以配合小动作的保健体操，如按摩两肾区，在两侧肾俞穴位处，进行擦动，用力不要过度，但要保证感觉到热感沿皮肤向体内传导，一直到局部或全身发热，同时呼吸保持平稳均匀，呼气时稍用力，这种保健方法可以促进体内阳气的增强。

❶ 气郁化火型 急躁易怒的抑郁症

中药方剂 主要应用丹栀逍遥丸加减进行治疗，一方面可以疏泄火邪，一方面还可以调理情绪。如果热的程度比较严重，口苦、大便秘结，可以加龙胆草、大黄泻热；如果肋部疼痛剧烈，可以加黄连、吴茱萸；如果发生了头痛、眼睛红、耳鸣的症状，可以加菊花、刺蒺藜等中药配合治疗。

穴位按摩 可以选用期门穴和曲池穴。期门穴在乳中线上，乳头下二个肋间隙，即在第六肋间隙处；曲池穴位于肘横纹外侧尽头与肱骨外上髁在线中点。在做穴位按摩时两个穴位都可以用拇指或中指指端在穴位的局部进行按压，力量由轻到重，缓缓加力，直到穴位局部有较为强烈的酸胀感为止。

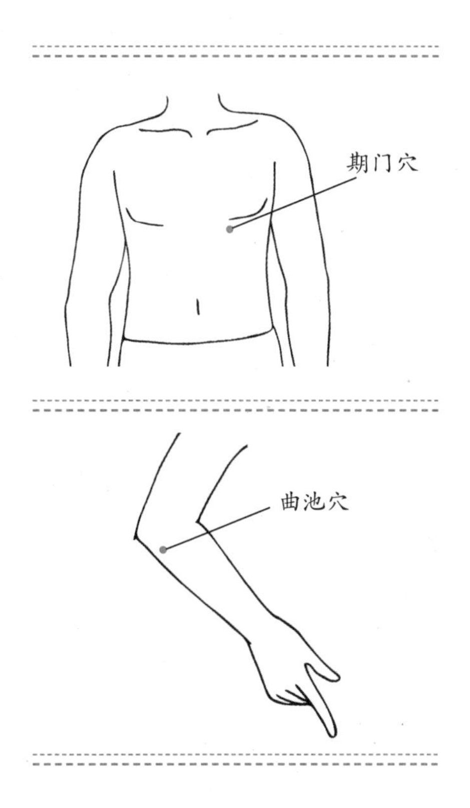

食疗方法 多数情况下要选择一些能够祛除火热邪气的食物，如用莲心3克，研末，大枣10枚煎汤送服，每日1次，在饭后服用。或者取生萝卜200克，洗净切丝，浇上香麻油，加精盐、味精少许，拌匀，分次服食，一日内将其吃完，连吃数日。

气郁化火型 理气治抑郁

气郁化火型的抑郁症主要是由于体内的气机不畅通，使气积聚在局部，时间一长形成了火热的邪气，归结起来主要包括气机不畅和火热之邪两个方面，多表现为情绪的易怒，经常没有原因的与人争吵等。因此，降低体内的火热之邪，疏通气机，调整肝功能是保健的关键。

本型的抑郁症病人常常因为情绪低落，急躁易怒，常伴有食欲下降，有些病人想通过拒食来达到消极身亡的目的，所以应注意加强病人的饮食护理。另一方面，病人由于情绪抑郁，常卧床不起，需多注意督促起床活动，督促及协助病人自理个人卫生，必要适当的个人卫生可使病人精神振奋。对病情较轻的病人，应鼓励其参加一些力所能及的劳动，当病人能完成某项任务时，则给予鼓励，以增强他们的生活信心，使之感到自己仍是一个有用的人。有些抑郁病人常用不停的劳动来自惩及赎罪，这时则需劝其休息，防止过劳或发生虚脱。平时多听轻松、快乐的音乐，或是跳舞等，也可带病人到公园散步，到郊外活动，不与病人进行争吵，保护病人的情绪，这些活动对改善病人的抑郁症状，是很有好处的，有时症状比较严重时，要给一些镇静剂治疗。

第 20 章

浮肿

虚假的丰满

体内增加太多水分排不出去时，会出现眼皮浮肿、脚踝或小腿部出现浮肿，用手指压按，会有水分移动，形成凹陷，而且不容易恢复原状，这就形成了浮肿。大部分的浮肿是由肾脏或心脏疾病所引起的，不过，有时候肝病的腹水、蛋白质不足引起的营养失调或更年期障碍的荷尔蒙异常等，也会造成浮肿，如果是由于长时间站立所造成的浮肿，不是异常的病理改变，属于正常的生理现象。

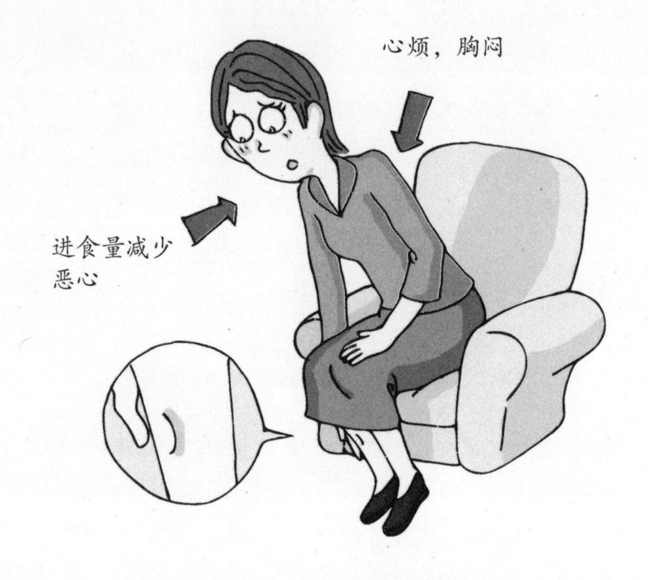

引起浮肿的原因有很多，根据中医的理论，主要认为人体感受外界的风邪，风邪夹杂着寒、热、湿等各种不同性质的邪气，侵入人体的肺、脾、肾三脏，这三个脏腑主要是控制体内水液循环，从水液在体内的产生、传导和排泄等，都由这三个脏腑分别控制，各种邪气使脏腑机能受损，从而造成其某一环节的障碍，就会引起水液在体表皮肤的滞留，形成了浮肿。此外，年老体衰，长期患慢性疾病，工作和学习的压力过大，饮食习惯不良都会造成脏腑功能的低下，从而影响正常的生理活动。

根据浮肿的不同症状，要注意加以鉴别是若从脸部开始浮肿，进一步扩大到全身时，可能是患肾脏病，不过也有可能是急性肾炎或肾病变。若从脚开始浮肿，则可能是心脏病、低蛋白血症、肝肝硬化等。怀孕后期，全身及脚都很容易出现浮肿；浮肿严重，就有可能是妊娠毒血症。要密切观察病人的状态和症状，必要时一定要送往医院进行综合治疗。

分　型	特　征	病　因
伴有恶心的浮肿（湿困脾胃型）	全身各部位都会发生浮肿，但是以下身发作的比较厉害，小便的量变得很少，身体感觉容易发困，不轻便感觉非常沉重，同时伴发有胸闷恶心，心烦，食欲减退，进食量减少。发病比较缓慢，但是持续的时间会很长	主要外界的水湿邪气，侵入经脉之中，阻碍经脉中气血的运行，也损伤了脾胃，使脾胃的功能失调，运化水湿的能力降低，也间接的加重了水湿在体内的堆积，形成了浮肿的各种症状
腹部冷痛的浮肿（脾阳虚型）	一般浮肿持续很长时间，而且以腰部以下的位置较严重，按下去出现凹陷，不容易恢复，腹部感觉到胀闷，食欲减退，大便稀，脸色发白没有光泽，经常感到疲劳而且没有力量，小便量很少	主要是外邪的侵袭，或者是其他脏腑功能失调，使脾功能受到了损害，脾控制和调节体内的水液代谢的功能就相对减退，而且脾的阳气不足变得虚弱，不能使水液正常的气化，造成了积留在皮肤局部，形成了浮肿
腰膝酸痛的浮肿（肾阳虚型）	浮肿反复发作，持续时间长，脸和身上都发生，但是以腰以下为主，按下去以后久久不能恢复，尿量有时减少，有时反而增加很多，经常腰酸，四肢发凉，心慌心跳不能自主	主要是由于先天的遗传体质不足，或者是工作生活安排不规律，导致了整个身体的功能减退，脾和肾的气化功能失常，不能维持正常的运化过程，水液的运行和代谢也出现了障碍，使水液积留在体表，形成了浮肿

❗ 湿困脾胃型　伴有恶心的浮肿

中药方剂 可以使用能够化湿邪以利小便，从而改善浮肿症状的五皮饮配合胃苓汤进行治疗，一方面可以帮助脾胃恢复消化功能和运化水湿功能，另一方面还可以保护身体的阴液，不致于由于利小便，而造成体内的水分耗伤太多。

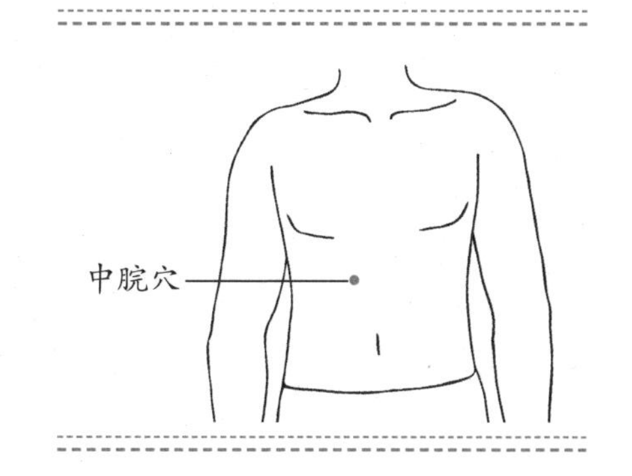

穴位按摩 要取中脘穴和丰隆穴。中脘穴位于上腹部正中线上，心窝胸骨下端与肚脐连接的中心处；丰隆穴位于膝盖外侧下方突出的骨头与外脚踝最高点连线中点处。按摩中脘穴时可以用食、中指的罗纹面或以掌面置于穴位上，注意力集中于掌或指部，并做快速而强烈的振动，使穴位产生温热感或疏松感；丰隆穴可以用点法，在穴位持续用力2~3分钟，一直到有较强烈的酸胀感为度。

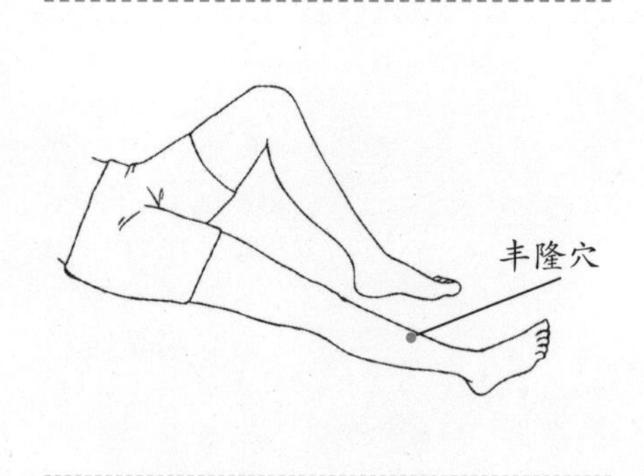

食疗方法 平日多吸收钙质也能帮助排出体内由盐分产生的多余水分。含丰富钙质的食物有苹果、粟米、扁豆和硬豆腐等。此外，能促进水分循环和利尿作用的食物也可以多吃一些，如蒜头、红酒、提子、辣椒、鸡肉、粟米、薏仁、蚕豆、香椿、大头菜等。

湿困脾胃证 利湿消浮肿

湿困脾胃型的浮肿主要是由于外界的湿邪侵入体内，使体内水液过多，困阻了脾胃正常的消化和吸收功能，导致了过多的水液不能正常的代谢，积留在体表，就形成了浮肿，或者是由于年老体衰，过度疲劳、工作日夜颠倒，体内气血不能供脾胃的正常功能，控制水液代谢的能力下降，也会让身体水分运行受阻，导致水液的堆积在体表，导致浮肿。因此，保健的关键是促进脾胃运化功能的恢复，使水液循环正常。

恢复脾胃功能主要是应该注意合理的饮食，只要改善生活作息和饮食习惯就可以缓解。要尽量减少盐分摄取；可吃些利水的食物，帮助身体排水，如车前子、绿豆、红豆、冬瓜汤等，用茯苓、荷叶按1：1的比例煮成水，加点冰糖饮用，有助于排除生理周期的多余水分。女性朋友在生理周期期间也经常出现水肿，可以用红豆加红糖熬汤喝，怕冷的人还可加点生姜活血。睡觉前不宜喝水太多，长时间在电脑桌前不动，尤其容易造成下半身血液的回流受阻，最好每隔一段时间就要出去走动走动，活动一下身体，对于消除水肿有不错的效果。

同时使用温水泡脚，当脚完全温热后，再冲冷水，如此反覆3次，再把身体泡浸在浴缸里，直到身体温暖，这样可改善因循环不佳所导致的腿部浮肿现象。

❗ 脾阳虚型 腹部冷痛的浮肿

中药方剂 选用可以健运脾阳，帮助运化体内过多的水湿的实脾饮进行治疗。如果发生了气短，声音低微无力的症状，可以补充人参、黄芪等补气的中药；如果小便很少，可以加桂枝、泽泻以帮助膀胱产生尿液。

穴位按摩 可以取脾俞穴和肾俞穴。脾俞穴位于沿腰线及肩胛骨下端两者中间高度的背骨，往上方找一节背骨后，左右各往外侧二指宽处；肾俞穴位于后腰部，腰线高度的脊柱骨突出处下方，左右各二横指宽度处。可以用双拇指端分置于脊柱两侧的脾俞穴处，由上而下，直到肾俞穴处，反复操作3~5分钟，一直到穴位有热感和胀感为度。

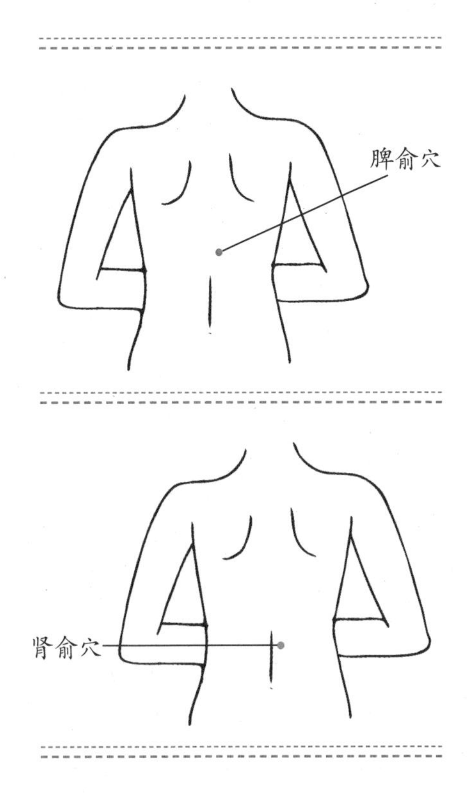

食疗方法 可以配合一些可以补益脾阳的食品，如黄牛肉、狗肉、羊肉、牛鞭、海参、淡菜、胡桃肉、桂圆、鹌鹑、鳗鱼、虾、韭菜、桂皮、茴香等，可经常交替选择服用，另外还应该适当多补充体内的水分，多饮水，以免阳气过旺而出现伤阴的情况。

脾阳虚型 健脾消浮肿

脾阳虚的浮肿主要是由于体内的阳气受到损伤，使脏腑的各种正常的功能都不能达到正常的水平，特别是脾阳不足，会导致脾的运化水湿的功能降低，水液代谢失常就会使多余的水分停留在皮肤之中，形成水肿。因此补益脾阳是本型浮肿保健的关键。

可以通过运动和饮食两个方面来调理脾胃的功能，补充阳气，中医认为，阳气的产生与运动有关，适当的运动会鼓舞人体的正气，有助于补充阳气的食物和食疗的配餐也是非常重要的因素。

在运动方面，通过适当的保健方案可以缓解浮肿的症状。首先要避免下肢处于长时间的站立状态，久站久坐，或者维持同一种姿势，这样重力作用造成静脉回流异常，导致的下半身浮肿加剧，可以通过一些小方法来改善，比如睡前抬高小腿，平躺将腿伸直抬高（脚可斜靠在墙壁上），脚板出力向身体的方向弓起，感觉后脚跟肌腱被伸展，维持此动作5秒钟。接着脚板再出力向下压直，维持此动作5秒钟后，脚板略为放松，再重复第一个动作，如此重复50次。

在饮食方面，宜以清淡的食物为主，不可吃得太咸，或者含钠过多的食物（如腌制、卤制、熏制及罐头食品），也不宜吃太多甜食和淀粉（会导致胰岛素的升高）；应多吃蔬菜水果（含有丰富的钾），因为钠和胰岛素会将水分滞留在体内，而钾在体内的作用是排出水分。

❗ 肾阳虚型 腰膝酸痛的浮肿

中药方剂 可以使用既能补充虚损的肾阳，又能利水化湿邪的济生肾气丸配合真武汤一同服用。如果小便的量过多，可以菟丝子、补骨脂等温暖膀胱，调节尿液的中药；如果浮肿症状很严重，则可以改用以越婢汤为主的方剂进行治疗。

穴位按摩 可以选用肾俞穴和关元穴。肾俞穴位于后腰部，腰线高度的脊柱骨突出处下方，左右各二横指宽度处；关元穴在下腹部正中线上，肚脐下方一手掌宽度的位置。用拇指指端按压，力量由轻到重，或者用指端压在穴位处，持续用力，保证穴位处保持连续的酸胀感。

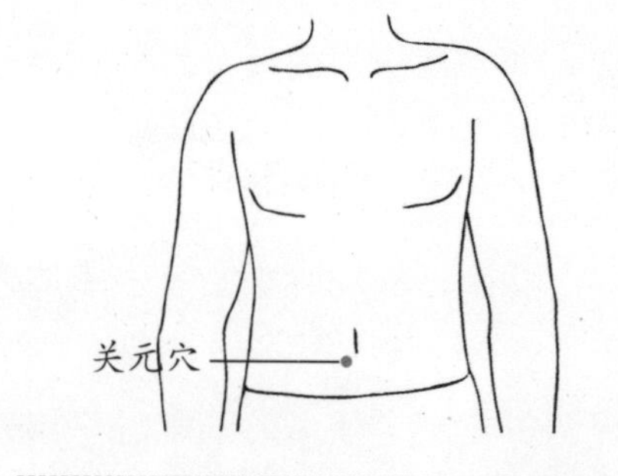

食疗方法 可以选择一些可能补益肾阳的食物，如枸杞菜、枸杞子、核桃仁、豇豆、韭菜、丁香、刀豆、羊乳、羊肉、狗肉、鹿肉、鸽蛋、雀肉、鳝鱼、海虾、淡菜等，提高肾阳推动水液循环的功能。

肾阳虚型 补肾除浮肿

肾阳虚型的水肿主要是由于长时间的过度工作和生活习惯的不佳，或者年龄增大，肾是人体的先天根本，这些原因都可以造成肾阳虚衰，肾本身也有调节体内水液排泄的功能，肾阳不足会使尿液的排泄不畅，从而加剧体内水液的潴留，过多的水液停留在体表皮肤之下，就会形成水肿。因此，本型的保健关键是促进脾阳的恢复，调理尿液的排泄功能。

下肢长时间处于直立状态的体位，会引起身内反射性的醛固酮激素分泌增加，使肾脏排除水、钠的功能减弱，导致水、钠滞留，小便的次数和尿量都会减少，因而导致下肢水肿。这种阳虚的症状在冬天温度较低的气候会更加地明显，这是因为在寒冷的天气里，肾阳会由于寒邪的侵袭变得更加虚弱，控制尿液排泄的功能进一步降低。可以穿比较有弹性的裤子，利用外在压力减轻水肿，而且正确穿法是“躺着穿、躺着脱”，这样做可以避免血液堆积在足部，达到预防下半身浮肿的效果，还可以将躺在床上保持将腿抬高超过心脏的位置，效果较好，也可以采用坐姿将腿伸直平放，作此动作，由于这种动作简便宜行，适用于上班族平时练习，间隔1~2个小时就重复练习20次。

此外还要做到情绪稳定，因为过度的喜、怒、悲伤，都会使情绪波动，都可能引起浮肿的加剧，所以应当学会控制情绪，避免患病后的急躁、悲观等负面情绪影响，保持平静乐观的心态，积极配合各种治疗。

第 21 章

肥胖症
吃出来的毛病

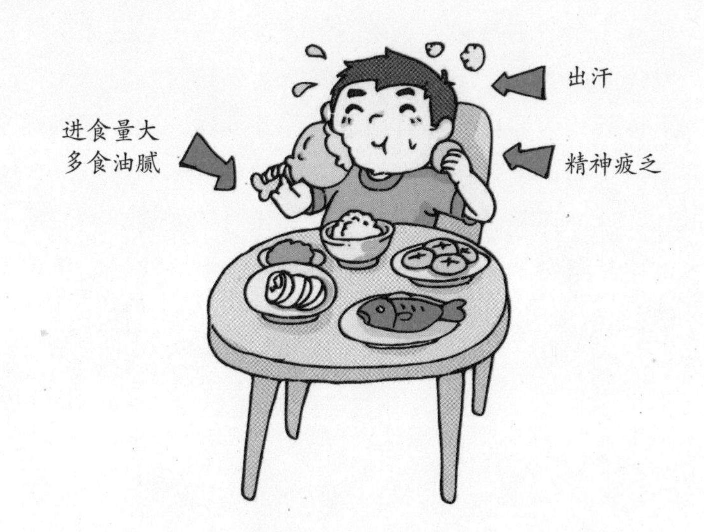

肥胖症指的人体脂肪积聚过多所致的一系列相应的症状。当进入体内食物的热量超过消耗量，多余的热量主要转化为脂肪储存于皮下组织，就形成肥胖。一般以超过正常体重10%为过重，超过20%以上者为肥胖症。

引起肥胖症的原因，主要是由于饮食不节，食量过大，还喜欢吃肥肉等油腻、热量大的食物。大量摄入营养过盛的饮食，会生化为脂肪而堆积于体内，形成了肥胖。过食油腻、热量大的食物，也会损伤脾胃，脾胃运化的功能受到损伤，导致了湿热在体内蕴积，或者滞留在肌肤，使人体体型壅肿肥胖；不喜欢运动，中医认为“久坐伤气”，长时间安静而不动，气血流行不畅，脾胃气机阻滞，运化功能失调，营养物质输布障碍，就会转化为脂肪和痰浊，留滞在组织、肌肤、脏腑、经络，而导致了肥胖。情绪因素也是重要的病因，情绪的剧烈变化，可影响脾对水液的布散功能而引起肥胖。另外，生活安逸，脾胃功能正常，水谷精微充分吸收转化，也可出现肥胖，俗称“心宽体胖”。

肥胖者为标实本虚之证。表面形体壮实、而实际为正气不足。肥胖多发于中年人，中医认为中年以后身体由盛转衰，活动减少，各脏腑功能渐弱，代谢功能降低故而发胖，如《素问·阴阳应象大论》说：“年四十而阴气自半也，起居衰矣，年五十而体重，……”。此外因生活安逸，好坐好静，气血流行缓慢，脾胃消化功能减弱，水谷精微失于输布化为膏脂和水湿积于肌肤，导致肥胖。

分　型	特　征	病　因
腹部胀满的肥胖（胃热滞脾型）	进食量很大，而且消化很快，容易有饥饿感，形体肥胖，腹部会经常有胀满的感觉，面色红润，心烦，头部感觉昏昏沉沉的，口干口苦，有时胃部会有火烧一样疼痛的感觉，消化不良，饥饿时胃部疼痛，稍吃一些食物之后会感觉疼痛缓解	主要是因为进食过多，而且没有节制，使脾胃的消化负担过重，过多的食物不能及时被消化，积聚在胃部形成了热邪、湿邪，反过来加剧了脾胃运化功能失常的状态，形成了恶性循环，过多的食物被强迫的吸收，形成了肥胖
怕冷浮肿的肥胖（脾肾阳虚型）	形体肥胖，面部会有浮肿的情况出现，喜欢睡觉不愿意多运动，稍一运动就会感觉到很疲劳，腹部感觉到胀满，大便稀，经常不自主的出汗，气喘，运动时会更加的明显，怕冷，小便白天少而晚上多	主要是由于先天的身体素质不佳，脾肾产生阳气的功能不强，使身体的形成了一种阳虚的体质，就会出现怕冷等一系列症状，同时也使体内水液和消化代谢功能低下，不能很好的运化水液和食物，导致吸收功能的异常，而形成了肥胖
容易便秘的肥胖（脾虚痰饮型）	身体肥胖，精神疲乏而且浑身无力，身体经常感觉困乏，胸闷腹胀，四肢部常有轻度的水肿，发作的特点是早上轻，晚上重，劳累过后尤其明显，饮食量不多，小便量也明显减少	主要是脾胃虚弱，消化的功能失调，使水湿停留在身体之内，形成了痰湿等病理性产物，阻滞了气血的正常运行，使脂肪等不能转化为正常的营养，供应身体的各个器官，虽然肥胖，实质上身体却是虚弱的
容易浮肿的肥胖（气虚湿盛型）	身体肥胖，身体感觉很沉，而且时会觉得发困，感觉有气阻塞在胸膈的位置，平时还会经常有痰吐出，并且会伴发有头晕头痛，会有像用布蒙在头部一样的感觉，口干却不想喝水，喜欢吃油腻而富有脂肪的食物	主要是由于外界的侵袭，使人体的气受到了损耗，或者是先天遗传的体质不好，或者是脾胃功能失调，都会引起人体气的不足，从而不能很好的供养人体各部分维持正常的功能，使局部的功能活跃程度不足，形成了脂肪的堆积

胃热滞脾型 腹部胀满的肥胖

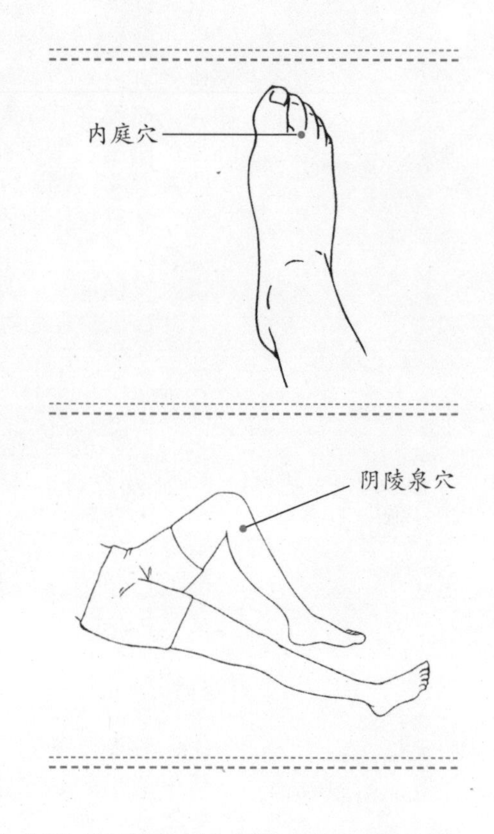

中药方剂 主要应用小承气汤合保和丸，可以起到通利大便，排除体内温热，还有帮助脾胃恢复正常生理功能的作用。如果胸部和肋部感到胀满的难受，口苦，腹部发胀，可以加柴胡、黄芩、栀子；如果便秘，头痛的症状明显，则可以改用更衣丸治疗，还可以根据实际情况采用木香槟榔丸、龙胆泻肝汤、防风通圣散等治疗。

穴位按摩 可以选用内庭穴和阳陵泉穴。内庭穴在脚食指与脚中指根部，脚指分支的部分；阳陵泉穴位于小腿部，膝盖外侧，膝盖骨斜下方，腓骨小头突出部位下方的凹陷处。按压在一定穴位上，拇指接触点在指甲下方，逐渐加力，再逐渐收力，重复数次，用力宜大，使穴位有较明显的疼痛或酸胀感。

食疗方法 可以选择能够降低胃火，含脂肪量还相对较少的食物，如冬瓜烧香菇，取冬瓜250克、水发香菇50克。将冬瓜切成小方块，香菇浸泡后切块。锅中加油烧热，倒入冬瓜、香菇及泡香菇水，焖烧数分钟，加食盐、味精等调味，至熟即可，可当做佐助的食物食用。

胃热滞脾型 除热减体重

胃热滞脾型的肥胖主要是由于饮食习惯不良或者生活起居不规律，造成胃部的消化功能失调，过多的食物不能及时地向下传导到小肠，积聚在胃部形成了胃热，胃热影响了脾正常的运化水湿、消化食物的功能也受到了阻碍，食物消化变慢，过多的脂肪在体内聚积，造成了身体的肥胖。因此，消除胃部的积热，恢复脾的消化功能是本型保健的关键。

首先应该加强健康教育，许多人对肥胖的危害性认识不足，甚至认为肥胖是健康的表现，其实应该对病人说明肥胖是一种营养失调症，对人的生理和心理的影响是巨大的、持久的，特别是儿童，有可能影响孩子一生的生活质量，同时肥胖可引起高血压、糖尿病、动脉硬化等并发症，必须及早进行调理。其次要进行饮食调节，大多数病人的饮食习惯很差，偏食、挑食、睡眠前进食，每日食量超过正常需要量导致肥胖，并且多吃一些可以消除胃热的食物，如燕麦、鲜芦根、竹茹、蒲公英、红豆、绿豆、西瓜、冬瓜、莲藕、薏仁等。

还应该配合适量的运动，运动方式的选择还应同时兼顾安全、经济和趣味性，运动以散步、慢跑、游泳、乒乓球、羽毛球等为主。

❗ 脾肾阳虚型 怕冷浮肿的肥胖

中药方剂 临床一般选用真武汤合苓桂术甘汤治疗，两个方剂配合起来可以达到温补脾肾的阳气，帮助消化和水液代谢的作用。如果气虚疲乏无力的症状明显，经常不自主的出汗，则可以加人参、黄芪来补气；如果浮肿尿少的症状明显，则可以再配合加五苓散；如果怕冷、四肢不温暖，可以加补骨脂、仙茅、仙灵脾、益智仁，并加大肉桂、附子的剂量。

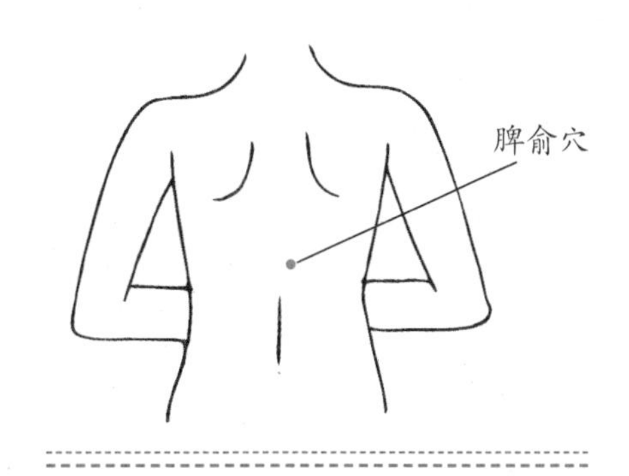

穴位按摩 可以选用脾俞穴和丰隆穴。脾俞穴位于沿腰线及肩胛骨下端两者中间高度的背骨，往上方找一节背骨后，左右各往外侧二指宽处；丰隆穴位于膝盖外侧下方突出的骨头与外脚踝最高点连线中点处。在按摩手法上，应该选择用轻手法，但力度要求有渗透力，可以用拇指或中指的指端，在穴位处用按压法，力量由轻到重，一直到穴位局部感到有酸胀。

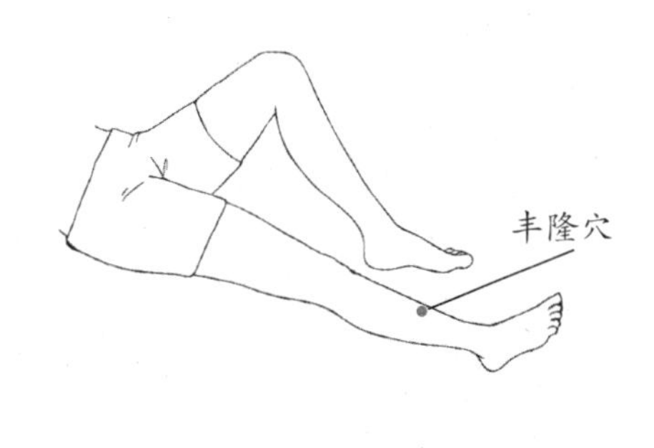

食疗方法 可以选择能够补益脾肾之气的食疗方来进行调理，来达到减轻体重的作用，如荷叶鸭子，用鸭肉200克、糯米粉25克。将鸭肉去骨，切成块

状。八角茴香5只剁碎，与糯米同炒熟，研成细末备用。再用酱油、料酒、味精、葱末、姜末及胡椒粉等佐料调成汁，把鸭肉浸入腌渍2小时，再把糯米粉调入拌匀，一张荷叶切成4块，把鸭肉用荷叶包好，放在盘内，上锅，旺火蒸2小时即可，隔日1次，佐餐食用。

脾肾阳虚型 补阳除体胖

脾肾阳虚型的肥胖主要是由于先天体质不足，脾肾功能低下，不能为身体提供足够的阳气，特别是肾气是整个身体生理功能的源泉，肾气不足会导致消化器官的功能减退，食物在体内不能及时的被消化，而是积聚在身体内，转化成为脂肪，形成了肥胖。因此，本型的保健关键就是补益脾肾的阳气，促进食物的消化。

脾肾阳虚的肥胖常发生于小儿，因为小儿的脾肾发育没有完全成熟，正处于生长发育阶段。在小儿肥胖的调养过程中，应该在限制饮食的同时要注意保证生长发育的需要，做好儿童食物的选择和搭配。脂肪要多加限制，食品应以蔬菜、水果、米面为主,根据年龄、身高、体重计算热量，订出食谱，逐渐减量，半月内过渡到需要量，以免减食过快，难以忍受而使治疗中断。饮食治疗过程中，鼓励改善进食行为，家里不备零食，不光顾食品店，减少看到食品的机会。

肥胖是由多因素引起的综合症状，所以治疗应采取多种措施，以运动为主的综合疗法才会更有效。肥胖儿童活动时易心慌、气短、疲劳，以致不愿参加活动，使热量消耗减少，脂肪形成过多，造成恶性循环。儿童的运动要适度，最好有家长陪同，逐渐增加运动量，使患儿愿意执行并能长期坚持。

脾虚痰饮型 容易便秘的肥胖

中药方剂 可以选用具有增强脾胃运化水湿功能的方剂参苓白术散配合防己黄芪汤进行治疗。如果有肢体的肿胀，或者轻微的浮肿的症状，可以再加大腹皮、桑白皮和木瓜，或者使用五皮饮；如果腹中经常感觉寒冷可以加肉桂和干姜进行治疗。

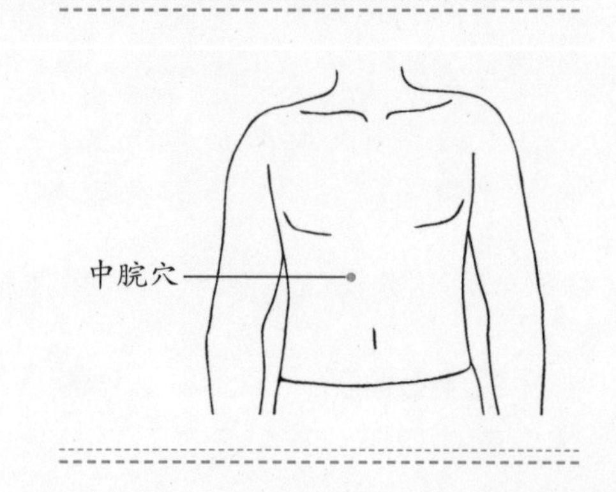

穴位按摩 可以选择中脘穴和丰隆

穴。中脘穴位于上腹部正中线上，心窝胸骨下端与肚脐连接的中心处；丰隆穴位于膝盖外侧下方突出的骨头与外脚踝最高点连线中点处。按摩时可以中指罗纹面着力于中脘穴，持续振动约1~2分钟，以产生温热感和舒松感为佳，丰隆穴处可以用拇指进行按揉，以罗纹面揉动，到局部有温热感。

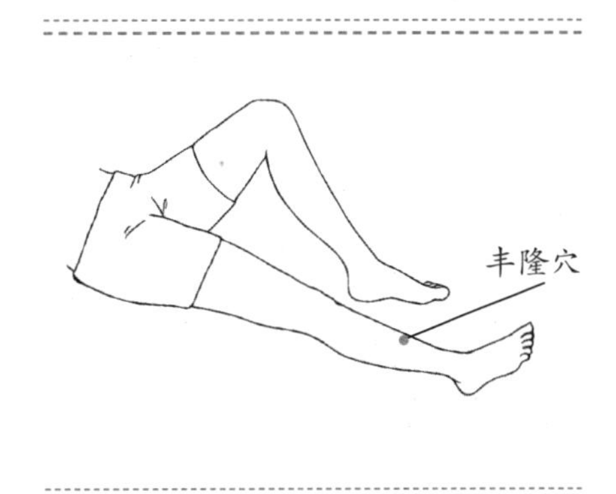

食疗方法 饮食中必须有足够量的新鲜蔬菜，尤其是绿叶蔬菜和水果，蔬菜含纤维比较多，水分充足，属低热能食物，有充饥作用，可采用拌豆芽、拌菠菜、拌萝卜丝、拌芹菜、小白菜、冬笋等蔬菜可以生食、借以充饥。还可补充多种维生素和钙片，防止维生素缺乏。

脾虚痰饮型 健脾除体胖

脾虚痰饮型的肥胖症主要是由于脾胃功能失常，使体内的代谢功能异常，营养物质的消化和吸收受到影响，过多的营养物质不能及时代谢，形成了脂肪的堆积在体内，使人体发胖，中医认为肥胖其实是一种“本虚标实”的病理状态，就是说表面上看来是营养过剩，其实是由于脾胃的运化功能不正常导致的。因此，本型肥胖的保健关键是调理脾胃功能，恢复正常的代谢功能。

长期地控制能量的摄入和增加能量的消耗是保健的基础，对原有的生活习惯和饮食习惯进行彻底的改造，但需要极大的毅力。一定要进行饮食控制和增加体力活动，否则难以取得疗效。近年来减肥药物不断出现，但仍未有减肥特效药，长期服用减肥药可产生许多副作用。当前最有效的减肥方法仍然是控制饮食和增加体力活动，能够有效的改善糖耐量、降低胰岛素分泌，促进脂肪分解，以维持体内的平衡。

膳食中应注意供给低热能食物，以造成能量的负平衡，使长期多余的能量被消耗，直到体重恢复到正常水平。对能量的控制要循序渐进，逐步降低，如成年轻度肥胖者，按每月减轻体重0.5~1.0千克为宜，中度肥胖者每周减轻体重0.5~1.0千克。

控制热能的摄入时，要做到营养平衡，合理安排蛋白质，脂肪和碳水化物，保证无机盐和维生素的充足供应。蛋白质来自于肉、蛋、乳及豆制品，应占总热量的15%~20%，完全采用素食，不利于健康，过多的摄入蛋白质也会引起热能的增加。

❗ 气虚湿盛型 容易浮肿的肥胖

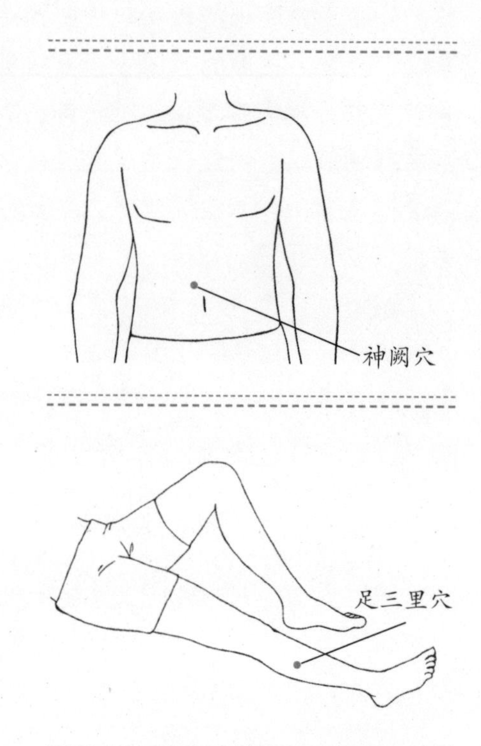

中药方剂 可以选择不仅可以补气，又可以运化水湿的导痰汤，主要是通过调理体内气的运行而消除体内湿邪，从而调理脾胃的功能。如果舌发紫，那就是形成了淤血，可以再加当归、赤芍、川芎、桃仁、红花、丹参等中药配合治疗。

穴位按摩 可以选用神阙穴和足三里穴。神阙穴在肚脐的正中间的位置；足三里穴位于胫骨的外侧筋肉的起端，膝盖往下四横指，胫骨前缘外侧一中指按压时的凹陷处。按摩时可以进行摩腹，从而加强人体的正气，以一手的掌心对着神阙穴，另一手按在手背上，先顺时针再逆时针方向，进行摩动，直到腹部有温热的感觉为佳。

食疗方法 可以选择一些补气，又可以帮助脾胃恢复功能的食物，如大蒜、山药、糙米、荷兰芹、枸杞、红枣、肉桂、葡萄等，还可以选择小黄瓜、冬瓜、香菇、玉米、薏仁、红豆、菊花等消除浮肿的食物来配合治疗。

气虚湿盛型 补气减体重

气虚湿盛型的肥胖主要是由于不喜欢运动，或者长时间处于静止状态的工作，造成了体内气的慢性消耗，中医认为“久卧伤气”，就是说如果长期处于安逸的状态，不注意活动，就会造成气的不对，也就不能维持脾胃正常的消化和吸收的功能，导致过多的营养不能及时代谢，堆积在体内形成了脂肪，因此本型肥胖的保健关键是增强运动，控制饮食，恢复正常的营养代谢。

应限制过多的脂肪摄入，控制烹调时油的用量，每日用烹调油10～20克左右，同时还要控制油脂肥厚的食物，如烤鸭、炸鸡、红烧肉、扣肉、溜肝尖、爆腰花等。应以谷类食物为主要来源，谷类食物应以杂粮为主，杂粮含膳食纤维多，如燕麦片，可以使人有饱腹感，不会摄取过量，而且可以延缓食物消化吸收的速率，能够控制体重，应控制单糖食物，如蔗糖、麦芽糖、果糖、蜜饯及甜点心等，尽量不吃这类食物，因为这类食物容易引起脂肪沉积。

限制辛辣及刺激性食物及调味品。如辣椒、芥末、咖啡等，这类食物可以刺激胃酸分泌增加，容易使人增加饥饿感，提高食欲、进食量增加，膳食中必须有足够量的新鲜蔬菜，尤其是绿叶蔬菜和水果，蔬菜含膳食纤维多，水分充足，属低热能食物，有充饥作用，可采用拌豆芽、拌菠菜、拌萝卜丝、拌芹菜、小白菜、冬笋，有的蔬菜可以生食，借以充饥。还可补充多种维生素和钙片，防止维生素缺乏。注意体育锻炼，如游泳、爬山、跑步、骑自行车、打乒乓球等运动，均有助于减肥，但一定要持之以恒，一旦停止体育锻炼，体重还会恢复到肥胖状态。

第 22 章

关节炎
阴雨天的人体预报

关节炎是由于风、寒、湿、热等外邪侵袭人体，闭阻了经络，气血运行不畅所导致的，以肌肉、筋骨、关节发生酸痛、麻木、屈伸不利甚至关节肿大灼热等为主要临床表现的病症。属于祖国医学的“痹证”范围，是风湿病的主要症状之一，是一种常见的反复发作的急性或慢性全身大关节为主的炎症。

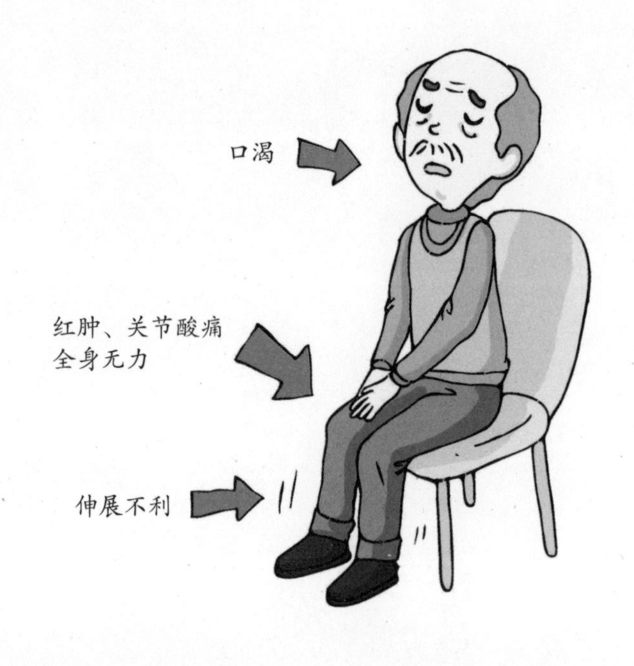

痹证的发生主要是由于人体正气不足，因此容易感受风、寒、湿、热邪气所导致的，先天体质虚弱，正气不足，人体的抵抗力不强是引起痹证的内在因素，经常是由于居住的地方潮湿、淋雨受湿、气候突然发生变化等原因，导致风寒湿邪乘虚侵袭人体，积留在关节，使气血痹阻而发作，或者由于感受风热邪气，与湿邪相结合，形成了以热为特征的关节炎。

现代医学认为本病的病因尚未完全明了，但一般认为，与溶血性链球菌的感染有关，但又并非溶血性链球菌感染后的一种变态反应性疾病。本病以冬春二季及寒冷与潮湿地区较为多见，在青少年人群中发病率较高。儿童患关节炎症状多轻微而仅局限于一、二个关节，成人则比较显著。不典型发作的病人仅有关节酸痛，部分患者几个关节同时发病，手、足小关节或脊柱关节等也可波及。急性炎症消退后，关节功能完全恢复，不遗留关节强硬不能弯曲和畸形等后遗症，但容易反复发作。

分　型	特　征	病　因
遇冷加重的关节炎（风寒型）	身体的各个大的关节酸痛，并且疼痛移动不固定，关节弯屈和伸展不利，或者害怕风，发热，如果遇到温热的刺激疼痛就会减轻，遇到寒冷刺激疼痛会加重	主要是身体感受到了外界的风邪和寒冷气候的刺激，人体的正气受到抑制，不能正常的升发，使阳气不能散布到各个大的关节，血液受不到足够的温暖，因此会导致关节的运动不利
局部红肿的关节炎（风热型）	关节疼痛，局像火烧一样的疼痛，并且又红又肿，如果受到冷刺激就稍微舒服一些，疼痛时不能碰，可以是一个关节发病或者多个关节同时发病，多兼有发热、怕风、口渴、烦闷不安等全身症状	身体受到了外界火热邪气的刺激之后，体内的阴液受到了损耗，经脉中的气血明显不足，运行失常，从而影响了关节部位的营养，同时有痰浊积聚在关节处，不通则痛，产生了屈伸不利等症状
疼痛不固定的关节炎（风湿型）	关节疼痛的部位不固定，常常几个关节会相继出现疼痛，活动不灵便，关节局部有灼热的感觉，而且红肿、疼痛不能触摸，如果得到冷刺激疼痛可以缓解，皮肤下有结节或红色斑块，常伴发有发热、怕风、出汗、口渴等全身症状	主要是由于自然界中的风邪、湿邪通过风的作用侵入到人体，在人体的经络中聚积，使气血的正常运行遭到了破坏，不能很好的营养关节，气血的不通也加剧了热邪的产生，使关节局部疼痛、肿胀
长期反复发作的关节炎（肝肾两虚型）	关节疼痛的症状长时间内反复发作，关节活动屈伸不利、肌肉萎缩，没有力气，同时还会出现腰酸腿软，或者怕冷，男性会出现阳痿、遗精等，有时出现口渴、心烦的症状	主要是由于先天肝肾功能不足，或者年老体衰，体质虚弱，或者是长时间患有慢性疾病等造成了肝肾的功能受损，不能产生足够的营养物质来濡养关节，造成了关节的功能失常和局部的疼痛

风寒型 遇冷加重的关节炎

中药方剂 可以选择能够发散风寒，通畅经络的防风汤治疗。如果寒邪比较盛，关节疼痛较为剧烈最好选择乌头汤治疗；如果关节发生的肿胀，而且肌肉发酸，可以改用薏仁汤进行治疗；下肢关节症状明显，可以加杜仲、桑寄生、巴戟天等中药治疗。

穴位按摩 可以选用风门穴和阿是穴。风门穴位于低头时颈椎最突出的脊柱骨下方，向下一个脊椎骨左右侧二横指的横度；阿是穴是发病的关节局部最疼痛的部位。在按摩的时候可以用掌面在病变的关节局部来回进行擦法，直到局部有温热感为止，一天2~3次；在风门穴处，可以将双手搓热后，用两手的掌心对着风门穴，使热感由穴位的皮肤处向内传导。

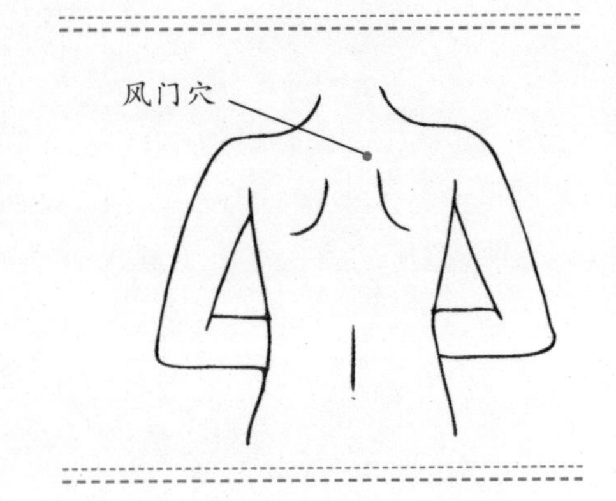

食疗方法 可以选用能够增加人体的正气，祛除风寒邪气的食物，如胡椒、紫苏、辣椒、羊肉、狗肉、姜、葱、干姜、薏仁、山药等，其中又根据症状的不同，可以选择食用，风邪较重可以选胡椒、紫苏、辣椒，而寒邪较重要选用姜、葱、干姜等。

风寒型 祛寒除痹痛

对于风寒型的关节炎来说，主要是由于风寒邪气侵入人体，造成了气血流通地顺畅，寒气使血液循环变慢，造成了关节局部的气血虚弱，不能充分的营养，使关节不能正常地维持生理活动范围内的运动，并且还会由于受寒而产生疼痛，或者使慢性的疼痛加剧。因此补充人体的正气，温暖关节局部是保健的关键。

本型的病人最怕的就是寒冷的风邪、潮湿，因此居住的房屋最好向阳、通风、干燥，保持室内空气新鲜，床铺要平整，被褥不要过厚过重，要保持温暖干燥，经常洗晒。尤其是对病情比较严重的病人最好睡木板床，床铺不能安放在风口处，防止在睡眠过程中受凉。洗脸洗手宜用温水，晚上洗脚，热水以能浸至踝关节以上为好，时间在15分钟左右，可促进下肢血液流畅。对四肢功能基本消失长期卧床者，应注意帮助经常更换体位，防止发生褥疮。

注意饮食要根据具体病情而有所选择，风寒型的患者饮食，一般应以高蛋白、高热量、易消化的食物为主，少吃辛辣刺激性的食物以及生冷、油腻的食物。饮食不可以过于片面，瓜果、蔬菜、鱼肉、鸡、鸭均有营养，要全面地食用，保持营养的均衡。

可以配合红外线、超短波或短波透热疗法等物理疗法，也可增加局部血循环，促使炎症及肿胀消退，疼痛减轻，并能配合和增强药物对病变局部的治疗作用。

❶ 风热型　局部红肿的关节炎

中药方剂 可以选择能够清利湿热、通畅经络止疼痛的白虎加桂枝汤配合宣痹汤治疗。如果皮肤有红斑的症状，可以加丹皮、赤芍、生地、紫草等；如果关节有灼热感，到晚上症状加重，可以用五味消毒饮 合犀黄丸进行治疗。

穴位按摩 可以选用大椎穴和阴陵泉穴。大椎穴位于低头时最突出的颈椎棘突下方凹陷处；阴陵泉穴位于膝盖外侧小腿部，膝盖骨斜下方，胫骨突出部位下方的凹陷处。在大椎穴处，要以一手握实拳，以拳面四指的第一节指背或掌根部、拇指罗纹面着力于大椎穴处，缓慢揉动2～3分钟；在阴陵泉穴局部可以用较大的力量，用拇指点压住，持续2～3分钟。

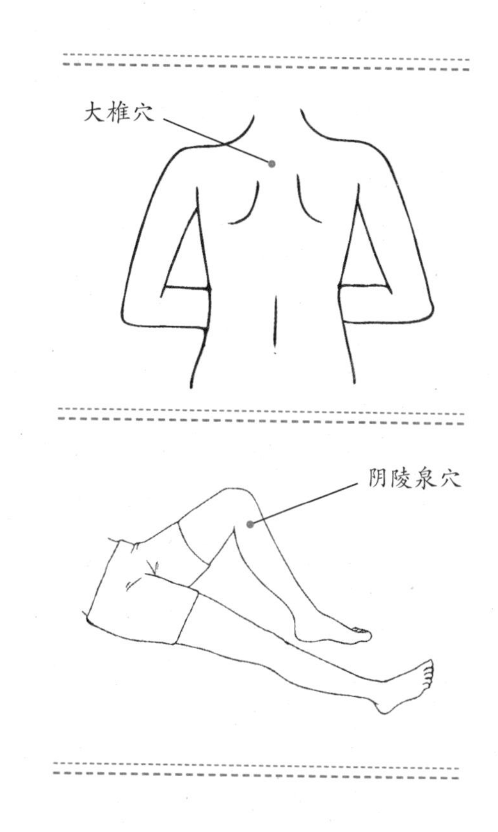

食疗方法 风热型的关节炎适宜吃丝瓜、冬瓜、瓠子、苦瓜、绿豆、绿豆芽、赤小豆、豆腐、金银花、芦根、生地黄等清热止痛的食物。此外青菜、水果可以满足人体对维生素、微量元素和纤维素的需求，同时具有改善新陈代谢的功能，从而缓解局部的红肿热痛症状。

风热型 解热治痹痛

风热型的关节炎主要是由于身体受到了外界火热邪气的侵袭，或者是体内脏腑功能的失调形成了阴虚的体质，身体内外的“实火”和“虚火”都会使体内的阴液受到损耗，经脉中的气血缺乏，不足以维持正常的身体营养，运行不畅，从而影响了关节部位的营养，同时有痰浊积聚在关节处，不通则痛，产生了屈伸不利等关节炎的症状。因此，根据病因的不同解除身体内的热邪是保健的关键所在。

应该注意改善生活居住的环境，避免久居低洼、潮湿的环境，多开门窗通风、晒太阳。衣服、毛巾、被单多晒太阳，保持干净、干爽。养成健康的生活习惯，避免淋雨，出汗后不要立即用凉水冲洗，不直接长时间的吹电风扇，夏季时空调也要适当使用，不宜在夜间开空调入睡，被汗打湿的衣服要及时换洗等。

加强锻炼，适度参加有氧运动如步行、跑步、游泳、健身操、太极拳、骑自行车等，以增强体质，保证合理饮食，摄取足量均衡的营养，多吃瘦肉、鱼、鸡蛋及豆制品、新鲜蔬菜和水果，补充体内的阴液，不要吃辛辣和刺激性的食物，还要保持良好的精神状态，正确对待疾病，不可焦虑急躁，情绪低落，因为如果情绪不佳，会使肝的疏泄功能受损，出现肝火也会加剧阴虚的症状。

风湿型 疼痛不固定的关节炎

中药方剂 可以选用白虎加桂枝汤合宣痹汤，主要可以用来宣通局部的气血，驱除外来的湿热邪气。如果皮肤局部有红斑，可以加丹皮、赤芍、生地、紫草等；如果有发热、怕风、咽喉肿痛的症状，可以同时配合荆芥、薄荷、牛蒡子、桔梗等中药；如果病程较长，出现了口渴、心烦等阴虚的症状，可以加元参、麦冬、生地等滋补阴液。

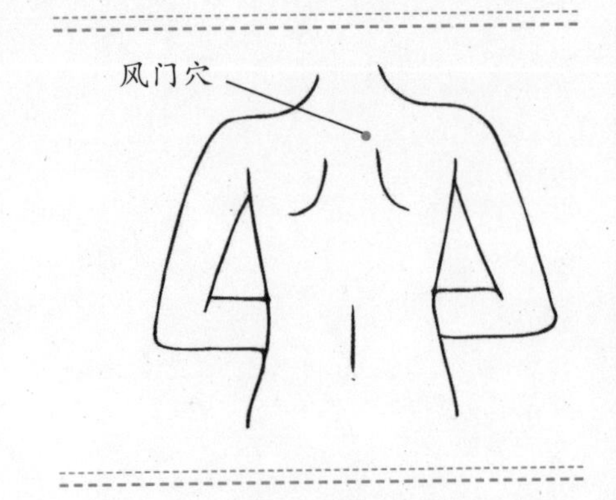

穴位按摩 可以选用风门穴和阴陵泉穴。风门穴位于低头时颈椎最突出的脊柱骨下方，向下一个脊椎骨左右侧二横指的横度；阴陵泉穴位于膝盖外侧小腿部，膝盖骨斜下方，胫骨突出部位下方的凹陷处。在做穴位按摩时两个穴位都可以用拇指或中指指端在穴位的局部进行按压，力量由轻到重，缓缓加力，直到穴位局部有较为强烈的酸胀感为止。

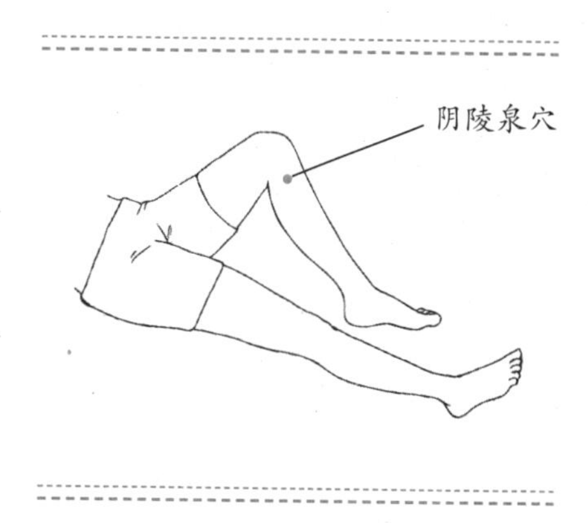

食疗方法 本型关节炎的病人除了服用一些，可以解表的食物，如桂枝、防风等以外，还应该配合一些能够通利小便，祛除体内水湿的食物，如桂苓粥，取桂心3克、茯苓30克、粳米50克，先用水煮桂心、茯苓取汁去渣，用药汁煮粥，每日作早餐服食，可以取得更好的效果。

风湿型 除湿治痹痛

风湿型的关节炎的主要原因是外界的水湿邪气在风邪的作用下，侵入到人体的关节，关节局部的组织液渗出增加，刺激神经产生了疼痛，同时也造成了关节腔内出现骨质增生等病理变化，与此同时，风湿邪气也损伤了脾胃功能，不能很好的调控身体的水液代谢，因此也加剧了关节局部的症状。本型的保健关键就是清除身内的风湿邪气，促进关节功能的恢复，缓解疼痛。

病人所居住的房屋应该是朝向阳面的，并保持室内的通风和干燥，保持空气的新鲜，床铺要平整，被褥轻暖干燥，常常洗晒，并尽量避免在门窗等通风口处睡觉。洗脸水要用温水，晚上洗脚，热水应能浸至踝关节以上，时间在15分钟左右，以促使下肢血液流畅；如果汗出的较多，要用干毛巾擦干，衣服被褥被汗湿后应及时更换、洗晒，避免受凉受湿；夜间出现盗汗的病人，可用五倍子粉加水调匀，在睡前敷于肚脐；大便秘结的病人，应多吃蔬菜、水果，保持大便通畅。饮食应以高蛋白、高热量、易消化的食物为主，少吃生冷、油腻、辛辣刺激的食物；注意气候变化，天气剧变寒冷时，及时添加衣服。注意保暖，预防感冒。保持良好的精神状态，正确对待疾病，不可焦虑急躁，情绪低落，也不能不在乎。要善于自制，努力学习，积极工作，愉快生活。保持心胸宽广。坚持锻炼身体，增强体质，提高自己的抗病能力。

❶ 肝肾两虚型 长期反复发作的关节炎

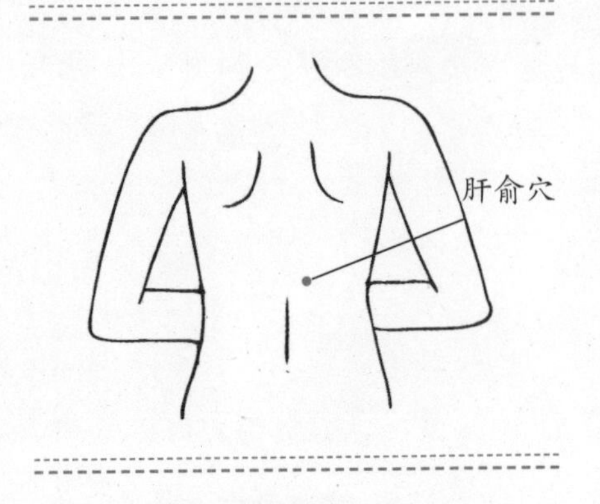

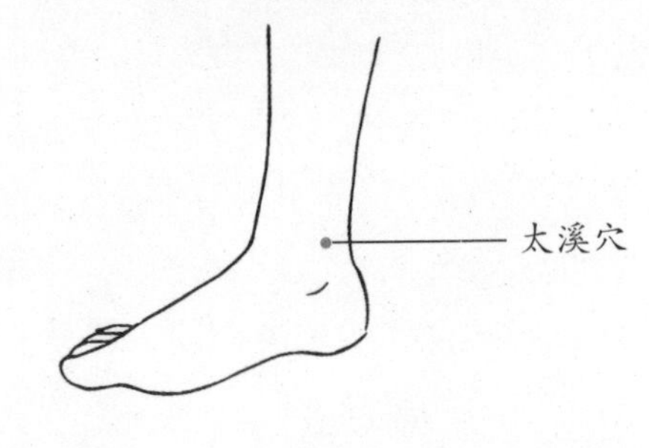

中药方剂 常选用补血养筋丸，起到滋补肝肾、祛除风湿之邪气的作用。如果腰酸腿软的肾虚症状明显，可以加鹿角霜、续断、狗脊；如果怕冷，关节疼痛较剧烈，则可以加附子、干姜、巴戟天，或者合用阳和汤治疗；如果每天中午之后有低热的症状，则可以加龟板、熟地、女贞子，或者合用河车大造丸 。

穴位按摩 可以选用肝俞穴和太溪穴。肝俞穴是从肩胛骨下端的背骨高度起，往下找两节背脊骨后，各在其左右外侧二指宽处；太溪穴位于足踝内侧，足内踝尖的最高点与跟腱连线中间的凹陷中。在按摩手法上，应该选择用轻手法，但力度要求有渗透力，可以用拇指或中指的指端，在穴位处用按压法，力量由轻到重，一直到穴位局部感到有酸胀感为好。

食疗方法 选择具有补益肝肾功能的食物，或者食疗方，如猪肉鳝鱼羹，取黄鳝250克、猪肉糜100克、杜仲15克，把杜仲水煎去渣取汁备用，黄鳝洗净，用开水略烫，刮去外皮上的黏物，切段。猪肉糜放油锅内煸炒，加水及杜仲汁，放入鳝鱼段、葱、姜、料酒，烧沸后改用文火煮至黄鳝酥烂，加醋、胡椒粉等调味，起锅，撒上香菜即可。

肝肾两虚型 补益止痹痛

肝肾两虚型的关节炎多数是由于老年人随着年纪的增长，肝肾功能出现了衰弱的迹象，负责控制人体筋骨的肝和肾功能不能维持良好的正常状态，使人体的抵抗力下降，使关节的局部营养不足，局部就会产生疼痛和活动的障碍。因此，补充肝肾的精气，促进关节功能的恢复是本型保健的关键。

应该先从补益肝肾入手，在饮食方面主张少吃多餐，以高蛋白、高维生素、高能量的食物为主，宜常吃黄鳝、鸭、骨髓、鱼、瘦肉、板栗等，禁忌食用生冷辛辣的食物同，切忌暴饮暴食，以免损伤脾胃的消化吸收功能。此外要多晒太阳，注意防寒湿，保暖，使膝关节得到很好的休息。疼痛缓解后，要每日在平地上慢走1~2次，每次20~30分钟。尽量减少上下台阶、跑步等使膝关节负重的运动，避免、减少关节软骨的磨损，不得已上下台阶时最好扶楼梯或手杖。不要长时间处于一种姿势，更不要盲目地做反复屈伸膝关节、揉按髌骨、抖晃膝关节等运动。锻炼股四头肌功能，让股四头肌强壮有力，可减轻膝关节疼痛。具体锻炼方法是：坐位或仰卧位，将膝关节伸直，绷紧大腿肌肉，足向头部背屈，同时绷紧小腿肌肉，每次坚持3~4秒，每分钟做10次，连续做3~4分钟，每天可做3~4遍。

第 23 章

三叉神经痛
不能碰的“触发点”

三叉神经痛是指面部三叉神经分布区域内反复短暂的、阵发性发作的烧灼样剧烈疼痛，疼痛呈闪电样剧痛，疼痛有时像刀割、锥刺、火烧的感觉，同时还会伴随着发病一侧的面颊肌肉抽搐、流泪、流鼻涕及流口水等症状。属于中医学“面痛”的范畴。

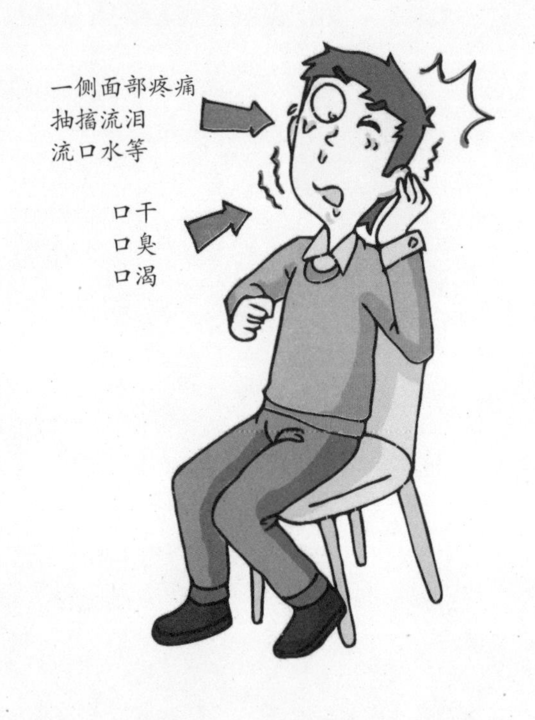

中医学认为本病的主要是由于感受了风热的外邪，肝功能过盛，使肝火沿经脉向上侵袭面部，经络中的气血不能够通畅的运行，从而对面部的经络过于刺激，造成了面部疼痛；也有因为病人先天是阴虚的体质，虚火沿经络侵袭面部，导致面部的疼痛；还有一种原因是体内的水液代谢失常，一些病理性的产物（痰）淤阻了局部的经脉，“不通则痛”，产生了面痛；此外精神情绪的急速变化、长期抑郁恼怒也可以引起本病。

现代医学认为原发性三叉神经痛的原因未明，一般认为与受了寒冷刺激、精神刺激、感染、肿瘤压迫及局部的血管畸形等有关，一般分为第一支（眼支，主要分布于眼眉附近的区域）、第二支（上颌支，主要分布于上颌附近的区域）和第三支（下颌支，主要分布于下颌附近的区域）疼痛，其中以第二支与第三支疼痛的情况较多。本病发病以中、老年女性为多见，常在40岁以后发病，但很少超过70岁，少数与家族遗传因素有关。

分型	特征	病因
遇冷加重的三叉神经痛（风寒型）	一般发病非常突然，一侧的面部有短暂的像刀割样的疼痛，面部喜欢温热的刺激，又怕风又怕冷，面部有紧缩的感觉，害怕寒冷的刺激，遇到风寒疼痛持久而剧烈，冬季易发作，并且发作较频繁	主要是外界较为强烈的风寒邪气侵袭了面部的肌肉和组织，又加上人体自身的阳气不足，不能有很强的抵抗外邪的能力，从而使面部的血液循环和气血供应出现了障碍，造成了局部的经络不通，产生了疼痛
发热而痛的三叉神经痛（风热型）	颜面部有阵发性的剧烈疼痛，并伴发有像火烧灼一样的热感、胀痛感，如果有凉爽的刺激，疼痛可以缓解，如果遇到热刺激则会更加严重，春夏季发作频繁，面红目赤，口干喜欢喝水，咽部疼痛，舌的边缘和舌尖发红，脉搏跳动很快	主要是由于火热邪气侵袭了面部的肌肉和组织，又加上人体自身的阴液不足，不能维持体内的阴阳平衡，使体内呈现出一种虚热的状态，面部的血液循环和气血供应出现了过于旺盛，造成了局部的感觉过于敏感，产生了疼痛
痛如刀割的三叉神经痛（淤血型）	面痛发作频繁，持续时间较长，疼痛剧烈的时候，像针刺或刀割一样，疼痛有固定的地方、拒绝摸按，夜里发作频繁，面色灰暗，女性病人可以兼有月经量少，夹有血块，或月经延期，小腹疼痛，舌发紫等症状	主要是由于面部的肌肉和组织的气血不足，或者是受了外伤，又或者人体自身的气血不足，气血运行不通畅，面部的血液循环和气血供应出现了障碍，形成了淤血，造成了局部的感觉异常，产生了疼痛
容易发怒的三叉神经痛（肝火型）	一般都是刚患病不久，疼痛剧烈，头晕头痛，耳鸣，情况急躁，容易发怒，或者可以出现两肋间有串痛的感觉，胸口有憋闷感，口渴，口臭，大便干燥，舌发红，经常有胃部不舒服的感觉	主要是由于情绪因素或者是外界的热邪侵入人体的经脉之中，随着气血到达肝部，造成了肝部经脉气血旺盛，形成了局部的郁热，肝的经脉与胃紧密联系，影响到胃功能，而胃经经脉循行经过面部，火热邪气向上攻击面部就会产生疼痛

❗风寒型 遇冷加重的三叉神经痛

中药方剂 临床中常用可以疏散风寒邪气，温暖止痛的川芎茶调散来治疗。如果疼痛的较为剧烈，可以再加制川乌；如果面部有紧缩感并抽搐，加炮白附子、蜈蚣、全蝎、僵蚕，害怕寒冷刺激较严重者，可以再加生麻黄、制附子。

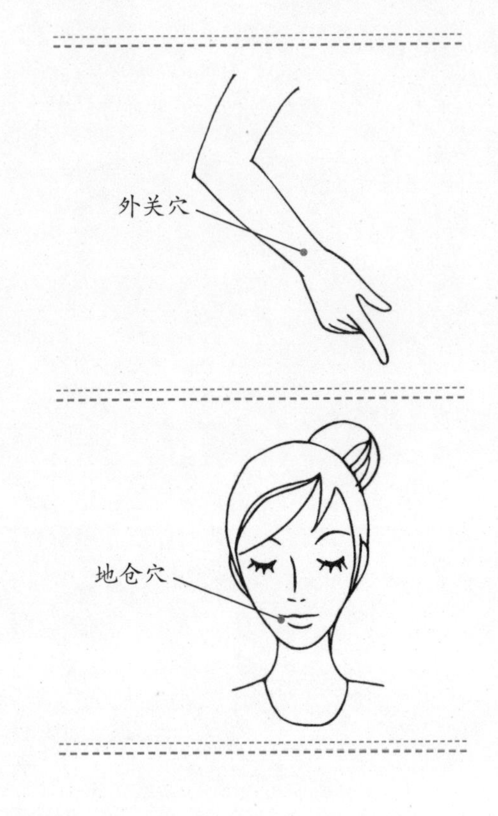

穴位按摩 可以选择外关穴和地仓穴进行按摩。外关穴位于腕背横纹向上两横指，尺骨和桡骨中央的凹陷处；地仓穴在嘴角旁边的位置。两个穴位都可以用中指进行按揉法治疗，以中指的罗纹面按压在穴位上，再用较大的力量进行逆时针进行揉动，至局部酸胀温热为止。

食疗方法 饮食应以流质食物为主，少食多餐，每天5～6餐，应配制高蛋白、高糖液体食品，如牛奶冲藕粉，牛奶冲蛋花、鸡汤甩蛋花、肉松过箩粥等厚流质，使患者有饱足感。或者用高速度捣碎机，将面条、米饭、粥、饺子、炒菜、红烧肉等，皆可捣成乳糜状食物，供患者食用。

风热型 祛寒治面痛

风寒型的三叉神经痛主要是外界较为强烈的风寒邪气侵袭了面部的肌肉和组织，使面部的神经直接或间接地受到了刺激，又加上人体自身的阳气不足，不能抵抗外邪，使面部的血液循环和气血供应出现了障碍，造成了局部的经络不通，不能很好的营养面部的神经，从而产生了疼痛。

在饮食方面，饮食要有规律，宜选择质软、易嚼食物，因咀嚼诱发疼痛的患者，则要进食流食，多食新鲜水果，蔬菜及豆制类，少食肥肉多食瘦肉，食品以清淡为宜，不宜食用如洋葱、生葱、大蒜、鲜尖椒、韭菜、蒜黄等刺激性食物，更不宜食用刺激性的调味品，如干辣椒、五香粉、芥末、咖喱粉等，禁饮各种酒类。食物的温度要适宜，不要过冷，以避免化学和物理刺激，引起剧烈的咳嗽，如果刺激到了感觉纤维，容易引起面部神经感觉的减退及三叉神经的疼痛，加剧咀嚼肌的萎缩。

同时还要注意头、面部保暖，避免局部受冻、受潮，不用太冷、太热的水洗面；吃饭漱口，说话，刷牙，洗脸动作应该轻柔一些，以免诱发三叉神经痛。做到起居规律，房间内的环境应该安静，整洁，空气新鲜，适当参加体育运动，锻炼身体，增强体质，平时应保持情绪稳定，避免精神刺激，常听柔和音乐，心情平和，保持充足睡眠。

❗风热型　发热而痛的三叉神经痛

中药方剂 代表方剂是可以疏散风热之邪气，疏通经络止痛的芎芷石膏汤。如果有咽喉疼痛的症状，加牛蒡子、麦冬，在夏季发作更加严重的病人，还可以再配合藿香、佩兰；如果发热口渴明显，可加葛根、生地黄。

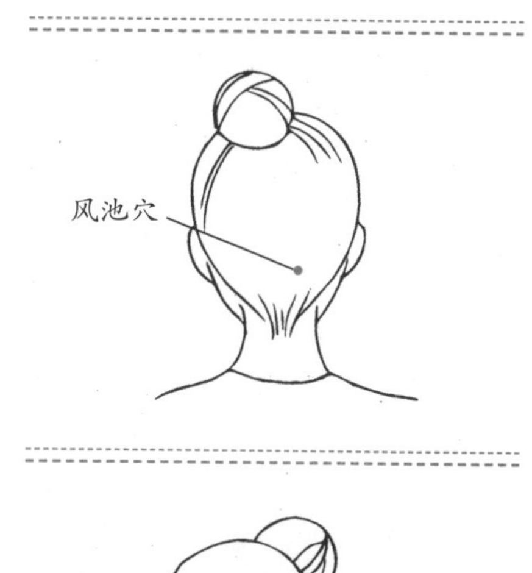

穴位按摩 可以选用风池穴和印堂穴。风池穴位于在颈项后两侧大筋两旁的凹陷中，按摩时可按住此穴所在的陷窝，坚持不动半分钟到1分钟，然后缓慢地按揉，至局部有强烈的酸胀感为度；印堂穴位于两眉头连线的中点处，按摩时可以交替用双手的中指在穴位上进行按摩，至局部有热感或胀感为止。

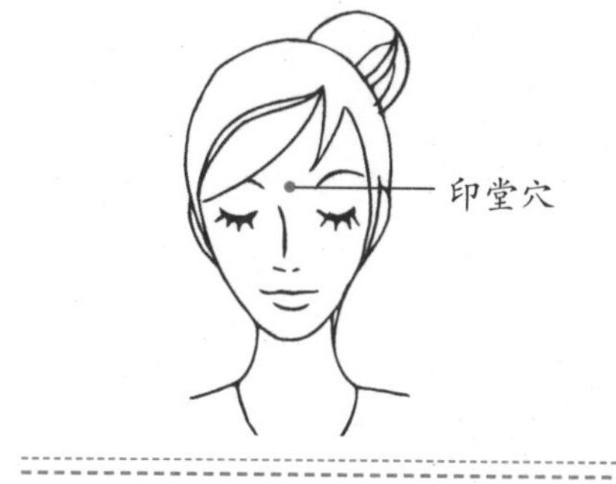

食疗方法 宜多吃有助于散风热、清热的食品，如绿豆、萝卜、白菜、白菜根、薄荷、茶叶等，可以用鲜梨汁与大米适量煮粥趁热食用。梨在中医上属于寒凉性质的食物，适用于风热引起的咳嗽、胸痛、痰多等伴发症状。

风热型　散热治面痛

风热型的三叉神经痛主要是由于外界火热的邪气侵袭了面部的肌肉和组织，

或者是由于人体自身的脏腑功能不足，阴液亏乏，不能维持体内的阴阳平衡，使体内呈现出一种虚热的状态，面部的血液循环和气血供应出现了过于旺盛，造成了局部的感觉过于敏感，或者是虚火向上刺激面部神经，产生了疼痛。因此，降低火邪对面部的刺激风热型三叉神经痛的保健关键。

保健要从生活和饮食入手，生活、饮食要有规律，即使工作任务过重，也应该尽量保证足够的睡眠和休息，避免过度劳累。夏天的时候要注意热邪侵袭，寒冷天气注意保暖，避免冷风直接刺激面部，积久化热，刺激面部使疼痛发作，动作保持轻慢，防止一切诱发疼痛的因素的影响，如洗脸、涮牙等，病人一般都会由于害怕疼痛而不敢洗脸、刷牙、进食，应鼓励病人按时用温水洗脸、刷牙和漱口，以保持个人卫生。

最好不吃油炸食品、刺激性食物、海鲜产品以及热性食物等；饮食要营养丰富，平时应多吃些含维生素丰富及有清火解毒作用的食品；适当参加体育运动，注重锻炼身体，增强体质，保持心情舒畅也是非常重要的，冲动、生气，抑郁寡欢都会影响肝功能，而使肝气过于旺盛，形成肝火成为致病的原因。

❗ 淤血型 痛如刀割的三叉神经痛

中药方剂 可以选用能够活血化淤，疏通经络止痛的通窍活血汤。如果淤血较重，可以加水蛭、三七粉；气滞明显，加醋香附、青皮；如果发热比较明显，加黄芩、栀子、丹皮；平时就害怕寒怕，加肉桂、制附子、细辛；如果气虚乏力，加黄芪、党参；女性病人月经不调，加香附、乌药。

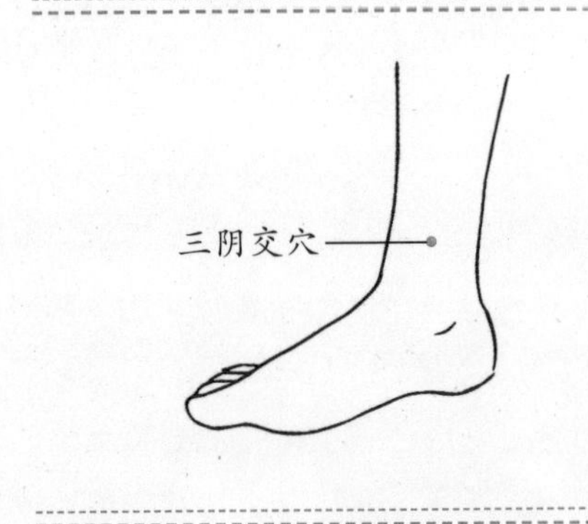

穴位按摩 可以选用三阴交穴和合谷穴。三阴交穴在位于胫骨后方，足踝内侧最高点内侧沿小腿向上四横指处，按压时会感到疼痛的位置；合谷穴在拇指与食指中间，骨头根部前的位置。可以用较大的力度在穴位的局部进行点压，缓缓用力等到得气时，再缓缓减轻

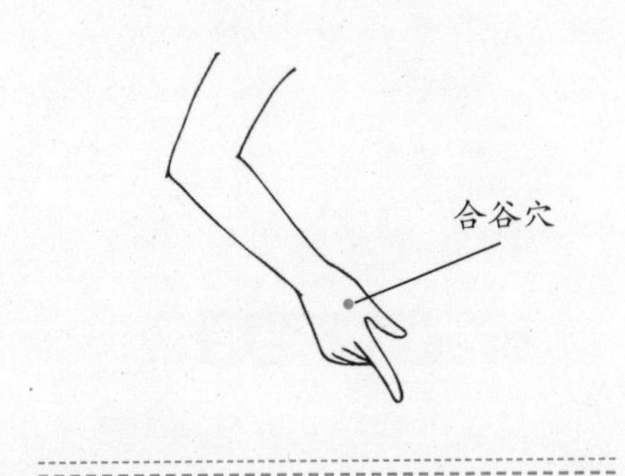

指压的力量，以保证穴位处的感觉。

食疗方法 宜具有活血化淤止痛的食物，如桃仁、山楂、藕、蒲黄、玫瑰花、红花等，都是促进血液的循环，祛除体内的淤血，如果还怕冷，可以多加一些桂皮、生姜、细辛等；如果得病较长的时间，可以再多吃一些桑叶、菊花、芹菜等，但是要注意少吃生冷的食物。

淤血型　活血治面痛

淤血型的三叉神经痛主要是由于面部的肌肉和组织的气血不足，或者是面部受了外伤，或者人体脾胃功能不强，气血生发不足，导致气血运行不通畅，面部的血液循环和气血供应出现了障碍，停滞在局部形成了淤血，刺激面部的神经，造成了局部的感觉异常，产生了面部的疼痛。因此，促进血液的循环，改善面部气血的供养是保健的关键。

要避免面部的着凉，防止因为寒邪的侵袭而影响面部的血液循环，离开血管的淤血不能很好的被人体重新吸收，可以使用温热的毛巾在面部局部进行热敷，加快血液循环，但应注意热敷的时间和热度，防止刺激面部神经的触发点而引发疼痛，要增加身体的热量，使身体温暖起来，以对抗寒邪的侵袭，可以吃一些有温热性质的食物，或者在食物中多加一些热性的调料，还可以配合腹部的按摩，恢复人体的原气，促进体内的血液循环。

还要注意情绪对气血循环的影响，因为激动、紧张、烦躁、发怒等不良的情绪变化，均可以破坏肝的疏泄功能，影响血液的正常运行，对脾气暴躁、紧张、恐惧的病人，应耐心做好思想工作，说明情绪变化对本病的影响，消除紧张的情绪，保持其心情平静，对本病的恢复十分重要。

❗肝火型　容易发怒的三叉神经痛

中药方剂 主要选用可以泻除肝火的龙胆泻肝汤，可以通过畅通肝部的经脉，排出多余的热邪，使面部的气血流动趋于平缓，从而解除疼痛。此外，如果疼痛很厉害，可以加川连、珍珠母等；如果串痛比较明显，可以加防风、桑叶；如果便秘可加川军、芦荟；如果心烦口渴，喜欢多喝水，口臭则加生石膏、知母、栀子和黄芩。

穴位按摩 可以选用期门穴和太冲穴。期门穴在乳中线上，乳头下二个肋间隙，即在第六肋间隙处；太冲穴在沿着脚拇指与食指往上，在碰到骨骼突出部分前的凹陷处。按摩时可以用拇指指端在穴位上按压，力度由轻到重，逐渐加力，直到局部感觉有较为强烈的酸胀感为止。

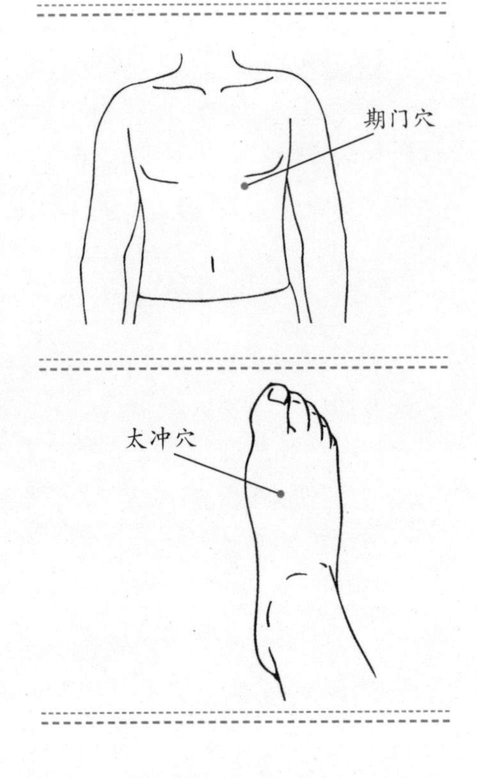

食疗方法 要经常食用一些能够祛除肝经火邪的食物，如芹菜茼蒿汁，取鲜芹菜（香芹）500克、鲜茼蒿250克。选鲜芹菜以沸水浸烫约5分钟后，取出切细，捣后绞汁，在将鲜茼蒿洗净切碎捣烂取汁，每次饮20毫升，可用温水和服。或者用枸杞菊花茶，枸杞子、杭菊花各30克。将枸杞子和杭菊花放入瓷杯中，加入沸水冲泡，加盖，浸泡10分钟，代茶饮用。

肝火型 疏肝疗面痛

肝火型的三叉神经痛主要是由于经常因情绪的波动，造成了肝的气机失调，本来应该下降的气机运行，向上反向运行，沿着经脉向上攻击面部，损伤了面部局部的经脉，刺激了面部的神经，所以面部疼痛的性质是像火热一样的疼痛。因此，本型的保健关键是控制好情绪，消除肝的经脉中热邪。

本型的三叉神经痛剧烈难忍，患者易产生消极情绪，因此应做好心理护理，减少患者焦虑和不安，要让患者树立对疾病治疗的信心和决心，保持乐观，心情愉快，避免精神刺激，有针对性地做好心理护理，根据具体情况，制定周密的个性化护理方案，详细讲解三叉神经痛的原因和特点，认识如何预防避免引发疼痛，保持精神愉快，生活要有规律，保证足够的睡眠和休息。由于疼痛时影响进食，或因进食时引起疼痛，所以在疼痛发作间歇时应多进易消化、低脂、富含优质蛋白及维生素的食物，以增强体质；由于疼痛不敢说话、漱口、进食，所以口腔卫生差。给予卫生指导，注意饮食和口腔卫生，每日早晚和饭后给予生理盐水漱口，保持口腔清洁，防止感染。尽量避免触及能引起疼痛发作的“触发点”，注意气候变化，随气候寒热以增减衣着避免风寒、风热、燥邪的侵袭而诱发。

第 24 章

咽炎

上呼吸道的感染

咽炎分为急性咽炎和慢性咽炎两种，主要是咽粘膜的急慢性炎症，常为呼吸道慢性炎症的一部分，临床症状主要以咽喉部的红肿疼痛、吞咽时感觉不适为特征，痰多不易咳净，讲话易疲劳，或于刷牙漱口，讲话多时容易恶心呕吐，多数还伴有发热、咳嗽等上呼吸道感染症状及食欲不振等全身症状。

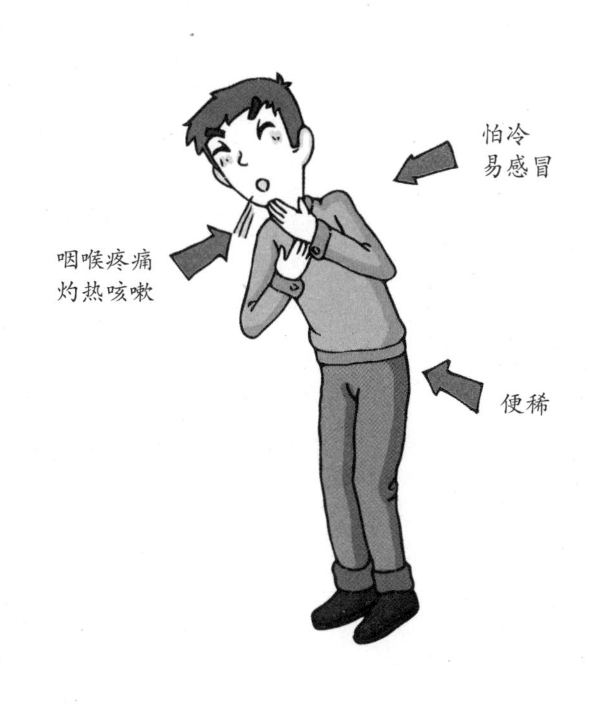

关于咽炎的发病原因，中医学认为主要有风热邪气、肺胃的热邪旺盛、肺和肾的阴液亏虚、全身的气血不足、气滞血淤等。总体说来有虚和实两个方面，长时间从事讲话的工作，或者脾胃不足，气血生发的源泉不足，使全身失去了营养，也造成了咽喉局部的津液不足，从而发生了炎症的反应；还会因为外邪的侵袭，如风热、风寒等，或者是胃肠中有积聚的热邪，都会造成人体津液的亏损，导致咽喉部的失养，从而引起咽喉红肿而且疼痛。西医学则认为主要是由于各种鼻病后，导致的鼻腔的阻塞，长期张口呼吸以及鼻腔分泌物下流，长期刺激咽部，或者扁桃体炎，虫牙等都也都可以引起咽喉的炎症，另外粉尘、颈部放疗、长期接触化学气体、烟酒过度等，以及全身性的各种慢性病等都可诱发本病。

咽炎属于比较难以治疗的疾病之一，容易反复发作，多发生在教师、导游等人群之中，成为一种职业疾病，因此治疗时要配合生活习惯的改善，才会取得良好的效果。

分 型	特 征	病 因
咽喉干疼的咽炎（肺燥型）	咽喉发干而且疼痛、有灼热的感觉，说话过多之后症状会加重，干咳没有痰，口干却不愿意多喝水，中午之后及黄昏时症状会变得明显，咽部充血呈暗红色，粘膜干燥，舌发红	主要是由于说话过多，或者是身体的阴液不足，造成了阴虚为主的状态，使肺部的津液缺失，津液不能向上输布到咽喉部，虚热之火，灼伤咽喉部的经脉，津液不足不能营养，因此造成了咽喉疼痛为主的一系列症状
咳吐粘痰的咽炎（痰热型）	咽喉部感觉不舒服，如果受凉、疲劳，或者是说话过多之后症状会加重，同时伴发有咳嗽，咯痰粘稠，口渴喜欢喝水，咽部粘膜充血呈深红色，肥厚，有黄白色分泌物附着	主要是由于外部的热邪或者湿邪侵袭人体，使脾胃的消化和运化水液的功能失常，水湿和痰浊等病理产物在体内停留，聚湿在咽喉局部，使火、气、痰等互相阻滞，时间一长就形成血淤，使咽喉发生炎症等病变
伴有气短的咽炎（气虚型）	咽喉部感觉不舒服，但不想多喝水，咳嗽，有痰并且很容易咳出，平时害怕寒冷，容易感冒，经常会感觉精神疲惫，浑身无力，说话语声低微，大便稀	主要是由于年老体衰，或者过于劳累损伤人体的阳气，阳气推动气血运行的功能失常，因此在体内就会形成水湿和痰浊等病理产物，聚湿在咽喉局部，时间一长就会使咽喉部的营养供应不足，形成咽炎的病理变化

❶ 肺燥型 咽喉干疼的咽炎

中药方剂 可以选择能够滋补肺的阴液，又能补益全身的气阴的清燥救肺汤来进行治疗。如果咽喉部疼痛的比较严重，可以再加桔梗、山豆根等中药，用来补充咽喉局部的气血，解除咽喉疼痛，配合起来达到标本兼治的作用。

穴位按摩 选用肺俞穴和太溪穴。肺俞穴在后背部，平肩胛骨内缘相平的脊椎骨左右各二横指处；太溪穴位于足踝内侧，足内踝尖的最高点与跟腱连线中间的凹陷中。按摩时可以用比较轻柔的力度，在穴位的局部进行摩动，或者带动皮下组织进行揉动，直到局部有温热感，咽部有

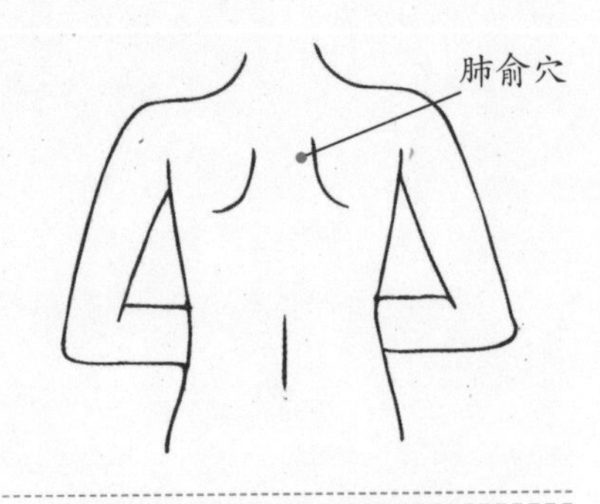

舒适感为度。

食疗方法 多吃一些富含胶原蛋白和弹性蛋白的食物，如猪蹄、猪皮、蹄筋、鱼类、豆类、海产品等，有利于慢性咽炎损伤部位的修复。同时多摄入富含B族维生素的食物，如动物肝脏、瘦肉、鱼类、新鲜水果、绿色蔬菜、奶类、豆类等。

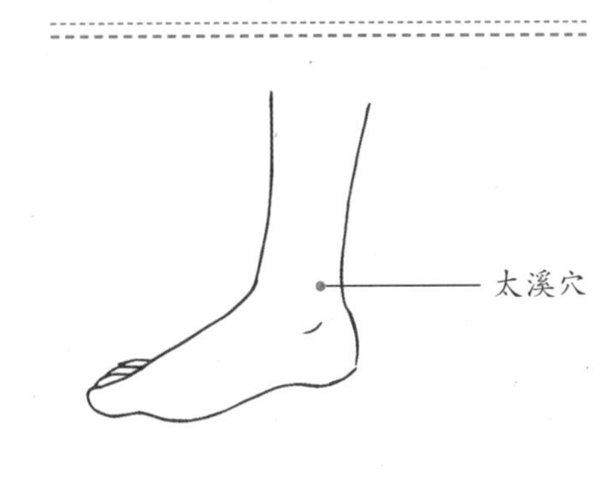

肺燥型 润肺治咽炎

肺燥型的咽炎，主要是由于平时说话过多，或者各种原因引起的体内阴液不足，造成了阴虚的体质，使肺部的津液不足，不能向上输布到咽喉部，滋养咽喉，虚热之火，灼伤了咽喉部的经脉，加上气血不能营养局部，因此造成了咽喉疼痛为主的一系列症状。因此，多补充身体内的津液，增强咽喉局部的滋养是保健的关键。

咽炎的保健一般包括居处、饮食、精神、生活习惯等几个方面，要注意尽量少讲话，尤其不能高声叫喊，因为多说话就会造成咽部津液的损耗；营造一个空气新鲜的生活和工作环境，可以在居住和工作的地方养一些绿色的植物，或者有保持空气湿度的设备，并且保证寒暖适中；注意营养，多吃有益的食物如海蜇、海带、芋艿、慈姑、螃蟹之类，力争忌烟、酒和辛辣食物，少吃冷饮；注意劳逸结合，强调身体的锻炼，补充体内的阴液，保持每天通便，清晨用淡盐水漱口或少量饮用（高血压，肾病者勿饮盐开水）；可以配合一些可以润喉的药茶，经常滋润咽喉。

慢性咽炎是比较难以治疗的疾病，而且病程持续较长，见效缓慢，往往容易使病人失去信心，本病有时在一定阶段内也可能暂时减轻，治疗就往往容易放松，不能持之以恒，因此一定要做到有信心、恒心和决心，才能有治疗痊愈的结果。

❗ 痰热型 咳吐粘痰的咽炎

中药方剂 可以使用具有运化痰邪，祛除湿热的清气化痰汤合温胆汤来进行治疗。如果是急性的发作，咽喉局部感觉灼热干燥，疼痛剧烈、吞咽时疼痛剧烈，咽部肌膜鲜红肿胀可以再配合瓜蒌、竹茹、天竺黄、射干、桔梗等中药治疗。

穴位按摩 选用阴陵泉穴和肺俞穴。阴陵泉穴位于膝盖外侧小腿部，膝盖骨斜下方，胫骨突出部位下方的凹陷处；肺俞穴在后背部，平肩胛骨内缘相平的脊椎骨左右各二横指处。用较大的力量进行按压，也可以用揉法，带动皮下的肌肉逆时针运动，到局部有明显的酸胀感。

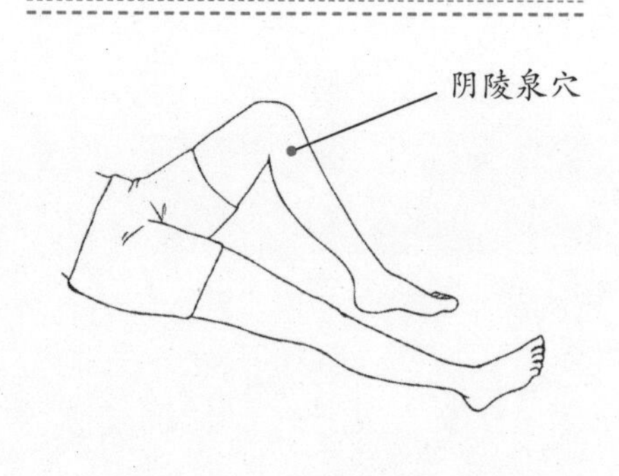

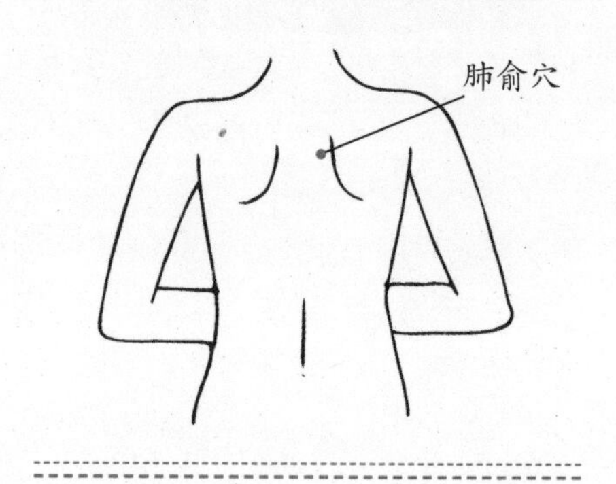

食疗方法 可以选择一些有利于咽喉的茶，经常的饮用，如双花、麦冬、木蝴蝶、胖大海、生甘草各3~5克，开水冲泡频服。或者以乌梅肉、生甘草、沙参、麦冬、桔梗、元参各50克，捣碎混匀，每日3次，每次服15克左右，用开水冲服，都能达到祛热利咽喉的作用。

肺燥型 去痰消湿热

痰热型的咽炎主要是由于外部的热邪或者湿邪侵袭人体，或者人体的其他各个脏腑的功能减退，影响体内的水液运行和代谢，使脾胃的消化和运化水液的功能失常，肾的排泄功能不昨，水湿和痰浊等病理产物在体内停留，时间一长就会形成火热邪气，积聚在咽喉局部，使火、气、痰等互相阻滞，形成血淤，使咽喉发生炎症等病变。因此，本型的保健关键在于调理脾胃功能，祛除体内的湿热邪气，通利咽喉局部的气机不畅。

改善工作生活环境，减少接触粉尘和有害气体的刺激，保持室内合适的温度和湿度，空气新鲜，是防治咽炎的有效措施。居室空气干燥及过冷、过热、过湿都可能影响咽喉的防御机能，造成功能障碍，使咽部感觉异常，时间一长就变成了咽炎病变的一系列症状；早晨、饭后及睡觉前漱口、刷牙，可以保持口腔清洁。同时还要防治口鼻部的疾病，消除其他炎症对咽炎的影响，对防治咽炎也不容忽视。饮食调养，平时要以清淡易消化饮食为主，再辅助一些清爽去火、柔嫩多汁的食品，如橘子、广柑、菠萝、甘蔗、橄榄、鸭梨、苹果等，或多喝水及清凉饮料，但饮料不能太浓，忌食烟、酒、姜、椒、芥、蒜及一切辛辣刺激性的食物。

❶ 气虚型 伴有气短的咽炎

中药方剂 可以选择能够补益肺气的补肺汤进行治疗，这个类型的咽炎主要就是肺气不足引起的咽喉部失养。因此，除了补充肺气外，还应该配合能够滋润局部的中药，如桔梗、山豆根、射干、胖大海等。

穴位按摩 可以选用照海穴和足三里穴。照海穴在足踝部，内踝最高点正下缘的凹陷处；足三里穴位于胫骨的外侧筋肉的起端，膝盖往下四横指，胫骨前缘外侧一中指按压时的凹陷处。以轻柔的点按法，具体操作方法是用拇指指端按压，力量由轻到重。

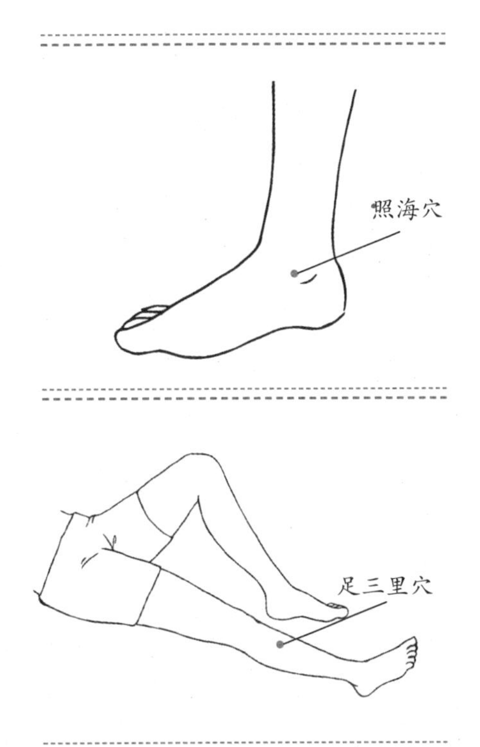

食疗方法 可以通过吃一些药粥来补气，滋养咽喉。如选用芝麻50克、粳米100克、红糖适量。先将芝麻炒熟，研成细末，再用粳米煮粥，待粥煮至黏稠时，拌入芝麻红糖稍煮片刻即可食用；或者选用蜜枣8枚、生甘草6克，将蜜枣、生甘草加清水两碗，煎至一碗，去掉残渣即可，可当做饮料服用，每天两次。

气虚型 补气疗咽炎

气虚型的咽炎主要是由于病人年龄逐渐增大，身体的抵抗力降低，或者生活和工作过于劳累，损伤了人体的阳气，使阳气无力推动全体血和津液的运行，营养物质无法运输到全身各个部位，也无法将代谢的产物排泄出体外，因此在身体局部就会形成水湿和痰浊等病理产物，聚积在咽喉局部，就会形成咽部的炎症病理变化。因此，补益身体正气，加强咽喉部的营养供应是保健的关键。

应加强身体锻炼，增强体质，以加强脾胃的功能，补益身体内的正气；同时还要养成良好的生活习惯，预防呼吸道感染，注意口腔卫生，积极治疗咽部周围器官的疾病，减少咽喉炎症发病原因，坚持早晚及饭后刷牙，减少烟酒和粉尘刺激，纠正张口呼吸的不良习惯。保持室内合适的温度和湿度，空气新鲜。经常含服四季润喉片、薄荷喉症片等。合理安排生活，保持心情舒畅，避免烦恼郁闷。在饮食方面，适宜多吃清淡、酸味和甜味，可以滋阴补气的食物，如水果、新鲜蔬菜、青果等，力争忌烟酒。

气功疗法对于治疗咽炎也十分有益，可以经常在口内搅动舌头，增加口内唾液的分泌，等到口中充满唾液之后，再缓缓地分次吞咽，使唾液尽量缓慢的通过咽喉局部，这样可以增加咽喉部的气血供应。

第 25 章

脱发

头顶飘零的“落叶”

正常情况下，每人每日可脱落60～80根头发，梳头和洗头时常出现较多的脱发，这是因为已处于休止期尚未脱落的毛发受牵拉而脱落，因此无需过分紧张。但是，如果一个人每天脱落的毛发超过100根，从而引起头发稀疏，就是一种病态，称为脱发，是一种多基因遗传性疾病，男性多见。一般包括斑秃（成块状的局部头发脱落）、全秃（全部头发脱落）和普秃（大部分头发脱落）。

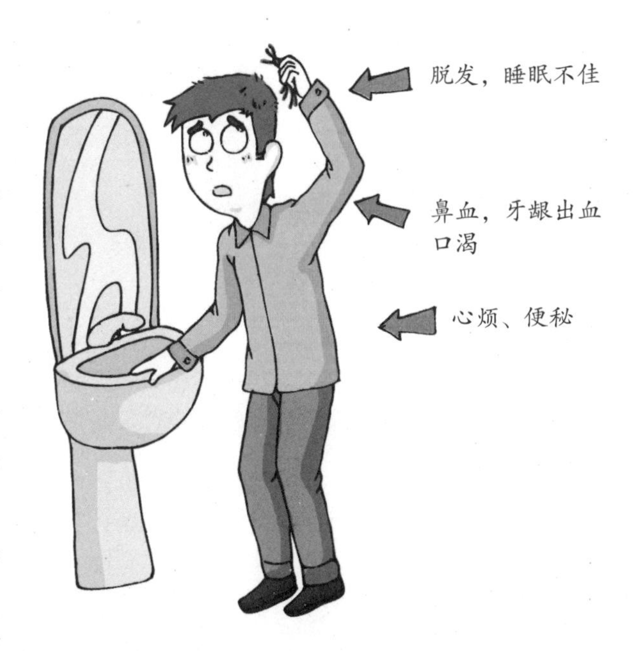

通常认为是在精神过度紧张及受到强烈刺激后发病或促进病情发展的。中医认为主要是由于外邪的侵袭或者是体内的脾、肾等脏腑功能失调，或者是精神压力过大，情绪郁闷不畅导致气血不足，不能供应头部皮肤的营养供应，就会导致头发的脱落。西医认为主要与内分泌障碍、局部发病区域的感染、营养不良、外伤、血管功能不全、遗传因素、精神因素、肠道寄生虫病等有关。

随着社会的发展和人们生活、工作和学习节奏的加快，人们承受的心理压力日益加重，人群中脱发的发病率也越来越高。脱发的病情进展过程缓慢，多在20～30岁开始发生，表现为毛发的逐渐稀疏和脱落。男性多从前额两侧开始，逐渐向头顶延伸，而且，由于皮脂分泌旺盛，部分人头发油腻，长期发展下去则毛发干枯没有光泽。

分型	特征	病因
头发突然脱落的脱发（血热型）	头发突然成片的脱落，而且头皮油腻光亮，头皮屑多还伴有瘙痒，患病时间长头发会渐渐稀疏，皮肤上出现淤点或淤斑，斑色鲜红，或伴有流鼻血、牙龈出血、吐血、便血、尿血，或者伴有心烦、口渴、便秘、小便黄赤，或者发热、腹痛的症状	主要是因为人体的阳气过剩，或者受到了外界的风热刺激，伤及了体内的阴液，造成了阴虚火旺的情况，形成了血热的病理体质，血液由于热邪的作用，运行的速度加快，导致微小血管的破裂和出血，头部的的油质增多，形成大片的脱落
伴有搔痒的脱发(血虚型)	脱发发病时间较短，头发突然成片地脱落，头皮油腻光亮，有轻度瘙痒，瘙痒如同有虫在爬行的感觉，伴发有头昏，两目干涩，面色萎黄，睡眠不佳	主要是由于热邪侵入了身体，使热邪停留在血液里，使血液的运行壅塞在头部皮肤的局部，长时间之后，耗伤津液，津液缺少就会导致血液生发之源缺乏，造成头发不能够得到足够的营养，而发生脱落
伴有胸肋疼痛的脱发(淤滞证)	脱发发病持续时间较长，头发部分或全部脱落，甚至连眉毛和胡须也都发生了脱落，长时间不能再次生长，常有头痛或伴有面色灰暗，胸肋疼痛，晚上难以入眠，女性可以发生闭经，痛经，经血中夹有血块，多呈紫黑色	主要是由于人体的气血不足，或者是年老体衰，使气血运行受阻，淤血壅塞在头部皮肤的局部，造成头发的毛孔气血不通，营养作用不能发挥，同时长时间的脾胃虚弱也会导致血液生发之源泉缺乏，造成头发不能够得到足够的营养，而发生脱落
伴有头晕耳鸣的脱发(肝肾不足)	脱发发病的时间更长，头发枯黄，稀疏脱落，甚至全秃或大面积的脱发，多伴有腰酸腿软，眩晕，耳鸣，失眠，多梦，咽干舌燥，形体消瘦，心烦热，每天下午发生潮热，小便黄，大便干结	主要是由于长时间的超负荷工作，或者在生活饮食习惯方面不规律，造成肝和肾功能的缺少，容易导致阴虚内热的身体状态，耗伤阴液和津液，使头部皮肤的营养受到严重影响，导致头发脱落

❶ 血热型　头发突然脱落

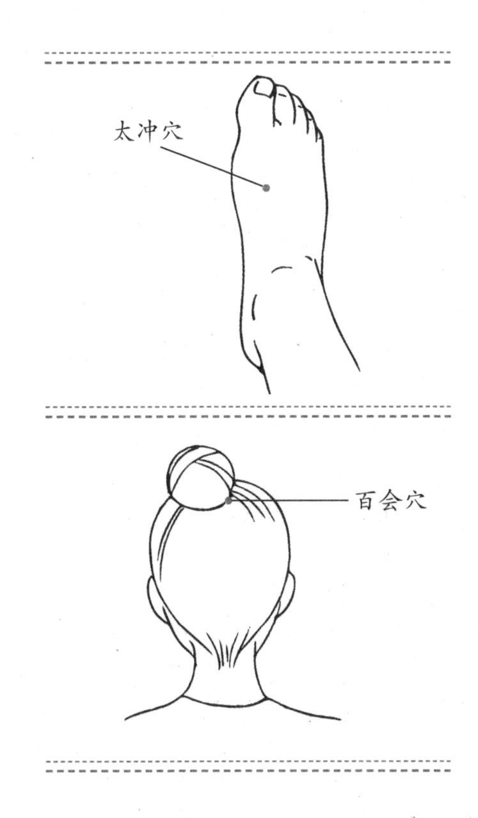

中药方剂 临床主要是选用可以滋补体内阴液的大补阴丸，来使血液冷却下来，从而减少头发的脱落，还可以根据患者的症状改用丹栀逍遥丸，这通常是出现情绪不佳，体内有虚火，从而形成相对血热的情况。

穴位按摩 选用太冲穴和百会穴。太冲穴在沿着脚拇指与食指往上，在碰到骨骼突出部分前的凹陷处，按摩时可以用拇指指端在穴位上按压，力度由轻到重，逐渐加力，直到局部感觉酸胀感为止；百会穴位于两个耳尖最高点连线与头部正中线相交的点上，按摩时可以用中指的指尖自然的弯曲，轻轻地在穴位处叩击，使穴位处有微微的疼痛感觉，持续2~3分钟。

食疗方法 可以多选用一些能够降低血液温度的食物或者食物组合，如可取鸡冠花40克、鸡蛋1只、白糖适量。将鸡冠花加水两碗，煎至一碗，去渣，将鸡蛋去壳搅匀烧开，加入白糖适量即可；还可以用茅根水炖猪皮：猪皮250克、白茅根30克、冰糖适量。将猪皮去毛洗净，加入煎好的白茅根水炖至稠粘，再入冰糖拌匀，分5次服，每日1～2次。

血热型　解热固头发

血热型脱发主要是由于热邪侵入身体，使血液的运行过快，对血管的冲击力也增大，同时也增多了头部皮肤油质的分泌，长时间会使局部的气血失养，而发生脱落。因此，冷却血液保健的关键。

脱发应采取综合性的防治方法，否则治疗起来会比较麻烦。因为血热型的脱发多与精神因素有关，所以要首先要解除思想负担，坚定治疗信心，保持思想开朗，劳逸结合，以有利于头发的生长；如果头发局部有感染的病灶，或者是由于内分泌功能失调有关者，应去除感染病灶和纠正内分泌功能失调。

注意合理的营养，有利于头发生长和保持头发的颜色和光泽，经常食用富含B族维生素及蛋白质的食物，如鸡蛋、牛奶、瘦猪肉、牛肉、鸡、鸭、花生、黄豆、豆制品及新鲜蔬菜、水果等。如果头发的油质过多，那么尤其应少吃糖类、动物性脂肪和辛辣刺激的食物；

学会科学护发十分重要，头发应经常梳理，避免用碱性强的肥皂洗头，最好选用对头皮和头发无刺激的中性或弱酸性洗发剂，对油性头发可用硫磺皂，洗发和烫发不宜过勤，烫发每半年1次为宜。洗发最好每周1次。但对于干性头发，可10～14天洗1次。洗发的水温不宜过烫，洗发后，可适当搽些发乳，以保持头发的光泽滋润。药物治疗可在医生指导下服用。一般情况下可以采用中药调理，中药以凉血、祛风为主要治疗原则。

❗ 血虚型 伴有搔痒的脱发

中药方剂 可以选择能够补充人体血液，增加头皮局部气血供应的方剂神应养真丹进行治疗。亦可以再根据实际的情况增加一些可以使头发变黑，或者是能促进头发再生的何首乌、枸杞子、桑葚子等中药。

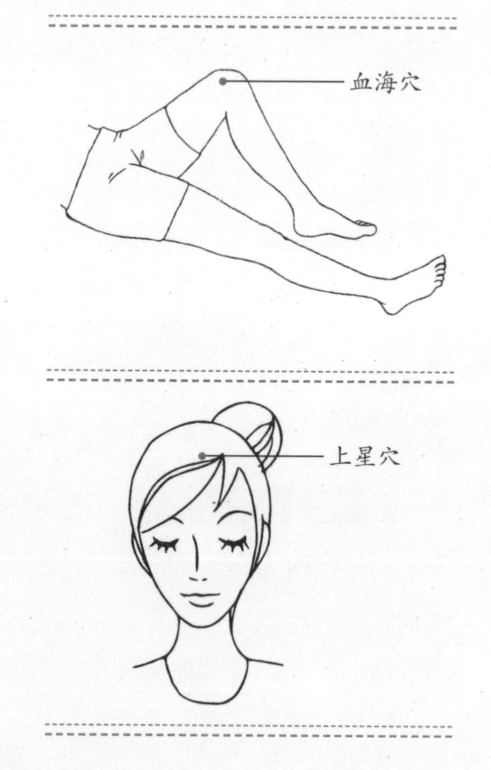

穴位按摩 选用血海穴和上星穴。当膝盖用力时，血海穴位于膝盖内侧出现的凹陷上端的部分；上星穴位于头部人体的正中线上，前发际的向上一横指的头发中。按摩时可以用中指的指尖自然的弯曲，轻轻地在穴位处叩击，使穴位处有微微的疼痛感觉，持续2~3分钟。

食疗方法 血虚型的脱发主要应该补充血液中的铁质，铁质丰富的食物有黄豆、蛋类、带鱼、虾、熟花生、菠菜、鲤鱼、香蕉、胡萝卜、马铃薯等。还可以多吃一些补充植物蛋白的食物，避免头发干枯，发梢裂开，可以多吃大豆、黑芝麻、玉米等。

血热型 补血生黑发

血虚型脱发主要是由于热邪侵入身体，热邪停留在血液里，使血液的运行壅塞在头部皮肤的局部，长时间之后，耗伤了津液，津液缺少就会导致血液生发之源缺乏，或者是脾胃功能失调，气血生发之源不足，都可以造成头发不能够得到足够的营养，而发生脱落。因此，补益气血，增强血液对头部皮肤的营养是保健的关键。

摄入足够的营养物质是防止脱发的首要问题，蛋白质是生成和营养头发所必需的重要物质，通常以肉类的食物含量较多，但在夏天由于天气闷热，人们喜欢清淡的食物，肉类食物摄取相对减少。如果人体的蛋白质供给不足，头发也就容易脱落。因此，夏天应注意对蛋白质的摄取和多吃些含铁、钙、维生素A等对头发有滋补作用的食物，如牛奶、鸡蛋、瘦肉、鱼类、豆类及豆制品、芝麻等。

头发的脱落与外界的环境因素关系密切，夏季阳光强烈，紫外线直射头部，热辐射对人体头部皮肤产生很强的刺激，造成头发的损伤脱落，而且长时间的阳光照射会使头部的津液很快散失，使头部局部的气血失养，加剧血虚的症状，所以夏季应避免太阳对头部的照射，少到阳光下活动。外出时，最好戴遮阳帽或撑遮阳伞。

❗ 淤滞型 伴有胸肋疼痛的脱发

中药方剂 可以选择能够调理肝功能，从而舒畅身体气机，促进血液循环的逍遥散配合通窍活血汤进行治疗，还可以加一些活血，并能促进头发生长的中药，如何首乌、枸杞子、天麻、女贞子等。

穴位按摩 可以选用膈俞穴和风池穴。膈俞穴在肩胛骨下端突出脊骨的高度，左右各往外侧二指宽度处；风池穴位于在颈项后两侧大筋两旁的凹陷中。按摩时可以用拇指或者中指按住穴位所在的位置，坚持不动半分钟到1分钟，然后缓慢地按揉，至局部有强烈的酸胀感为度。

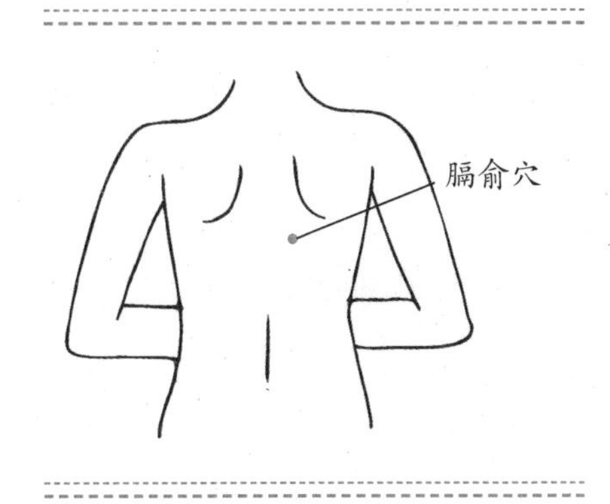

食疗方法 淤滞型的脱发应该多吃含碱性物质的新鲜蔬菜和水果。脱发及头

发变黄的因素之一是由于血液中有酸性毒素，原因是体力和精神过度疲劳，长期过食纯糖类和脂肪类食物，使体内代谢过程中产生酸毒素。肝类、肉类、洋葱等食品中的酸性物质容易引起血中酸毒素过多，所以要少吃。

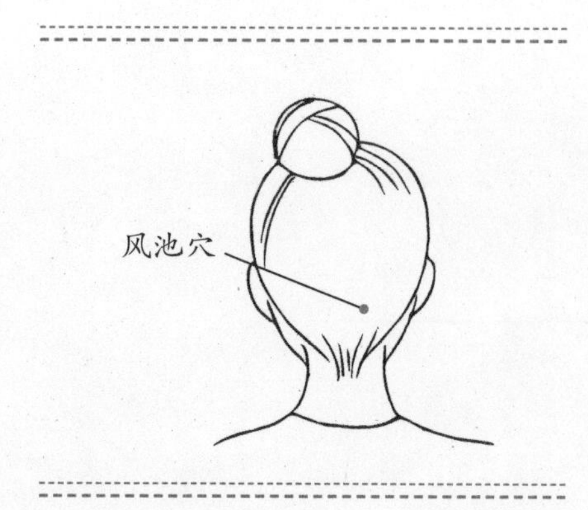

淤滞型 祛淤生黑发

淤滞型的脱发主要是由于人体的气血不足，或者是年老体衰，气机不通畅，无力推动气血正常的运行，从而形成淤血，壅塞在头部皮肤的局部，造成了头发的毛孔气血不通，营养作用不能发挥，同时长时间的脾胃虚弱也会导致血液代谢不利，加剧淤血的形成，造成头发不能够得到足够的营养，而发生脱落。因此，本型的保健关键是促进血液的正常循环，通畅头皮局部的气血运行。

梳理头发不但是美化仪容的重要内容，而且还能够有效的改善局部淤血状态，经常梳头能滋养头皮、防止和治疗脱发，有些人甚至还能因此白发变黑。中医认为，人体中的十二条经脉，皆上会于头部，这些经脉起了运行气血、濡养全身、抗御外邪、沟通表里上下的作用。用梳子梳理头发，会经过一些重要的穴位，疏通血脉，使气血流畅，从而改善头部毛囊下末梢的血液循环，防止脱发症状的加剧。可以坚持每天梳3次头，清晨起床用厕及漱洗完毕后，用10分钟时间梳头。前后左右，顺梳逆梳，从额到颈梳理；由轻到重，由慢到快，直到感觉轻松舒服。午饭后和晚上临睡前，依照早晨的方法再进行重复。

另外，医学家还发现，如果夏天过多食用冰棍、冰淇淋等冷饮，也会加重淤滞的症状，头发容易脱落。因此，在盛夏即使很口渴，也不要过多的食用冰棍、冰淇淋等冷饮，正确的方法是多喝些白开水。

❗ 肝肾不足型 伴有头晕耳鸣的脱发

中药方剂 选择可以补益肝肾功能，促进头发生长的方剂来治疗，一般选用七宝美髯丹。还可以再加一些补益肝肾，缓解腰酸腿软的症状，如杜仲、枸杞子、锁阳、茯苓等中药，或者配合六味地黄丸、金匮肾气丸等中成药。

穴位按摩 选用肝俞穴和涌泉穴。肝俞穴是从肩胛骨下端的背骨高度起，往下找两节背脊骨后，各在其左右外侧二指宽处；涌泉穴位于弯起脚指时，脚中指与无名指的骨骼间凹陷的部分。肝俞穴宜用点压的方法，在穴位的局部缓缓用力，到局部有酸胀感为度，在涌泉穴处可以用手掌沿脚掌进行擦动，使热感沿涌泉穴向身体内传导。

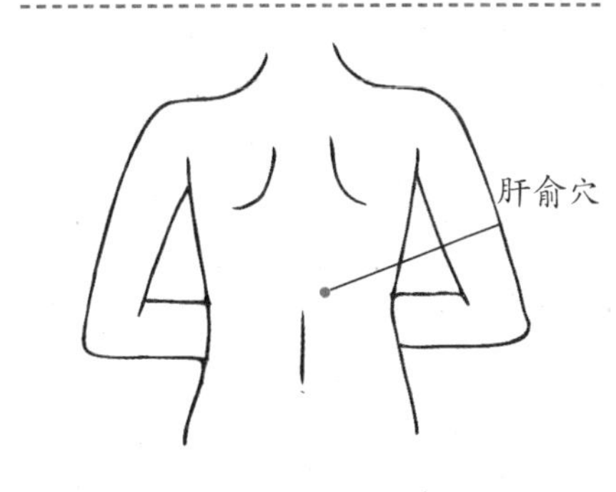

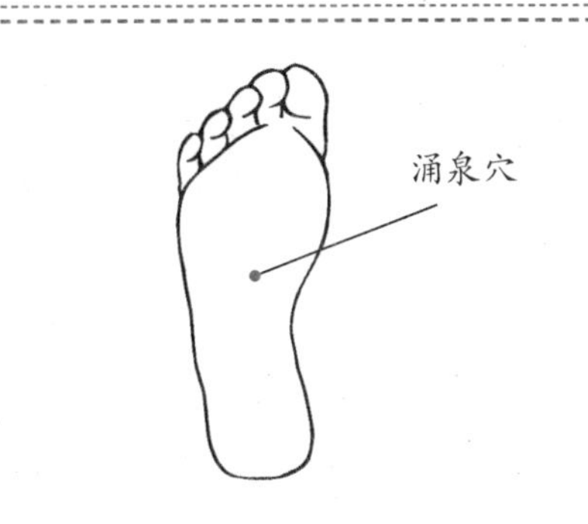

食疗方法 头发的光泽与肝肾功能有关，多补充碘质可以增强肝肾功能，补碘还能增强甲状腺的分泌功能，有利于头发健美，可多吃海带、紫菜、牡蛎等食品，此外多吃鲜莴苣、卷心菜、黑芝麻等补充维生素E的食物，可以抵抗毛发衰老，促进细胞分裂，使毛发生长。

肝肾不足型 补虚长黑发

肝肾不足型脱发主要是由于长时间过于劳累的工作，或者在生活饮食习惯不规律，造成了肝和肾的功能的降低，导致体内阴虚内热的体质状态，耗伤阴液和津液，使头部皮肤的营养受到严重影响，导致头发的脱落。因此本型保健的要点是补益肝肾，增强营养。

肝肾功能的恢复应该从注意生活细节出发，慢慢地进行调理，并且要做到持之以恒，要保持心情舒畅，精神愉悦，情绪的激动造成肝功能的过于旺盛，加速头发的脱落，毛发的主要成分是甲硫氨基酸和胱氨酸，当这两种氨基酸缺乏时也会造成脱发。为此，应注意摄入富含铜、铁、氨基酸的食物，富含铜的食物有动物肝、肾、核桃、榛子等。富含铁的食物有动物肝、蛋等。富含这两种氨基酸的食物有芝麻、核桃、花生等。不要熬夜，注意劳逸结合，工作之余注意休息。

控制洗头次数。一般每周2次即可，同时要选择洗涤效果好而刺激性小的洗发剂，不应经常使用不脱色染发剂(氧化染料)，因为这类产品会漂淡头发色泽及损害角质素蛋白质，要有耐心，毛发生长是一个缓慢的过程，一般需要3~6个月或更长的时间。因此患者一定要配合医生的治疗，持之以恒，才能达到满意的疗效。

第 26 章

鼻炎
不断爆发的喷嚏

鼻炎指的是鼻腔内的粘膜和粘膜层的炎症反应持续数个月以上；或炎症反复发作，间歇期内粘膜也不能恢复正常的症状，属于中医学中的“鼻窒”、“鼻槁”的范畴。多数鼻炎病人都有鼻塞、流鼻涕、嗅觉不灵敏等症状。

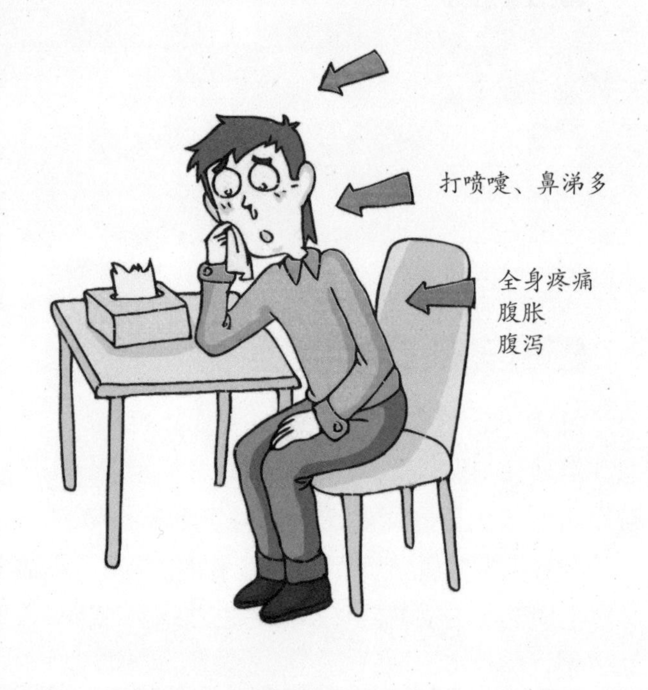

鼻炎一般可以分成急性、慢性和过敏性三种。中医认为鼻功能与肺关系至关密切，急性鼻炎一般是由于风寒邪气侵袭人体，使肺的宣发功能受到影响，或者是风热邪气使肺脏受到热毒的损伤，导致鼻部的经脉淤阻，使鼻窍阻塞，产生鼻炎。慢性鼻炎主要是由于肺和脾功能失调而虚弱，或者是由于外邪滞留于鼻窍时间过长，导致鼻炎反复发作；还有就是过敏性的鼻炎，是由于感受了花粉、粉尘等过敏源的刺激，风寒之邪乘虚侵入鼻窍而使鼻窍阻塞，发生鼻炎。

鼻炎的发病年龄以青少年为主。本病与局部和全身因素都有关系，鼻腔用药不当或者用药过久也是重要的影响因素之一。全身因素与长期的慢性疾病、内分泌失调、情绪不稳定、生活和工作的环境因素也都有关系，此外在治疗过程中还应该先做鼻部的检查，排除一些器质性的病变，确定是不是需要手术治疗。

分 型	特 征	病 因
流清鼻涕的鼻炎（风寒型）	主要表现为鼻塞较重，经常连连打喷嚏，鼻涕很多而且十分清稀，说话时鼻音重浊，经常伴发有头痛、全身疼痛、不出汗、怕冷，脉膊跳动较快	主要是由于风寒外邪侵入体内，使肺宣发体内气机的功能受到寒邪的抑制，鼻窍是否通畅与肺脏功能有非常密切的关系，肺部气血运行如果变得缓慢，就会影响鼻窍的通气，而且不能制约鼻涕，导致鼻涕不自主的流出来
流黄鼻涕的鼻炎(肺热型)	鼻塞而且鼻腔内发干，有时症状严重而有时症状减轻，或者鼻腔里发痒感觉通过鼻腔的气流是热的，鼻涕很少而且质地是黄稠的，伴有发热怕风，头痛咽喉疼痛，口渴喜欢喝水的症状	主要是由于风热的邪气侵入体内，或者是体内其他脏腑的病变，造成宣发气机的功能过于旺盛，形成肺热的病理状态，鼻窍受到火热邪气的侵袭，鼻窍里的津液受到耗伤，使鼻腔通气的功能受到损伤，导致鼻干等症状的产生
伴有乏力的鼻炎（脾虚型）	鼻塞时轻时重，或白天轻晚上重，鼻涕粘稠而稀，遇到寒冷刺激会加重，头晕头发沉，而且有时鼻腔发痒并有闷胀的感觉，喷嚏频频发作，声音低微，倦怠食欲差，腹胀、腹泻	主要是由于脾胃的功能失调或者是长时间的劳累，造成身体内气血产生的源泉的不足，或者消耗体内的正气，使外邪乘虚而入，侵犯鼻窍，津液停聚在鼻子的局部，形成阻塞
鼻部感觉阻塞的鼻炎（血淤型）	主要表现为鼻甲部位的肿胀，而且颜色呈暗红色，鼻子中经常流出混浊的鼻涕，鼻部感觉到阻塞，并会持续很长一段时间，嗅觉会变得迟钝不灵敏，同时会伴有头部的胀痛或者刺痛，听力逐渐减退	主要是由于鼻部受到外伤，或者体内的气血运行不畅，导致鼻部出现淤血的病理产物，淤血不能很快的被组织吸收，停留在局部侵袭鼻窍，而形成鼻塞，流鼻涕等鼻炎的症状

❶ 风寒型 流清鼻涕的鼻炎

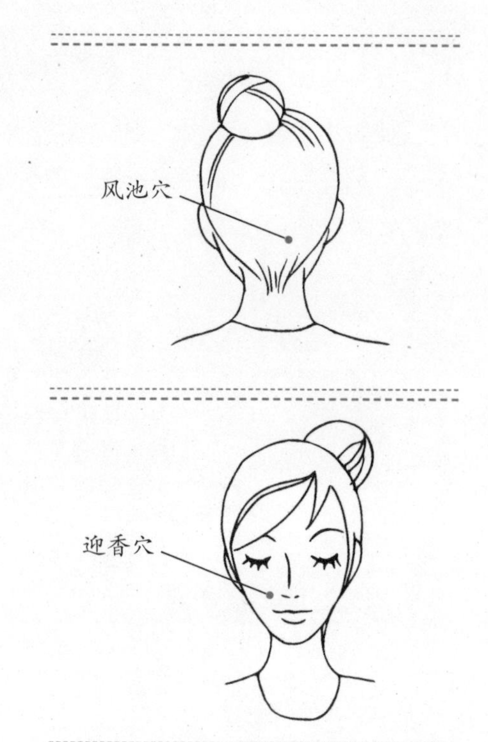

中药方剂 主要应用可以祛除外界寒邪，又能清利体内湿邪的小青龙汤。如果流鼻涕的症状比较明显，则可以选择能够补益肺气、通利鼻窍的温肺止流丹；如果鼻粘膜苍白，或者出现肿胀可以加桂枝来缓解症状。

穴位按摩 取风池穴和迎香穴进行按摩。风池穴位于在颈项后两侧大筋两旁的凹陷中，按摩时可按住此穴所在的陷窝，坚持不动半分钟到1分钟，然后缓慢地按揉，至局部有强烈的酸胀感为度；迎香穴在与鼻翼边缘相平，旁开一横指的凹陷中，可以用中指的指腹，按住穴位局部，至有酸胀的感觉向鼻子里传导为佳。

食疗方法 可以选择一些散寒通鼻窍的食疗方案，如用豆豉10克，煮汤，去渣，加入红糖10克，趁热饮用，还可以用生姜6片，葱白6段，共同煮汤，加红糖适量，趁热饮用，这些都具有通鼻窍散寒邪的功效。

风寒型 祛寒治鼻炎

风寒型的鼻炎主要是由于风寒外邪侵入体内，使肺宣发体内气机的功能受到抑制，鼻窍是否通畅与肺脏功能有非常密切的关系，肺部的气血运行如果变得缓慢，就会影响鼻窍的通气，而且不能制约鼻涕，导致鼻涕不自主的流出来，或者是能够引起鼻腔过敏反应的寒性物质随着风寒邪气侵入鼻腔，直接引起一系列的炎性症状。因此，此型的保健关键就是邪除风寒邪气，温暖身体，消除能够过敏的因素。

要注意在冬季的养生和保健，因为在冬季气候寒冷的时候，或者是秋冬交替，气温起伏变化较大，昼夜温差悬殊的时候，都是寒邪旺盛，容易引发感冒等疾病时候，而感冒是加剧鼻腔炎性反应的重要诱发因素，因此冬季急性鼻炎流行期间，要注意尽量不去公共场所，外出时要加戴口罩，避免寒冷的气体直接刺激鼻腔，要注意养成规律的生活起居习惯，在工作、学习之余适当地进行体育活动，加强呼吸道的防御能力，增强肺活量。平时注意工作和生活环境的卫生，尤其是空气要定时更新，也可以在屋内经常用食醋熏蒸。

积极查找引起鼻炎发作的过敏源，一般寒性的过敏源主要包括寒冷的风、凉水等，因此要注意隔离病人与过敏源，保持鼻腔不受刺激。

❗ 肺热型　流黄鼻涕的鼻炎

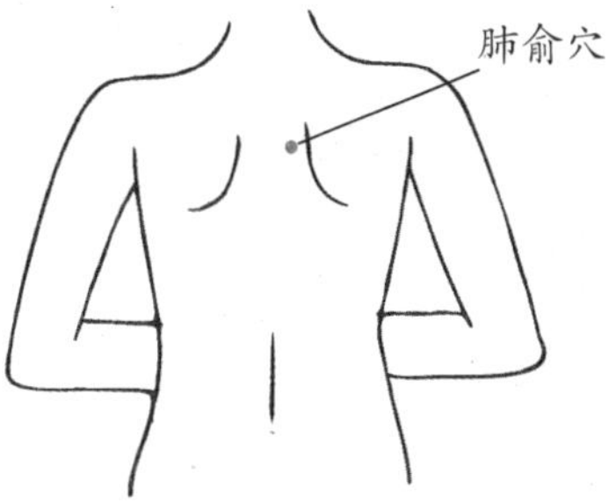

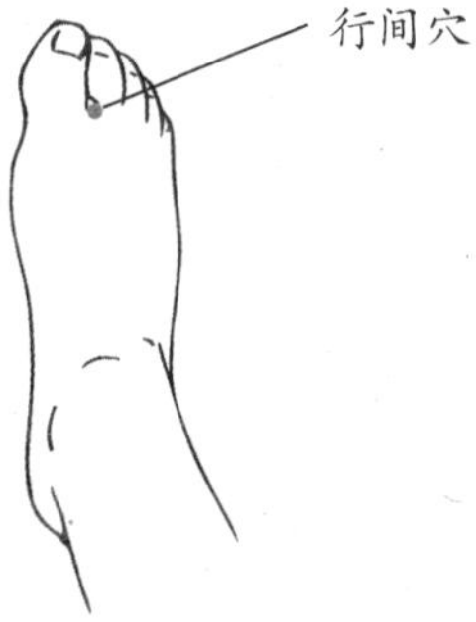

中药方剂 可以选择疏散热邪，通畅鼻窍的苍耳子散治疗。如果热邪较重，流黄鼻涕的症状比较明显，可以加银花、蒲公英、大青叶等；如果出现头痛加川芎、蔓荆子；咳嗽并且痰多加川贝、前胡、天竺黄等中药。

肺俞穴

穴位按摩 可以选择使用肺俞穴和行间穴。肺俞穴在后背部，平肩胛骨内缘相平的脊椎骨左右各二横指处；行间穴在脚拇指与脚食指的根部的交会之处。可以在穴位的局部进行较用力的按压法，注意要逐渐用力，也可以用拇指和食指捏起穴位局部皮肤，再缓慢的放下，直到皮肤局部出现红色淤血点为度。

行间穴

食疗方法 要选择能够祛除局部热邪，开通鼻塞症状的食物组合，如可以用菊花10克、茉莉5克，用开水泡开，饮用，或者用这两位中药煎沸时，蒸出的蒸气熏鼻窍，能起到通利鼻窍的作用，还可以用新鲜柠檬1只，切成片，取2片，加冰糖少许，沸水冲泡，代替茶时常饮用，也可以起到类似的作用。

风寒型　泻热治鼻炎

肺热型鼻炎主要是由于风热的邪气侵入体内，或者是体内其他脏腑的病变，造成肺部的热邪旺盛，宣发气机的功能过于旺盛，形成肺热的病理状态，鼻腔之内受到火热邪气的刺激，耗伤鼻腔里的津液，鼻腔内过于干燥，使鼻腔通气的功能受到损伤，导致鼻干等症状的产生。因此本型的保健关键是滋润鼻腔，防止过度的干燥刺激。

要注意环境卫生，避免灰尘积聚和细菌的滋生，最好能够在每个星期中，用热水清洗枕头、被褥，避免过度刺激的味道，如蚊香、烧香、油漆、清洁剂等，在家中应避免饲养猫、狗、鸟、兔、鼠等宠物。应尽可能限制户外活动，尤其是接触花草或者腐烂的树叶，以及柳絮和法桐上果毛，外出时可以带口罩，或者可以到过敏原较少的海滨。

保持心情愉快，情绪上应适度的调适，避免剧烈的情绪波动，避免洗冷水澡、淋雨、早晨游泳、或冷天游泳，最好在体能较好时，及夏天午后才可游泳。

此外还可以运用一些养生的方法，用来缓解鼻炎的症状，如洗脸不用热水，用冷水，用手心盛自来水管放出来的冷水，捂在鼻子上，把冷水吸进鼻孔里，而后擤出来，再盛水吸进去，再擤出来，连续几次，每天坚持。应做规律而渐进的运动，如登山、健行、跑步、韵律舞或打球，频率保持在一周3次较好。

❶ 脾虚型 伴有乏力的鼻炎

中药方剂 可以选择能够恢复脾胃运化水湿功能，从而通利鼻窍的参苓白术散进行治疗。如果在暑天的时候症状发作严重，则可以加藿香、佩兰、香薷用芳香类的中药来化去湿邪；如果有受寒症状严重的病人可以酌情加荆芥、细辛来祛寒邪。

穴位按摩 主要可以选择足三里穴和下脘穴进行治按摩。足三里穴位于胫骨的外侧筋肉的起端，膝盖往下四横指，胫骨前缘外侧一中指按压时的凹陷处；下脘穴位于上腹部正中线上，肚脐的正中央向上二横指的位置。两个穴位都可以用点按法，或者是按揉法，在穴位局部用较轻手法进行摩动，使穴位处有热感沿穴位向身体内部传导。

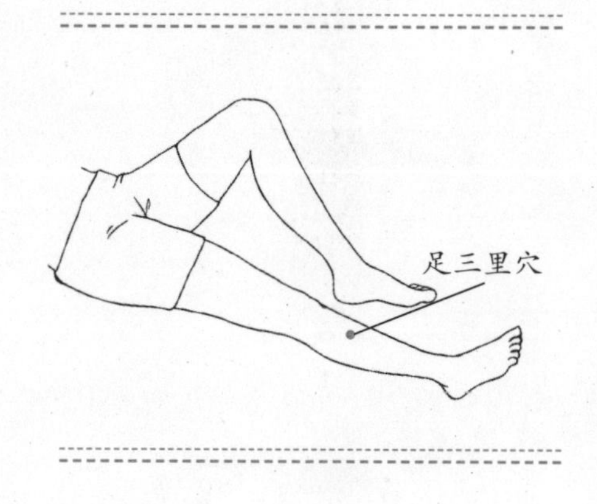

食疗方法 可以选择能够补益脾胃功能的膳食来帮助鼻炎的恢复，如用

新鲜椰子肉150克，榨汁；黑枣20枚，去核；鸡肉200克，切成块；枸杞子50克，洗净，同碗一起隔水蒸熟，加调味品后食用，可以补益脾胃，通利鼻窍，此外，还可以吃一些健脾的食物，如大枣、海参、南瓜等。

下脘穴

脾虚型 补脾治鼻炎

脾虚型鼻炎主要是由于脾胃功能失调或者是长时间的劳累，造成身体内气血产生地源泉不足，或者消耗体内的正气，使外邪乘虚而入，侵犯鼻窍，鼻腔内不能受到很好的营养，津液停聚在鼻子的局部，形成阻塞。因此，本型的保健关键就是补益脾胃功能，增加鼻腔内的营养供应。

保健应该立足于建立起良好的生活饮食习惯，饮食应该以营养丰富的食物为主，包括富含蛋白质多的食物，如鱼、牛乳、蛋、大豆、肉等与谷类食物，还可以配合一些中药的药粥，如黄芪粥、党参粥、红枣粥、山药粥等。应该避免烟酒、巧克力、核桃、鱼干等食品。此外，要注意足部的保暖，脾虚的病人一般手脚都会发凉，睡觉时脚部更加容易着凉，因此建议在睡眠时可以穿着厚袜子。要避免过度疲劳或者长时间的熬夜，尽量保证睡眠充足，适当地做一些循序渐进的运动，以保持旺盛的体力，增加脾胃功能。还可以在鼻腔的局部有一些药物来增强腔内的营养供应。可以用香油，就是普通的食用香油，每天3~5次，每次5滴左右，滴入鼻内。注意鼻塞严重时不要滴，可变换一下身体的位置，等待鼻子通气后再滴，滴前将鼻涕擤干净，持之以恒，能取得良好的效果。

❶血淤型 鼻部感觉阻塞的鼻炎

中药方剂 在临床当中可以选用鼻通宁滴剂，这是一种由鹅不食草、辛夷所组成的滴液，具有通窍开塞，消炎解毒的功效，对于气滞血淤型的鼻炎有很好的疗效，此外，还可以选用血府逐淤汤，配合苍耳子、辛黄等中药进行治疗。

穴位按摩 可以选用膈俞穴和迎香穴。膈俞穴在肩胛骨下端突出脊骨的高度，左右各往外侧二指宽度处；迎香穴在与鼻翼边缘相平，旁开一横指的凹陷中。可以用中指的指腹，按住穴位局部，至有酸胀的感觉向鼻子里传导为佳。

食疗方法 可以选择能够促进体内血液循环的食物组合，如桃仁桂鱼，取桃仁6克、泽泻10克、桂鱼100克。将桂鱼去鳞、腮、内脏，与桃仁、泽泻一起，加入葱、姜等佐料，一同炖熟。然后吃鱼喝汤，还有刀豆壳散，用老刀豆壳适量，将老刀豆壳焙干研末，每次10克，用黄酒调服，可连用5天。

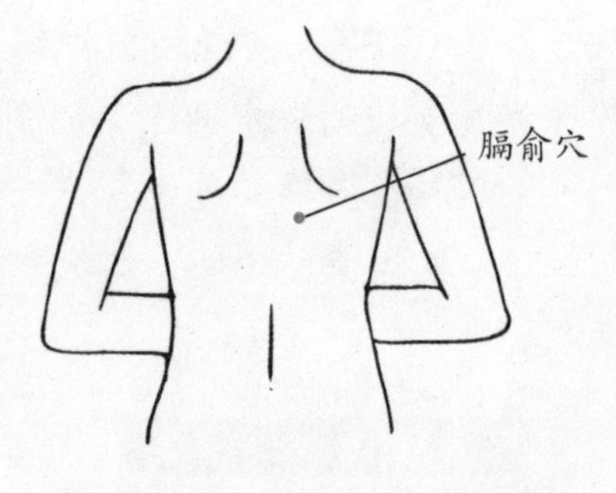

脾虚型 活血治鼻炎

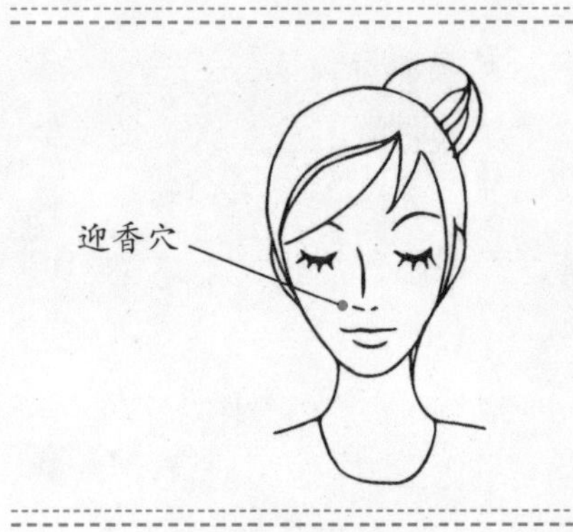

血淤型的鼻炎的发生主要是由于鼻部受到外伤，或者体内的气血运行不畅，导致鼻部出现淤血的病理产物，淤血停留在局部侵袭鼻窍，而形成鼻炎的症状，因此，促进鼻部的血液循环，改善鼻部的营养供应是保健的关键。

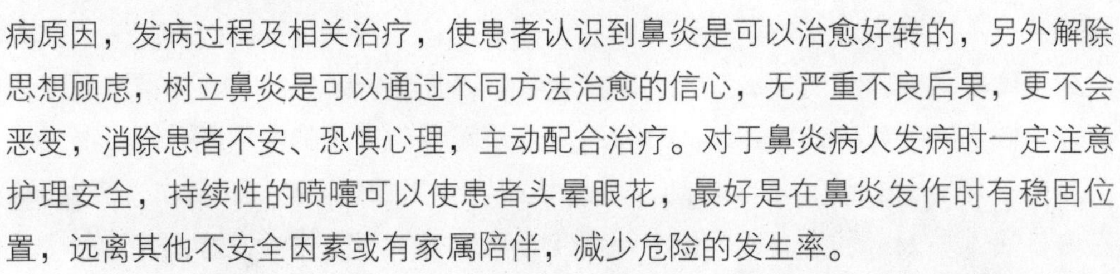

首先为患者进行心理疏导，解释发病原因，发病过程及相关治疗，使患者认识到鼻炎是可以治愈好转的，另外解除思想顾虑，树立鼻炎是可以通过不同方法治愈的信心，无严重不良后果，更不会恶变，消除患者不安、恐惧心理，主动配合治疗。对于鼻炎病人发病时一定注意护理安全，持续性的喷嚏可以使患者头晕眼花，最好是在鼻炎发作时有稳固位置，远离其他不安全因素或有家属陪伴，减少危险的发生率。

预防上呼吸道感染，在流感时期可烧醋熏居室，保持室内空气新鲜，必要时服用药物预防。许多人往往认为得了感冒，服药治疗就行了，至于医生嘱咐的其他注意事项全没放在心上，如有些老年人患感冒后仍坚持锻炼，这样一来，给病体带来更多的负担，使本来就易发生的并发症很快便表现出来。为了促使感冒早日痊愈及预防并发症的发生，除药物等治疗外，还应给予很好的护理。

患病时，应适当休息，多饮开水，进食易消化的食物；鼻塞时，不可强行擤鼻，或捏住双侧鼻孔擤鼻，以防引起中耳炎，坚持锻炼身体，增强体质，在秋末冬初可增强身体御寒能力，如果持之以恒，定可收到良好效果。

第 27 章

牙痛
疼起来真要命

牙痛是指以牙齿及牙龈红肿疼痛为主要表现的病症，主要的症状是牙龈红肿、遇到冷热刺激后疼痛加剧、面颊部肿胀。西医认为牙痛大多是牙龈炎、牙周炎、龋齿（蛀牙）或折裂牙而导致牙髓（牙神经）感染产生的。

头痛
疼痛剧烈
牙龈红肿
牙龈流脓
牙齿松动
害怕风寒

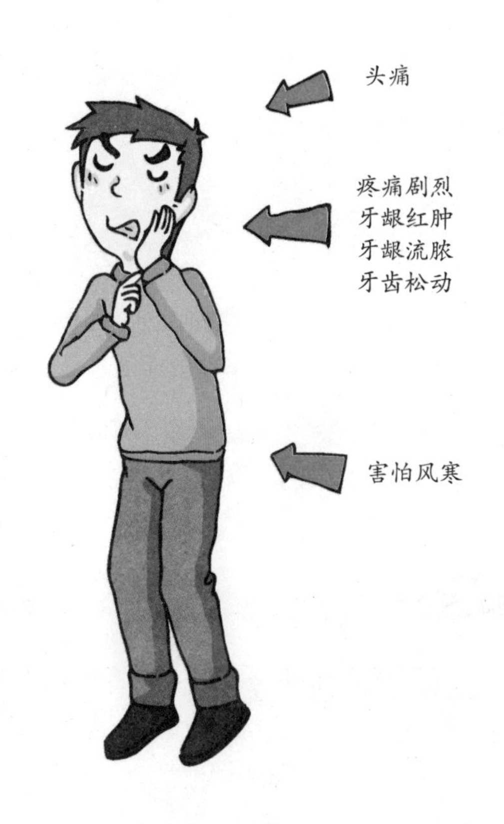

中医认为引起牙痛的原因是多方面的，并且与肾和胃关系最为密切。主要分别外因和内因两个方面，急性的牙痛主要是由于感受外邪引起的，常表现为牙痛十分剧烈，而且呈阵发性发作，遇到风发作或有加重的趋热，遇冷疼痛减轻，受热则疼痛加重，牙龈红肿等是风火牙痛；如果是隐隐作痛，程度较轻，午后和夜间加重，牙龈多不红肿，常出现牙齿松动、咬物无力而且疼痛加剧的是内因引起的牙痛，多数与肾虚有关；如果伴随着有大便秘结、口臭等症状则提示是由于胃火引起的牙痛。

牙痛是口腔疾患中最常见的症状，在治疗和预防的过程中应该注意口腔的卫生和保健，定期做洗牙等口腔清洁；注重饮食平衡，定时补充人体所需的维生素C等微量元素，如果发现了牙痛，长时间不能缓解就要到口腔诊所进行诊断和检查，如果是蛀牙则应该及时进行相应的治疗。

分型	特征	病因
剧烈的牙痛（胃火型）	牙痛疼痛比较剧烈，牙龈和颜面部红肿，或者牙龈流脓、牙龈出血，有时张口困难，同时可伴发有头痛、口渴、口臭、尿少、便秘、发热等症状	主要是由于人体脾胃功能的失调，使火热积聚在胃的局部，长时间形成潜伏的火邪，胃的经脉中有潜伏的火邪，容易与外界的风热邪气相互引发，导致亢盛的病理状态，沿着经脉向上侵入到牙齿，产生疼痛
隐隐作痛的牙痛（虚火型）	牙齿隐隐作痛，程度较轻，午后和夜间可能加重，牙龈多不红肿，常出现牙齿松动、咬物没有力量而且疼痛加剧，或者牙龈出血。全身可伴有腰酸、头晕、口干咽燥等症状	主要是因为年老体衰，或者是脾胃功能失调，使肝和肾功能出现减退，中医认为牙齿是否坚硬健康，跟肾的关系至关密切，如果肾功能由于气血不足而失去营养，就会导致虚火沿经脉向上传导，侵袭牙龈，产生疼痛和牙齿的松动
遇寒加重的牙痛（风冷型）	牙痛呈阵发性，遇到风寒的刺激发作或者症状加重，遇到温热刺激疼痛会减轻，牙龈肿或者不肿，全身可伴有害怕风寒、无汗、头痛、鼻塞声重	主要是外界的风邪和寒冷刺激直接侵袭到牙齿局部的经脉，使牙龈的神经受到比较强烈的刺激，局部的感觉变得异常敏感，从而产生疼痛，所以才会有喜欢温热刺激的特征

❶ 胃火型 剧烈的牙痛

中药方剂 可以选择能够清泻胃中的火邪，冷却血液，并且解除疼痛的清胃散进行治疗。如果先天的体质不强，身体的阴液不足，形成阴虚而热体质的病人，可以改用玉女煎加上地骨皮、玄参等中药进行调治效果会更好。

穴位按摩 可以选择内庭穴和合谷穴治疗按摩。内庭穴位于脚食指与脚中指根部，脚指分支的部分；合谷穴在拇指与食指中间，骨头根部前的位置。两个穴位都可以用掐法进行按摩，即用拇指和其他四指在穴位处相对用力，以拇指用力在穴位处掐压，直到局部有酸胀的感觉。

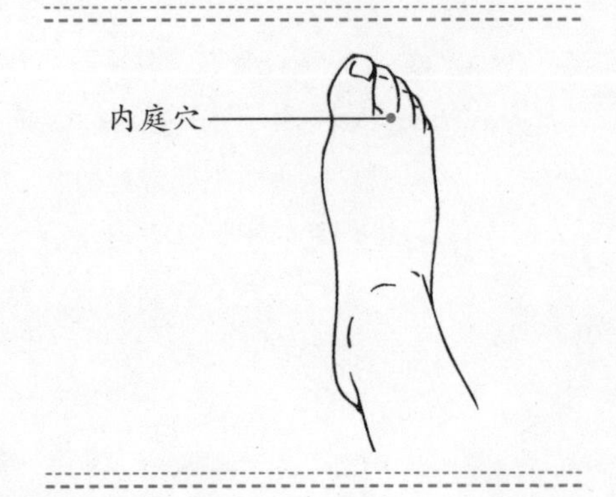

食疗方法 应多吃一些可以滋阴益胃、降火止痛的食物，如皮蛋腐竹粥，用皮蛋2个、水发腐竹60克、咸瘦猪肉100克、大米适量煲粥，连吃2~3天，就可以有效地缓解疼痛的症状；也可以选用绿豆鸡蛋糖水，绿豆100克、鸡蛋3个、冰糖适量，将绿豆捣碎，用水洗净，放锅里加水适量，煮至绿豆烂熟，把鸡蛋打入绿豆汤里，搅匀，稍凉后一次服完，连服2~3天。

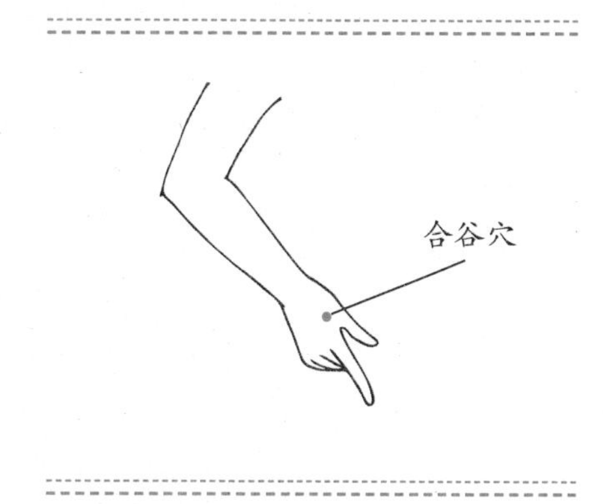

胃火型 泻火止牙痛

胃火型的牙痛主要是由于人体脾胃功能的失调，使火热积聚在胃的局部，长时间形成潜伏的火邪，胃的经脉与牙齿的关系非常紧密，并且是相互联络通畅的，胃中潜伏的火邪，容易与外界的风热邪气相互引发，导致亢盛的病理状态，沿着经脉向上侵入到牙齿，产生疼痛。因此，本型的保健关键是清除胃部的火邪，通畅经脉化除淤滞。

胃火的病人应该饮食节制，太过热气的东西少吃，甜腻的食物少吃，饮食上应增加黄绿色蔬菜与时令水果，以补充维生素和无机盐的不足，少吃腌制、熏制、油煎食物，还有辛辣性质的食物，因为这些食物都会诱发胃部的火邪；注意定时和定量地进餐，不能暴饮暴食，还要改正不良的嗜好，不吸烟，不酗酒，尤其是大量的饮酒，很容易造成胃粘膜的损伤，从而形成胃火的体质，并且适当注意口腔卫生。轻微胃火盛者，好像永远吃不饱，其实是胃热给大脑的错觉，因此不能一味的进食，以免导致加剧胃火的症状。可以少量地用冰镇开水或冷饮缓慢地服用，以降低胃中的温度。

胃火型的牙痛应该与三叉神经痛加以区别，以免延误病情，三叉神经痛特征是一阵一阵的剧烈疼痛，疼痛时间一般不超过5分钟，漱口、刷牙、洗脸、谈话时可激发疼痛，如果出现这样的症状，就应该针对三叉神经痛的治疗方法进行治疗，否则效果不佳，只能延长病人的痛苦。

❗虚火型 隐隐作痛的牙痛

中药方剂 可以选用滋补体内阴液，增加肾阴，从而降火止牙痛的知柏地黄汤进行治疗。如果同时伴发出现腰痛的症状，可以加一些强壮腰背气血中药，如杜仲、枸杞、锁阳等；如果同时出现眼睛干涩的症状，可以加菊花等治疗。

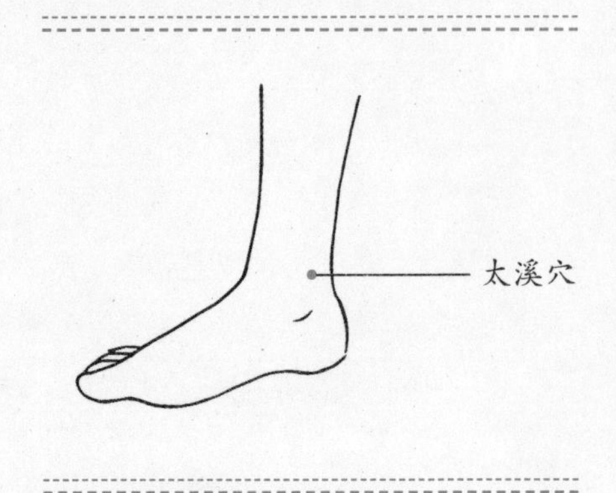

穴位按摩 主要选择太溪穴和复溜穴。太溪穴位于足踝内侧，足内踝尖的最高点与跟腱连线中间的凹陷中；复溜穴在足踝内侧后方的凹陷处起，上方两横指宽度处。按摩时可以从复溜穴处开始以拇指用力推向太溪穴处，用力均匀，反复操作2~3分钟，直到局部有酸痛的感觉为度。

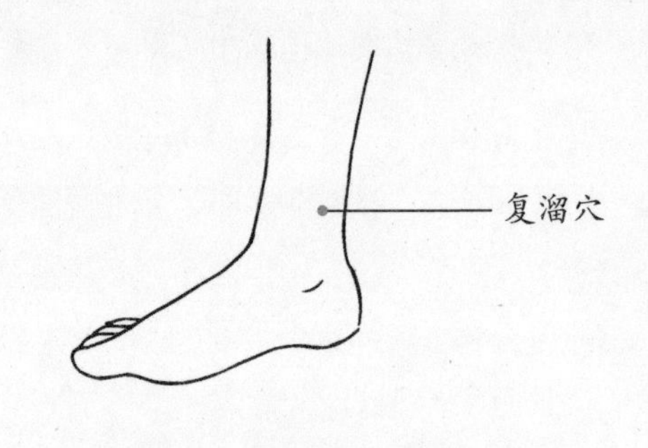

食疗方法 主要选择一些可以滋补阴液，从而降低火邪的食物，可以多吃些高蛋白、富含维生素的食物，如豆制品和蔬菜、水果等，也可以制作一些配餐，如用苦瓜1个，捣烂如泥，加白糖调匀，两小时后将水滤出，连续服用3天，或者用荸荠、生藕、鲜茅根，水煎，取汁饮用，一日数次也对牙痛有很好的疗效。

虚火型 补虚止牙痛

虚火型牙痛主要是因为年老体衰，身体的各个脏腑功能逐渐减弱，或者是脾胃的功能因受到损害而失调，肝和肾功能出现减退，中医认为牙齿是否坚硬健康，跟肾的关系至为密切，如果肾的功能由于气血不足而失去营养，就会导致虚火沿经脉向上传导，侵袭牙龈，产生疼痛和牙齿的松动，并且疼痛不止，持续很长时间得不到缓解。因此，本型的保健关键在于补益肝肾功能，滋润营养局部的经脉。

虚火型的牙痛易在夜间发作，疼痛较白天剧烈，常导致无法入睡，尤其在吃较硬食物或遇甜酸冷热时，疼痛会加剧，同时中老年人有时会因为牙龈萎缩和牙根暴露，也会有酸痛的感觉，如果出现牙洞，可以用新鲜大蒜头去皮，捣烂如泥，填塞于龋齿洞内；也可以取云南白药适量，用温开水调成糊状，填于龋齿洞内，或涂于牙周及齿龈部位；另外也可用风油精涂在疼痛的地方，或连续用防酸性的牙膏刷牙等，均会使疼痛缓解，继而消失。

还可以配合牙部的保健体操，早晨醒来后，先不说话，闭目叩齿数次，一般以30次为佳。然后用舌头贴着上下牙床、牙面来回搅动几次。当感觉有津液（唾液）产生时，不要咽下，继续搅动，等唾液渐渐增多后，开始用唾液漱口30次左右，患牙一侧着重多漱几回。

❗ 风冷型　遇寒加重的牙痛

中药方剂 可以选择能够疏解风邪、发散体表寒气、解除牙痛的川芎茶调散进行治疗。如果症状比较严重可以配合荜拨，也可以外用牙痛散；如果头痛，可以加中药藁本、细辛；如果有感冒的症状，也可以改用荆防败毒散进行治疗。

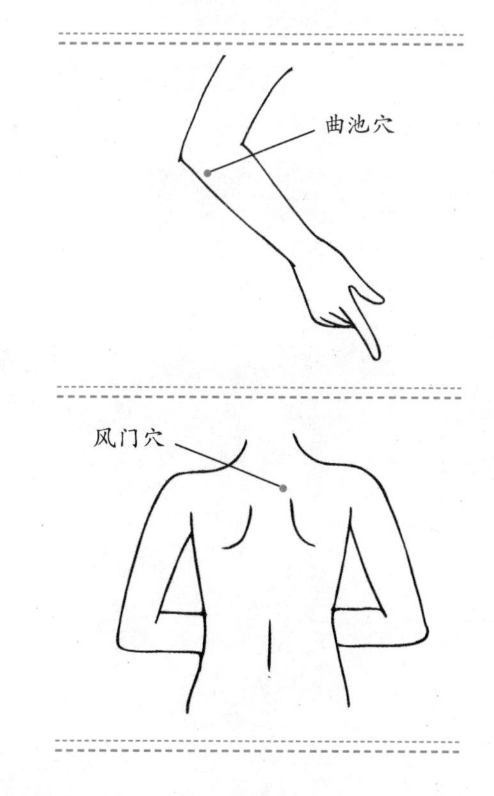

穴位按摩 主要选择曲池穴和风门穴。曲池穴位于肘横纹外侧尽头与肱骨外上髁连线的中点；风门穴位于低头时颈椎最突出的脊柱骨下方，向下一个脊椎骨左右侧二横指的横度。在穴位按摩时，应该注意力量要轻柔，使穴位的局部有微微的酸胀感。

食疗方法 应该多选择一些能够祛散体内寒冷邪气的食物，如葱、大蒜、豆腐、姜汤（可加少量红糖调味）等。宜喝汤、粥，趁热食用，以利发汗祛除风寒，不宜吃生冷肥腻以免损伤脾胃，使邪气滞留，加剧牙痛的症状。

虚火型 祛寒止牙痛

风冷型牙痛主要是外界的风邪和寒冷刺激直接侵袭到牙齿局部的经脉，使牙龈的神经受到比较强烈的刺激，局部的感觉变得异常敏感，从而产生疼痛，所以才会有喜欢温热刺激的特征。因此本型的保健关键是注意保持牙齿局部的温度，防止风寒邪气直接侵袭牙齿。

注意牙齿和整个身体的保暖，注意睡觉房间的温度要适中，宁可偏热，不可太冷，睡觉时可以将枕头稍稍垫高于头肩部，要注意身体的保暖，盖好被子，特别是脚的保暖，晚上去上洗手间时一定要披上外衣，防止受寒，早晨起床时应即加衣服，起床后可以用洗脸的温热毛巾轻捂住口鼻呼吸数分钟，以提高牙齿的局部温度，刷牙洗脸宜用温水，洗澡或洗发后，尽速擦身体及吹干头发，马上把衣服穿好。冷天早晨出门或骑乘机车、脚踏车，可带上口罩，保持口鼻的温暖湿润，减少干冷空气的刺激。

睡前不宜吃糖、饼干等淀粉之类的食物；宜多吃清胃火及清肝火的食物，如番瓜、西瓜、荸荠、芹菜、萝卡等；忌酒及热性可以引发胃火的食品；脾气急躁，容易动怒会诱发牙痛，所以要保持心胸豁达，情绪宁静，保持大便通畅，避免毒素不能及时排出体外，而攻击牙痛部的经脉，产生疼痛。

第 28 章

腮腺炎

肿大的下颚

腮腺炎，中医称为“痄腮”，腮腺肿大常是本病的首发体征，持续7~10天，常表现为一侧腮腺先肿，2~3天后对侧腮腺也会出现肿大，腮腺肿大的特点是以耳垂为中心，向前、后、下扩大，边缘不清，触之有弹性感，自我感觉疼痛，如果在局部按压也会有疼痛的感觉，表面皮肤不红，但会有热的感觉，张口、咀嚼特别是吃在酸性食物时疼痛会加重，肿痛在3~5天达到高峰，一周左右可以逐渐消退。

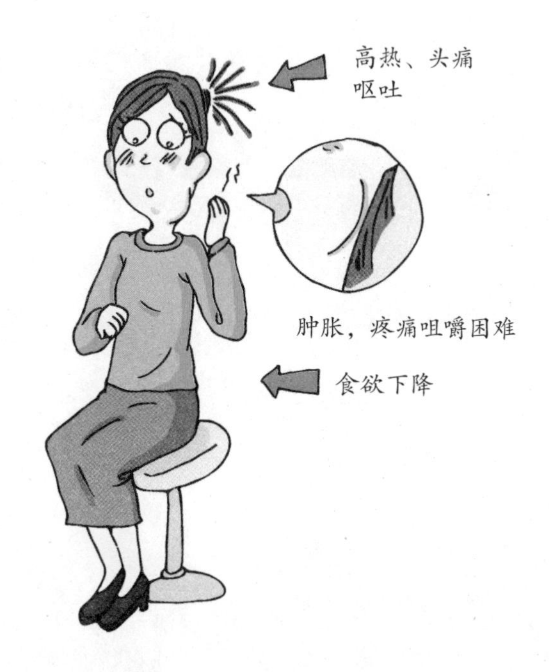

本病的病因主要是由于感觉到了外界的风邪和温热之邪，外邪透过体表和口鼻侵入少阳经脉，而少阳经脉分布循行于人体的腮部，邪热毒邪沿着经脉郁滞在局部，使局部气血运行不畅，热量得不到疏散，造成局部的肿胀和疼痛，严重时会影响张口和咀嚼食物。

冬季易发此病，多见于5~10岁的儿童。是一种由病毒引起的急性传染病。主要通过飞沫及病人接触后传染，多发于人群聚集处，如幼儿园、学校、军营等。如果曾经患过本病，将永远不再患此病，可以终身免疫。本病对机体的严重危害并不只是腮腺本身，而是它可以引发许多的并发症，如脑膜炎、睾丸炎和急性胰腺炎等，少数病人的胰腺、脑膜、脑、肝和心都会受到不同程度的损害，因此应高度警惕和防治。

分型	特征	病因
怕冷发热的腮腺炎（表邪型）	发生轻微的发热怕冷，一侧或两侧耳朵下面的腮部有弥漫性的肿胀区域，而且疼痛，咀嚼食物时不方便，或者伴发有头痛，咽喉痛，食欲下降，舌发红，脉膊跳动较快	主要是由于外界气候影响下，有类似病毒性质的温热毒邪从人的口鼻侵袭人体，开始时候郁积在体表，从而出现发热等症状，随着邪气进一步侵袭人体，进行少阳经脉，并沿经脉向上传导，积聚在腮部，引发腮部的肿胀疼痛
头痛高热的腮腺炎（热毒型）	常常高热不退，伴头痛、呕吐，口渴比较重，烦躁不安，十分想喝水，腮部红肿疼痛，局部发硬，张口、咀嚼困难，有像火烧一样的疼痛感，大便干结、小便少而黄	主要是由于温热邪气从肌表进一步侵入人体，长时间郁积在经脉之中，形成经脉中温热毒邪亢盛的状态，气血凝滞不能通畅，邪热在体内扰乱心神，也影响脾胃的消化功能，损伤身体内的津液，形成较为严重的热毒症状

❶ 表邪型 怕冷发热的腮腺炎

中药方剂 可以选用银翘散来进行治疗，可以疏散风邪，解除局部的毒热，从而达到消肿的目的。如果发热较为严重，则可以加龙胆草，如果咽喉部疼痛，可以马勃、板兰根来加强解毒利咽的作用；如果腮部出现疼痛，可以加夏枯草、龙胆草来止痛。

穴位按摩 可以选择使用肺俞穴和行间穴。肺俞穴在后背部，平肩胛骨内缘相平的脊椎骨左右各二横指处；行间穴在脚拇指与脚食指的根部的交会之处。可以在穴位的局部进行较用力的按压法，注意要逐渐用力，也可以用拇指和食指捏起穴位局部皮肤，再缓慢的放下，直到皮肤局部出现红色淤血点为度。

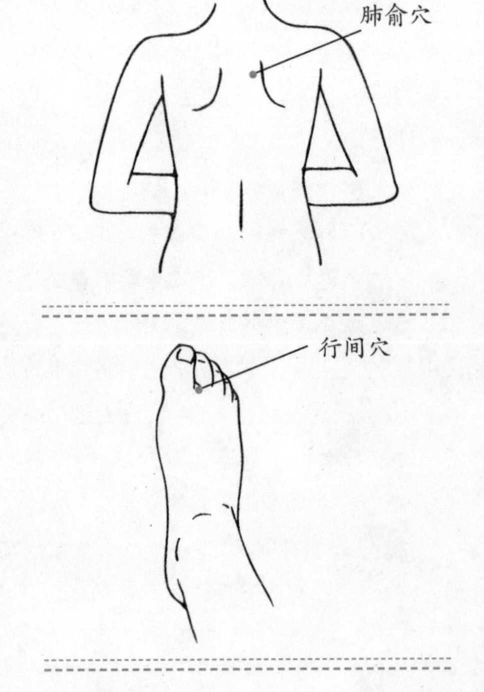

食疗方法 在饮食方面需要注意尽量避免酸性的食物，因为酸性食物会增加腮腺的分泌，多吃一些流食或半流食，如稀粥、软饭、软面条、水果泥或水果汁等，多饮温开水、淡盐水，保证充足的水分，这样可以促进炎症消退。

表邪型 解表消肿痛

表邪型的腮腺炎主要是由于冬春两季邪毒旺盛的气候影响下，有类似病毒性质的温热毒邪从人的口鼻侵袭人体，开始时候郁积在体表，从而出现发热等症状，随着邪气进一步侵袭人体，进入少阳经脉，少阳经脉的循环经过腮部，邪气沿经脉向上传导，积聚在腮部，引发腮部的肿胀疼痛等腮腺炎的症状。因此，本型的保健关键是祛除邪毒，清利局部的热邪。

在春季腮腺炎病毒传染流行的季节里，腮腺炎容易在幼儿园和小学校流行，对儿童较密的场所可用食醋熏蒸，或者每天打开窗户通风半小时，不要带孩子到人群密集的公众场合去，更要注意不要接触到腮腺炎的病人。

腮腺炎由病毒引起，所以西药的抗生素治疗是没有效果的，应该根据出现的症状进行有针对性的治疗，尽量做到早期发现病情，及时进行隔离治疗，隔离时间从腮腺出现肿痛前三天至腮腺完全消肿止。在疾病发作期间，患儿应该卧床休息，居住的房间内保持有新鲜的空气，合理安排生活，饮食以较柔软或半流质的食物为主，如稀粥、面条、馄饨等，避免因为咀嚼而产生局部的不舒服，多喝白开水，多用盐水漱口，使口腔清洁。腮部疼痛时局部可用冷敷或热敷，可以缓解症状。

❗ 热毒型 头痛高热的腮腺炎

中药方剂 可以选择能够清热解毒，祛散局部热毒的普济消毒饮。如果腮部肿胀疼痛甚者，可以加夏枯草、海藻软坚散结；发热的比较严重，可以加生石膏、知母清热泻火；如果大便秘结，加大黄、芒硝。

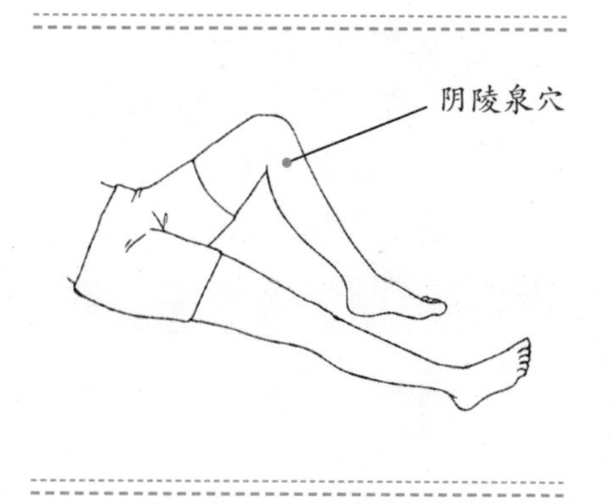

穴位按摩 可以选用阴陵泉穴和曲池穴进行治疗。阴陵泉穴位于膝盖外侧小腿部，膝盖骨斜下方，胫骨突出部位下方

的凹陷处；曲池穴位于肘横纹外侧尽头与肱骨外上髁连线的中点。可以在穴位的局部进行较用力的按压法，用拇指或食指的指端着力，注意要逐渐用力，也可以用拇指和食指捏起穴位局部皮肤，再缓慢的放下，直到皮肤局部出现红色淤血点为度。

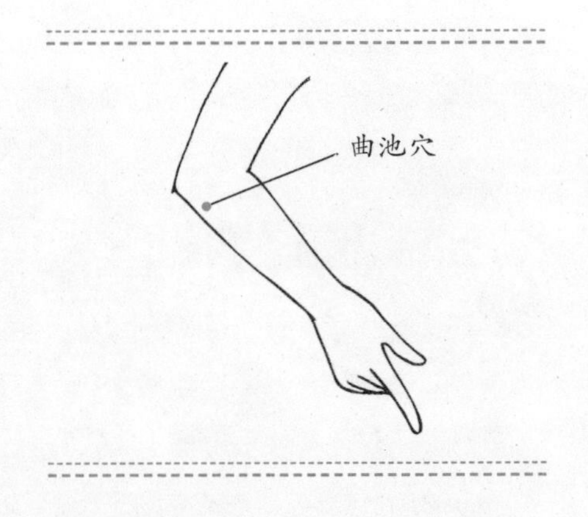

食疗方法 应该选择性质清凉，汁液多的食物，并且最好不要吃鱼、虾、蟹等发物，更不要吃辛辣、油腻而富有脂肪的食物以及不易咀嚼碎的食物。最好准备一些清热解毒的食物，如绿豆汤、赤小豆汤、藕粉、白菜汤、萝卜汤、马齿苋等。

热毒型 排毒消肿痛

热毒型的腮腺炎主要是由于在体表的温热邪气，进一步向人体的内部侵袭，长时间郁积在经脉之中，形成经脉中温热毒邪亢盛的状态，气血凝滞不能通畅，邪热在体内扰乱心神，也影响了脾胃的消化功能，损伤身体内的津液，形成较为严重的热毒症状，是腮腺炎发作的严重阶段，需要及时地进行控制病情，因此本型的保健关键就是尽快清除毒热，降低体温。

热毒型的腮腺炎是表邪型的进一步发展，是化脓性的病变。因此，保持口腔清洁卫生，是预防其发病的重要环节。每天早晚刷牙，饭后要漱口，必要时可以做口腔的牙周清洁处理，一些体质虚弱、长期卧床、高热或不能进食的小儿，经常会发生脱水，更应加强口腔护理，保持体液平衡，加强营养及抗感染治疗。对发热达39℃以上患者，可用冷敷和温水、酒精擦身的方法来降低体温，适当时可以内服板兰根冲剂，在肿胀腮部外敷一些中药。

儿童患病的时候要保证隔离，直至腮肿消退为止。病人用过的餐具、毛巾等要经常消毒，因腮腺炎病毒对紫外线极为敏感，照射半分钟即可被杀灭，所以对病人衣物、被褥要常日晒消毒，卧床休息会有助于病人的及早康复，应多给孩子吃些易消化而有营养的流质食物或软食，以减少病人张嘴咀嚼时的疼痛加剧，多喝水，有利于排毒退热。

腰痛

疲弱的腰部

心烦失眠
面色潮红
腰部疼痛
不能转动
腿膝没有力量

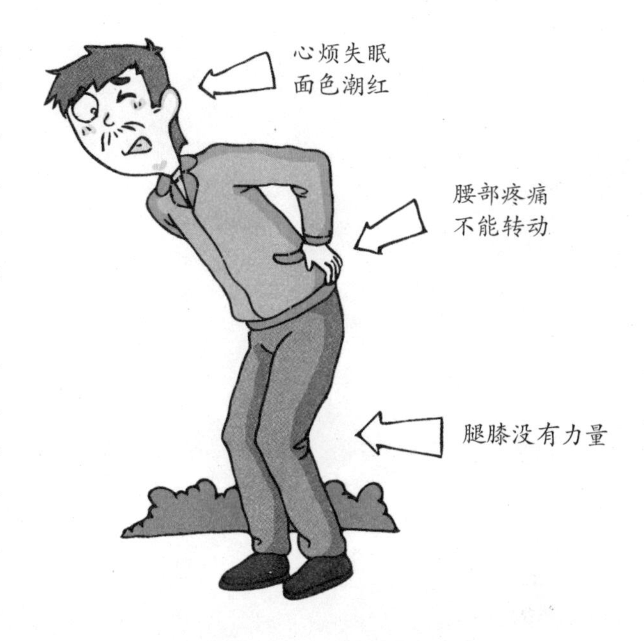

腰痛是指腰部一侧或两侧疼痛为主要症状的一种病症，现代西医中的急慢性腰部肌肉损伤、风湿病、急性脊髓炎、妇科疾病以及肾脏疾病均可引起腰痛。

本病的导致因素较多，急性的腰痛大多数是由于体内的因素，如外界寒冷刺激，下半身有发冷或者是浮肿的现象，温暖腰的局部后症状能够减轻是由于寒邪引起的腰痛，或者腰部受到暴力的打击，扭伤挫伤，或者是用力不当都会造成腰部的经脉受损，产生淤血等病理性的产物，聚集在腰部的筋脉，气血不通而出现腰痛的症状，其疼痛的性质一般是刺痛并且有在夜间或者运动后加重的特点；慢性腰痛的原因主要是来自身体的内部，包括肾虚、气血亏虚原因，如足踝酸痛、稍加按摩之后能够缓解的，是肾虚腰痛，有时也会伴发骨质疏松症等。

本病一年四季都可发生，其发病率较高，男女均有发生，女性居多。国外有报告认为世界人口的80%患过腰背痛，据统计，妇科门诊以腰痛为主的患者约占就诊数的10%，而且老年人中腰痛也很常见，往往影响正常的生活自理，导致行走起居困难，如果腰痛经常疼痛，而且持续疼痛不缓解，就应及时进行X线或CT的检查，以明确诊断疾病的具体原因。

分型	特征	病因
下半身冷痛的腰痛（寒冷型）	腰部疼痛，而且感觉发凉重着，转动腰部时会感到沉重而活动不方便，逐渐加重。静卧休息疼痛也不能减轻，遇到阴雨天腰痛的症状就会加重	主要是由于人体感受到外界的风、寒、湿的邪气，使身体内的气血运行不通畅，寒湿淤阻在腰部的经脉之中，使局部的气血供应出现功能障碍，就会出现运动不灵活，发沉而疼痛的感觉
酸软的腰痛（肾虚型）	腰痛以酸软为主，喜按揉等轻柔的刺激，腿膝没有力量，劳作过度症状会更加严重，卧床休息疼痛会减轻，常反复发作。偏肾阳虚的情况，则疼痛，面色发白没有光泽，手脚不温暖，浑身没有力量，偏肾阴虚的情况，会出现心烦失眠，面色潮红，手脚心热	主要是由于肾功能随着年龄的增长逐渐衰退的现象，使肾的阴阳都出现相应的不足，腰部是肾所在的地方，所以在腰部的脏腑不能得到足够的营养，出现经脉中气血运行不通畅，不通则痛就会导致疼痛
刺痛的腰痛（血淤型）	腰痛就像是针刺一样，疼痛有固定的地方，白天症状轻而夜晚重。症状轻弯腰或向后仰会出现疼痛，如果症状严重则不能转动腰部，疼痛的地方不能触碰，否则会加剧疼痛	主要是由于腰部受到暴力打击，或者腰部扭伤挫伤，或者腰部突然用力不当都会造成腰部的经脉受损，产生淤血等病理性的产物，聚集在腰部的经脉之中，气血不通而出现腰痛的症状
痛处伴有热感的腰痛（湿热型）	腰部和髋骨的位置会出现疼痛，并且牵扯着内脏里也有会疼痛，疼痛的地方会伴有发热的感觉，每年到夏季或腰部受到温热刺激以后，疼痛会加剧，遇到寒冷刺激之后疼痛会碱轻，口渴但不想喝水，尿色发黄，或者中午之后身体发热，微微出汗	主要是由于体内的水液代谢出现异常，或者是有湿热的外邪直接侵入到人体的内脏中，使脾肾的功能受到影响，从而加剧水液的停滞，时间一长就化为热邪，共同侵犯到腰部的经脉就形成腰痛

❗ 寒湿型 下半身冷痛的腰痛

中药方剂 一般选择可以散除寒湿邪气，温暖腰部局部，通畅经络的方剂渗湿汤。如果寒邪较盛，疼痛较为剧烈，肢体发凉面部苍白，可以加附子、肉桂、白芷用来温阳散寒；如果湿盛阳微，腰和身体感觉沉重，可以加独活、五加皮除湿通络；疼痛游走不固定的，可以加防风、羌活疏风散邪；如果得病很长时间得不到好转，可以改用独活寄生汤 。

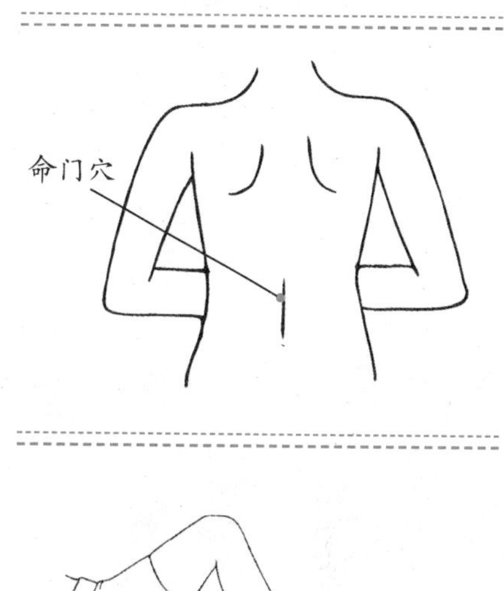

穴位按摩 选用命门穴和丰隆穴。命门穴位于腰线高度的背骨突出处下方；丰隆穴位于膝盖外侧下方突出的骨头与外脚踝最高点连线中点处。可以把拇指或者是食指弯屈指间关节的突出部位，在穴位的局部进行点按，力量由轻到重，缓缓用力，力量要稍大一些，到局部有较强的酸胀感为度。

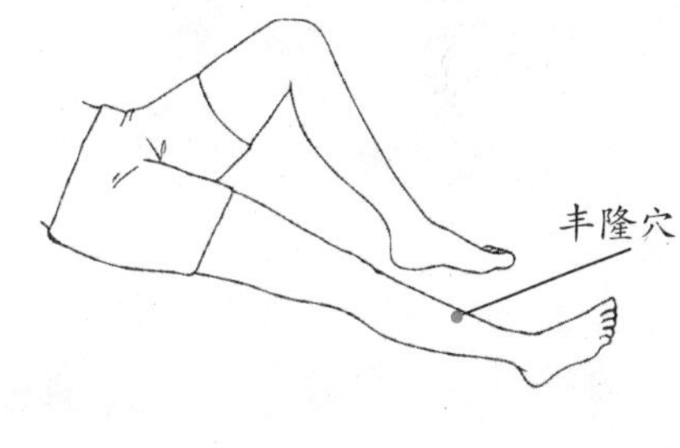

食疗方法 可以选择食用一些可以祛除寒湿邪气的温性食物或食疗配方来进行保健。如用生姜9克、绿茶9克。用开水冲泡即可饮用，每天可以经常饮用；或者把生姜片250克、橘皮10克、胡椒3克用纱布包扎后填入鲫鱼肚内，加水适量，小火煨熟，加食盐少许调味，可以祛除寒邪，强壮腰部的阳气。

寒湿型 温腰止疼痛

寒湿型腰痛主要是由于人体感受到外界的风、寒、湿的邪气，使身体内的气血运行不通畅，寒湿淤阻在腰部的经脉之中，使局部的气血供应出现功能障碍，就会出现运动不灵活，发沉而疼痛的感觉，此外，妇科疾病、前列腺疾病等也可以引起寒湿型的腰痛。因此，本型腰痛的保健关键是祛除身体中的寒湿邪气，温暖畅通腰部的经脉。

要注意居住房间内要保持温暖，还应该定时给屋子通风和进行清洁，勤晒被褥。特别是在冬春寒湿之气旺盛的季节里，尤其需要做好腰部的保暖，尽量避免淋雨受寒，睡觉的时候受风等，可适当使用电热褥、理疗仪等物理疗保持腰部的温暖。经常活动腰部，可使腰肌舒展，促进局部肌肉的血液循环，对于久坐、久站工作的病人，一定时间要适当活动一下腰部，使腰肌得以解除紧张，有缓解疼痛的作用。如可在室内稍为行走，作一些腰部活动的体操等。

腰痛者的饮食，一般与正常人没有多大区别，但要注意避免过多地食用生冷的食物，即使在夏天，也不宜多饮冰冻的饮料。对于性质寒凉的水果，如西瓜等，也不宜一次进食太多。

妇女腰痛病人，要注意性生活的卫生，腰痛明显加重期间，应避免性生活，在缓解期，也要适当调整性生活频度。注意经期卫生，保持外阴清洁，避免泌尿生殖系的感染，减少加重腰痛的因素。

❶ 肾虚型 酸软的腰痛

中药方剂 肾虚型又分为偏阳虚和偏阴虚两种，偏阳虚者以右归丸为主，以温养命门之火；偏阴虚者以左归丸为主方，以滋补肾阴。如果是虚火旺盛，可改用加大补阴丸送服，如腰痛很长时间，都不好转，没有明显的阴阳偏虚的情况，可服用青娥丸补肾以治腰痛。

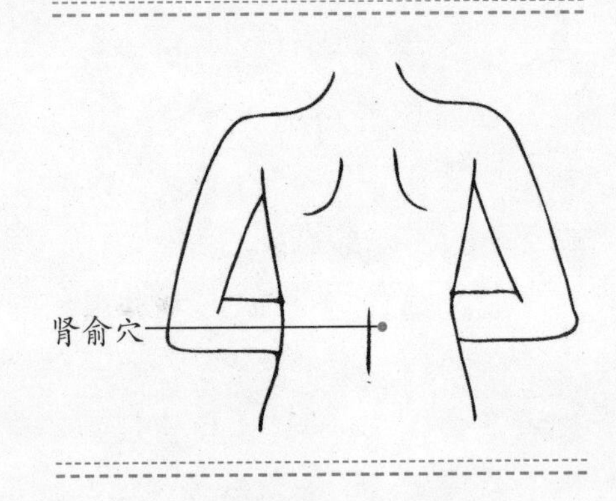

穴位按摩 可以选用肾俞穴和关元穴。肾俞穴位于后腰部，腰线高度的脊柱骨突出处下方，左右各二横指宽度处；关元穴在下腹部正中线上，肚脐下方一手掌宽度的位置。两个穴位都用拇指指端按压，力量由轻到重，而且宜使用比较轻柔的手法，还可以用擦法，用手掌在穴位局部来回擦动，使局部有温热感为度。

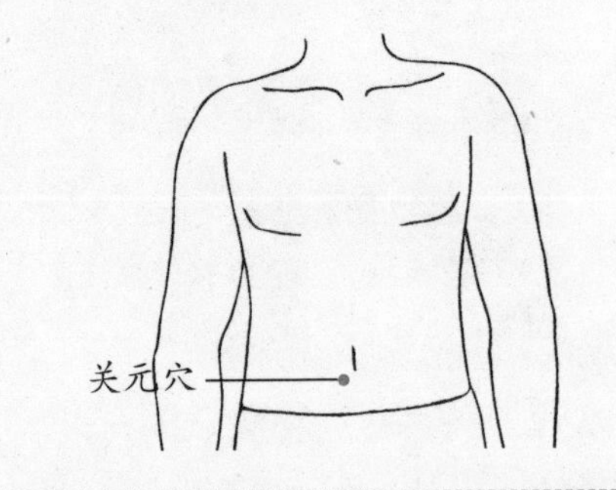

食疗方法 在饮食方面要注意不要吃生冷的食物，可以多吃韭菜、大蒜等补阳的蔬菜，也可以多吃用羊肉、狗肉等肉类来补助阳气，还可以用杜仲、巴戟

天、锁阳等补阳药褒汤，药物加食疗增强治疗效果，核桃、枸杞、狗肉、羊肉、黑芝麻、龙眼肉等温性食物也可以配合食用，还可以食用枸杞子粥，将枸杞子15～20克、粳米50克、白糖适量。放入砂锅内，加水500克，用文火烧至沸腾，待米开花，汤稠时，停火焖5分钟即成，可以补肾止痛。

肾虚型 补肾止腰痛

肾虚型的腰痛主要是由于肾功能随着年龄的增长逐渐衰退的现象，使肾的阴阳都出现相应的不足，腰部是肾所在的地方，所以在腰部的脏腑不能得到足够的营养，出现经脉中气血运行不通畅，不通则痛，就会导致腰痛。因此，本型腰痛的保健关键是补益肾脏的功能，增强腰背部肌肉的力量。

肾虚腰痛的病人多数都是年龄较大的老年人，因此要在饮食上注意进补一些强健筋骨的食物，动物的肾脏是最好的食物，此外一些高热量，补充营养的食物，如韭菜、羊肉等都是比较合适的食物，但要注意不要进补过剩，要根据病人的实际情况而定；如果疼痛持续的时间较长，而且反复发作，可配合温热的物理疗法，如热敷、红外线照射等，可达到温暖腰部的作用，同时还要注意情绪的乐观和稳定。

此外，要注重配合体育锻炼，通过活动使脾胃功能增强，使吸收功能得到提高，有助于食物和药物发挥作用，也可以配合小动作的保健体操，如按摩两肾区，在两侧肾俞穴位处，进行擦动，用力不要过度，但要保证感觉到热感沿皮肤向体内传导，一直到局部或全身发热，同时呼吸保持平稳均匀，呼气时稍用力，这种保健方法可以促进肾区血液循环，尤其对于改善局部微循环有很大的帮助，对改善肾功能大有好处。

❗ 血淤型 刺痛的腰痛

中药方剂 可以选择能够活血化淤，调理气机，解除疼痛的身痛逐淤汤。如果疼痛剧烈，症状白天轻而晚上加重，可以酌情加广虫、地鳖虫、山甲珠配合治疗；由于闪挫扭伤，或体位不正而引起者，加乳香配合方剂中的没药，共同起到活络止痛的作用；如果为新伤也可配服七厘散。

穴位按摩 取三阴交穴和志室穴。三阴交穴在位于胫骨后方，足踝内侧最高点内侧沿小腿向上四横指处，按压时会感到疼痛的位置；志室穴位于后腰部，腰线高度的脊柱骨突出处下方，左右各四横指宽度处用拇指或中指的指端按压，力量由轻到重，缓缓用力，要用较大的力量按压，一定要保证穴位处的有较强的感觉。

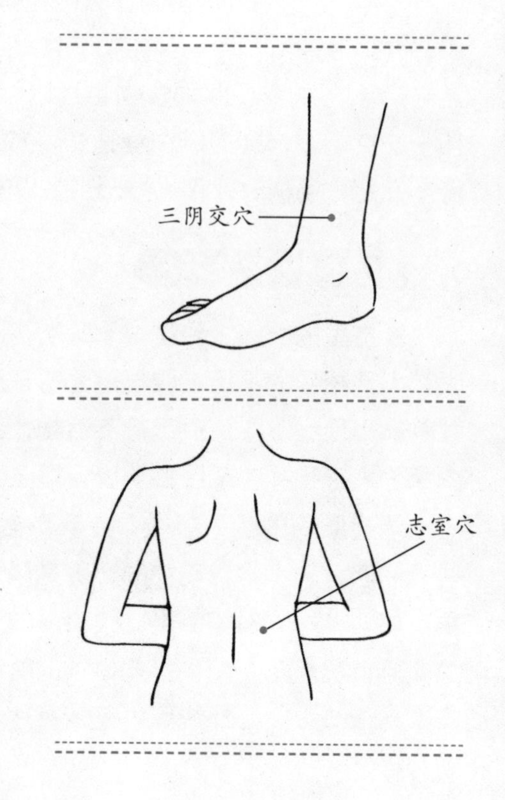

食疗方法 可多吃一些活血行气的食物，如芹菜、荠菜、菠菜、香葱、香菜、桃仁、油菜、慈菇、黑大豆等，还可适当地少量常饮用药酒，如红花酒、桃仁酒等，同时醋也可以起到活血的作用，山楂粥、花生粥等也是有益的食疗方案。

血淤型 活血止腰痛

血淤型腰痛主要是由于腰部受到暴力的打击，或者腰部扭伤挫伤，或者腰部突然用力不当都会造成腰部的经脉受损，产生淤血等病理性的产物，聚集在腰部的经脉之中，刺激局部的神经，气血不通也使腰部的肌肉失去营养而出现腰痛的症状。因此，增加血液的循环，加强腰部局部的营养是保健的关键。

要避免腰部的着凉，因为寒冷的刺激不利于淤血被组织重新吸收，血液循环的速度也会减慢，可以使用热毛巾在头部的局部进行热敷，加快血液循环，也可以在局部进行轻柔的按摩，如工作之余，早晨起床或晚睡觉之前，都可以双手掌揉按摩擦腰背肌肉，上下揉摩50~100次，同时配合扭动腰部，可以达到有舒展筋骨，促进局部血液循环，改善腰痛症状的作用。

同时要注意养成良好的生活习惯，尽量努力戒除烟、酒，避免对神经的刺激而加剧腰痛的症状，按时用餐可以吃一些温热性质的食物，或者在饮食中多加一些热性的调料，如姜、蒜、胡椒等。重视情绪的调节，由于淤血腰痛常有针刺样的感觉，长时间不能缓解，容易引起病人烦燥的心情。因此，要多注重做好劝说和安慰的工作，帮助病人缓解心理压力。

❗ 湿热型 痛处伴有热感的腰痛

中药方剂 一般选用加味二妙散。各种药物配合起来使用，可以祛除体内的湿热邪气，而不会伤害人体的正气。在治疗时多数还加土茯苓、木瓜等加强舒筋活络的药效。如果出现疼痛引起心烦，口渴小便黄等症状，可以加栀子、生石膏、银花藤、滑石等药物；如果湿邪偏重，伴有身体很沉重的病症，则可以加防己、萆薢、蚕砂、木通等。

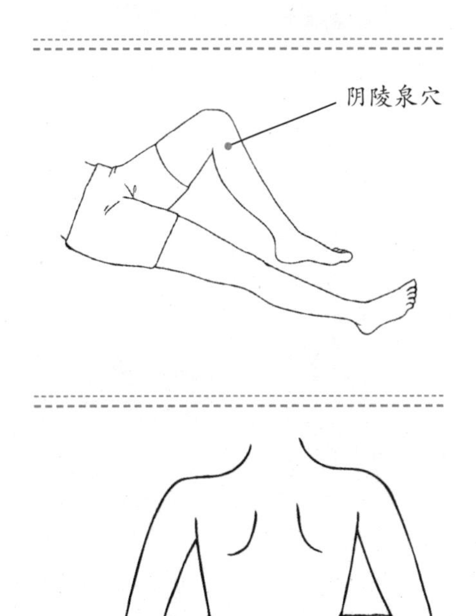

穴位按摩 可以选用阴陵泉穴和肾俞穴。阴陵泉穴位于膝盖外侧小腿部，膝盖骨斜下方，胫骨突出部位下方的凹陷处；肾俞穴位于后腰部，腰线高度的脊柱骨突出处下方，左右各二横指宽度处。左右各四横指宽度处用拇指或中指的指端按压，力量由轻到重，缓缓用力，要用较大的力量按压，一定要保证穴位处的有较强的感觉。

食疗方法 可以选用能够清除体内湿热之邪的食用，可以用车前杞叶粥，取车前叶60克、枸杞叶30克、大米50克、葱白1茎，将二叶、葱白水煎取汁，加大米煮粥服食，每日2次。还可以用赤豆绿豆车前汤，取赤豆、绿豆、车前子各30克。将车前子布包，同二豆共放入锅中，加清水适量共煮至二豆熟后，去药包，食豆饮汤，每日1剂。

血淤型 祛湿止腰痛

湿热型的腰痛主要是由于外界的湿热邪气侵入人体的腰部，腰部的经脉受到了湿热邪气的侵袭之后，变得沉重而疼痛，同时脾胃的消化功能也受到邪气影响，不能正常地完成体内水液的代谢，也加剧了腰部疼痛的症状。因此，祛除体内的湿热邪气，通畅腰部经脉气血的运行，缓解腰部的疼痛是本型保健的关键。

在腰痛的护理过程中，由于本型的患病时间较长，病情不容易缓解，因此在处理下腰痛患者时，要同时重视心理和躯体因素。而首要的问题应是耐心、真诚地倾听患者的诉说。理解关心患者，解答患者的疑问，提供所需信息，满足患者的心理需要，改善患者的情绪，为患者提供指导、支持和帮助等。其次，要注重体育锻炼，锻炼种类的选择以腰痛能够耐受，而不加重病情为度，同时，必须使锻炼参加者从项目中获得乐趣并感到愉快，项目包括慢跑、健身跑、自行车锻炼、游泳等。锻炼的强度应循序渐进，中等强度比高强度的锻炼对改善心境更有效。

湿热之邪到了夏季之后，会更容易诱发，因此夏季既要防止燥热，也要防止湿热邪气侵入腰部，随着大气中的湿度就会逐渐增加，湿热也就随之而来，特别是入伏之后，会持续湿热，要注意养生保健，在饮食起居方面，夏季要特别讲究，要多喝水，饮食清淡，少饮酒，不要过于劳累，外出要避免暴晒。

第 30 章

肩周炎
肩关节的活动障碍

肩周炎是肩关节周围炎的简称，"漏肩风"、"冻结肩"、"肩凝症"等，是一种肩关节周围的软组织与关节囊发生慢性退行性病变的疾病。本病多是由于肩关节周围软组织发生了无菌性的炎症，而产生了以肩部疼痛剧烈，肩关节运动功能受限，甚至不能完成梳头、穿衣服等日常动作等症状。

肩部疼痛会有放射性疼痛，活动障碍
肩部后面肌肉僵硬

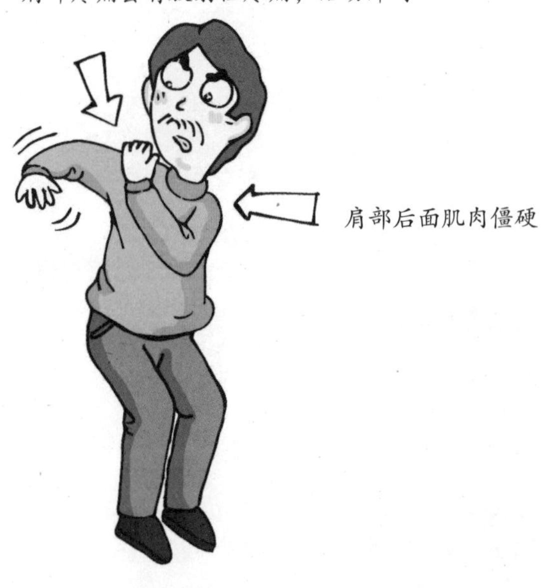

本病多数都是由于年龄较大，造成体质虚弱而且气血不足，肌肉和筋骨的营养逐渐减弱，肩关节活动范围大，是全身最为灵活的关节，平时活动较多，因此往往容易因运动幅度或力度过大而导致关节囊、肌腱或韧带的损伤，如果肩部受了外伤，或者长时间的劳动慢性损伤，使气血运行受阻；造成局部淤血从而产生疼痛；另外一种情况，是夜间睡觉的时候，没有盖好被子，将肩部露在外面而受凉，气血运行不畅，局部组织发生粘连，肩部的功能失常而引起本病。

多见于50岁左右的中年人，故俗称"五十肩"，是影响中老年人健康的常见病和多发病，起病往往没有明显的原因就可以发病，常是一侧肩膀发病，也偶尔有双侧同时发病的情况，肩部疼痛范围比较广泛，本病得病的时间可以持续很长的时间，一般可以分为急性期、粘连期和缓解期三个阶段。一般在急性期疼痛较为剧烈，尤其是在晚上，往往会有彻夜不能缓解，也是治疗的最佳时机，因此要注意及时地治疗。

分型	特征	病因
遇冷加重的肩周炎（寒湿型）	肩部疼痛，尤其到夜里更为严重，遇到寒冷的气候症状会加重，活动发生了障碍，上举、向后的动作不能完全做到位，从而影响梳头等动作，有时会沿手臂产生放射性的疼痛，影响正常的生活和学习	主要是感受了风、寒、湿三种外界的邪气，或者是居住的地方潮湿，邪气长期滞留在肩部的关节内，使局部的组织发生粘连，气血的运行受到阻碍，肌肉和组织的营养也相对的缺乏，使肩关节运动不利
肌肉萎缩的肩周炎（肝肾亏虚型）	发病多在50岁左右，往往发病的过程较长，出现肩部的疼痛，疼痛的性质是隐隐作痛，到夜晚的时间更为严重，到白天的时候可以缓解，肩部的肌肉较硬，并且有持续性的疼痛	主要是由于人到了50岁左右，气血开始衰退的现象，肝肾功能不如以往旺盛，从而不能很好的完成对全身气血的供应，反映在肩关节的部位，肌腱就发生粘连，经过一段时间就会出现活动障碍等症状
肌肉刺痛的肩周炎（血淤型）	肩部疼痛剧烈，而且疼痛的感觉是刺痛，并且会伴发有每天午后定时发热的现象，肩关节的活动受到限制，不能完成梳头、穿衣等运作，且持续的时间较长，以肩关节后面的肌肉僵硬更为明显	主要是由于外伤，或者长时间从事体力劳动，造成肩关节的慢性劳损，使肩关节局部的肌肉韧带等发生撕裂等病理性改变，产生淤血，不能够及时的被吸收，也就形成粘连，影响肩部的活动

❗ 寒湿型 遇冷加重的肩周炎

中药方剂 一般选择可以散除寒湿邪气，温暖腰部局部，通畅经络的方剂渗湿汤。如果疼痛较为剧烈，肢体发凉面部苍白，可以加附子、肉桂、白芷用来温阳散寒；如果湿盛阳微，腰和身体感觉沉重，可以加独活、五加皮除湿通络；疼痛游走不固定的，可以加防风、羌活疏风散邪；如果得病很长时间不好转，可以改用独活寄生汤。

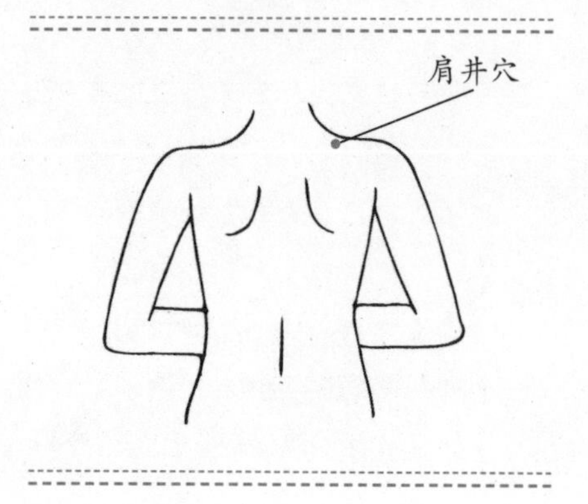

穴位按摩 选用肩井穴和丰隆穴。

肩井穴位于低头时最突出的脊椎骨下方的凹陷与肩膀外侧最高骨头连线的中点处；丰隆穴位于膝盖外侧下方突出的骨头与外脚踝最高点连线中点处。可以把拇指或者是食指弯屈指间关节的突出部位，在穴位的局部进行点按，力量由轻到重，缓缓用力，力量要稍大一些，到局部有较强的酸胀感为度。

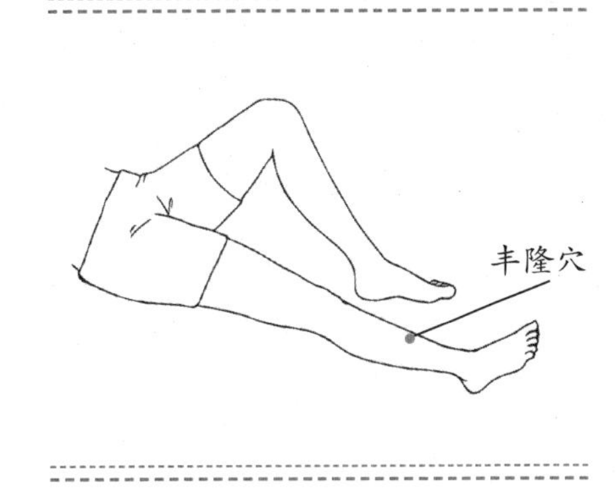

食疗方法 可以选用一些可以温热性质的食物，以驱除体内的寒湿邪气，如韭菜、鲜姜、白糖、鸡肉，还可以用鳟鱼加葱、花椒煮食；辣椒、胡椒、山椒等香辛料也可以起到温暖身体，祛除湿邪的作用，少量的饮用白酒也可以促进血液的物质循环。

寒湿型 祛邪治肩痛

寒湿型肩周炎主要是肩部感受到风、寒、湿三种外界的邪气，或者是居住的地方潮湿，或者是淋雨之后，湿邪没有及时排出体外，邪气长期滞留在肩部的关节内，使局部的组织发生粘连，气血的运行受到阻碍，肌肉和组织的营养也相对的缺乏，使肩关节运动不利，时间一长，就形成肩周炎的一系列症状。因此，祛除体内的风寒湿邪气，促进肩关节正常活动是保健的关键。

要注重肩部局部的保暖，寒冷的冬季或季节变化急剧的天气里，出门时应该在肩部垫上厚一点的垫肩，或者在睡前在患部贴敷一张活血止痛膏，晚上入睡前可以用热毛巾或者用热水袋（越热越好，放在内衣外或者用枕巾包裹后）放在患处，进行热敷，或者红外线照射等其他温热性质的物理疗法；保持居住房间的温暖，在睡觉的时候要注意不能将肩部露在被的外面，而且睡觉时也不能正对着门窗等有可能受到风吹的地方；还可以在患病的局部进行按摩，用双手夹住肩膀进行来回的搓擦，一直到肩膀的局部有温热的感觉为度。肩部的温暖可以促进炎症反应的渗出液体，重新被组织吸收，缓解粘连。

同时可以配合爬墙的功能锻炼，具体的方法是病人面对墙壁站立，用患侧手指沿墙缓缓向上爬动，使上肢尽量高举，到最大限度，在墙上作一记号，然后再徐徐向下落回原处，反复进行，逐渐增加高度。

肝肾亏虚型 肌肉萎缩的肩周炎

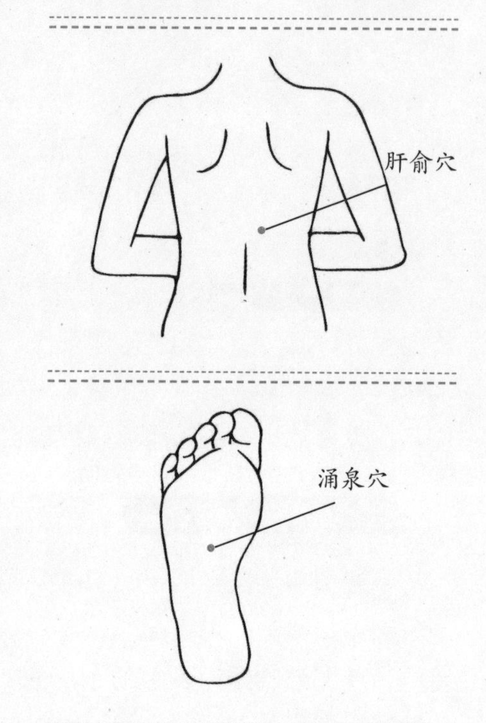

中药方剂 主要选择可以补益肝肾功能，一般选用四物汤、人参养荣汤等，还可以再加一些补益肝肾，缓解同时出现的腰酸腿软的症状，如杜仲、枸杞子、锁阳、茯苓等中药，或者配合六味地黄丸、金匮肾气丸等中成药。

穴位按摩 选用肝俞穴和涌泉穴。肝俞穴是从肩胛骨下端的背骨高度起，往下找两节背脊骨后，各在其左右外侧二指宽处；涌泉穴位于弯起脚指时，脚中指与无名指的骨骼间凹陷的部分。肝俞穴宜用点压的方法，在穴位的局部缓缓用力，到局部有酸胀感为度；在涌泉穴处可以用手掌沿脚掌进行擦动，使热感沿涌泉穴向身体内传导。

食疗方法 可以选择补益肝肾，强健筋骨的食物或者食疗配餐，可以取牛膝茎叶20克加水200毫升，煎至100毫升，去渣留汁，入粳米100克，再加水约500毫升，煮成稀粥。每日早晚温热吃一次。也可以取何首乌粉25克、粳米50克、白糖适量。先将粳米加水煮粥，粥半熟时调入首乌粉，边煮边搅匀，至黏稠时即可，加白糖调味，均能起到补益肝肾的作用。

肝肾亏虚型 补虚治肩痛

肝肾亏虚型主要是由于人到了50岁左右，气血开始衰退的现象，肝肾功能不如以往旺盛，从而不能很好的完成对全身气血的供应，反应在肩关节的局部，就是肌腱发生粘连，如果再没有及时地得到锻炼，经过一段时间以后就会出现活动障碍等症状。因此，本型的保健关键是补益人体的正气，增强身体的营养，舒通局部经脉。

肝肾功能的恢复应该注意从生活细节出发，慢慢地进行积累，并且要做到持之以恒，要保持心情舒畅，精神愉悦，情绪的激动造成肝功能的过于旺盛，也要造成肝部阴液的不足，要养成良好的生活起居习惯，不要熬夜，注意劳逸结合，工作之余要注意休息，适当地进行文体活动，但不应该过于激烈，最好采用慢跑、打太极拳等较为缓合的运动项目，在饮食方面，要注意补充富于营养的食物，如瘦肉类、坚果类等有助于增强肝肾的功能。

在进行生活调理的同时，还要注意配合一些较为和缓的功能锻炼，促进粘连的松解，如拉手运动，两只手在身体背后拉紧，病人自然站立，在患侧上肢内旋并向后伸的姿势下，健侧手拉住患侧手或腕部，逐步拉向健侧并向上牵拉，病人要注意掌握锻炼的强度，避免在运动中造成骨骼的损伤。

! 血淤型 肌肉刺痛的肩周炎

中药方剂 建议使用能够起到活血化淤，改善体内血液循环作用的方剂，如桂枝茯苓丸等。还可以配合一些中成药，如小活络丹等，同时还可以用当归、桑枝、路路通、丹参等中药煮沸后，外用熏洗肩部局部。

穴位按摩 选用肩贞穴和膈俞穴。肩贞穴位于身体后面，腋窝后面竖纹尽头几上两横指的位置；膈俞穴在肩胛骨下端突出脊骨的高度，左右各往外侧二指宽度处。在肩贞穴处用拇指和其他四指相对用力施行掐法；膈俞穴可以用掐法，用拇指和食指将局部皮肤捏起再放下，直到局部皮肤有红紫色淤血点为度。

肩贞穴

膈俞穴

食疗方法 选择能够促进血液循环的食物，如油菜、韭菜、大蒜、慈姑、山楂子等，另外醋与适量的白酒也对改善血液循环也有效，可以多加一些桂皮、生姜、细辛等；如果得病较长的时间，可以再多吃一些桑叶、菊花、芹菜等。

血淤型 活血治肩痛

血淤型的肩周炎主要是由于外伤，或者长时间从事体力劳动，造成肩关节的慢性劳损，使肩关节局部的肌肉韧带等发生撕裂等病理性改变，产生淤血，不能够及时的被吸收，也就形成粘连，影响肩部的活动。因此，本型的保健关键就是促进局部血液的循环，松解关节韧带的粘连。

可以通过增加身体的热量，使体内的血液加快，新陈代谢旺盛起来，就能促进局部淤血的重新吸收和循环，可以吃一些温热性质的食物，或者在饮食中多加一些热性的调料，如姜、蒜、胡椒等，都可以温暖身体，同时还可以配合做肩部的按摩，恢复局部气血的流通。

血淤型的复康主要是要进行活动患病的肩关节，可以借助日常生活中常用的物品进行关节的活动，如两手拉一条手巾或一根绳，放在背后，象自己洗澡时擦背一样，上下斜行牵拉，两只手轮流；用头枕在双手上，患者仰卧位，两手十指交叉，掌心向上，放在头后部（枕部），先使两肘尽量内收，然后再尽量外展，反复多数，直到肩关节感觉有较明显的酸痛的感觉为止，这样既可以加强局部血液循环，又能松解肩关节周围粘连。在进行功能锻炼的过程中要注意循序渐进，不能急于求成，避免因为运动量过大而造成肩部肌腱和组织的撕裂而加重病情。

第 31 章

颈椎病

硬不起的脊梁骨

颈椎病，又称颈椎综合征，是由于颈椎间盘退行性变、颈椎骨质增生所引起的一系列临床症状的综合征。颈椎病可分为神经根型、脊髓型、椎动脉型、交感神经型和混合型，同时具备两种或者两种以上的特征的称为混合型，其中脊髓型颈椎病需要进行手术或者综合治疗，不属于本章讨论的范围。临床常表现为颈、肩臂、肩胛上背及胸前区疼痛，臂手麻木，重者可以表现为肢体酸软无力，肌肉萎缩，甚至大小便失禁，四肢瘫痪等，如果病变累及到颈部的椎动脉及交感神经时，还可出现头晕、心慌等症状。

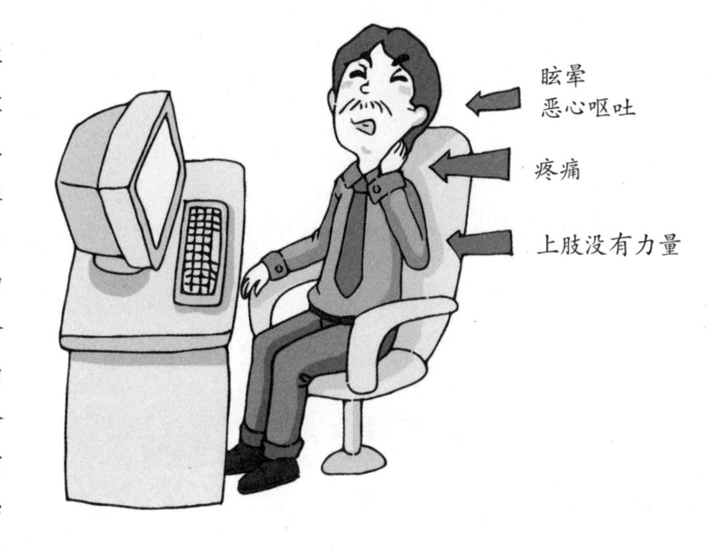

本病可发生于任何年龄，但以40岁以上的中老年人为多，且男性多于女性，该病具有发病率高，治疗时间长，治疗后极易复发等特点。中医认为本病的发生，主要与感受风寒之风，致使颈部的经络不通，而出现颈项强痛的症状。

颈椎病是多种疾病的根源，随着年龄的增长，颈椎的骨质会逐渐疏松，颈部肌肉也会逐渐变得容易疲劳，这是一个长期、缓慢的过程，并非一日之寒。因此，要重视早期锻炼和颈椎病的预防保健，早发现并做到正确治疗。

分型	特征	病因
手臂麻木的颈椎病（神经根型）	主要表现为肩背部或者是颈项后面的枕骨局部有阵发性或者持续性的疼痛，疼痛的性质是隐隐作痛或剧痛，沿手臂向手尖方向有像火烧一样的疼痛感或者麻木的感觉，上肢在握东西的时候会感觉到没有力量	主要是由于年龄的增大，或是长时间的伏案工作，使颈椎发生退化的改变，使局部的结构出现了增生，压迫了从脊椎孔发出的神经，使神经分布的部位就会出现的异常的疼痛感觉
头晕目眩的颈椎病（椎动脉型）	每当头部过度转向某一个方向时，就会出现眩晕、恶心、呕吐、耳鸣等症状，严重时会出现突然的跌倒，但摔倒的时候，神志多数都是清醒的，同时伴有颈肩部的肌肉僵硬和持续性的疼痛	主要是由于年龄增大，或者是长时间的伏案工作，或者是由于外伤，引起颈椎的退化改变，使局部的结构出现增生，压迫从脊椎孔发出的椎动脉，使头部的血液供应出现缺乏而产生一系列的颈椎病的症状
心慌心跳的颈椎病（交感神经型）	主要的症状是头痛或者偏头痛，感觉头部发沉或者有眩晕的感觉，心跳明显加快，或者出现心跳过于缓慢的症状，会有心脏区的疼痛，肢体发凉，局部的皮肤温度降低或者遇到寒冷刺激有痒的感觉	主要是由于颈部受寒、或者长时间的从事打字等颈部活动较少的工作，使颈肩部的肌肉不能及时的得到放松和休息，颈椎的病理性增生，压迫颈部的交感神经，从出现一些压迫引起的症状

❶ 神经根型 手臂麻木的颈椎病

中药方剂 可以选择畅通经脉，缓解肢体麻木的方剂，如桂枝葛根汤。如果颈部局部有寒冷的感觉，可以加附子；颈项感觉沉重加羌活、独活；如手臂麻木厉害，可加当归、川芎、川牛膝；病程较长者加天麻、全蝎、地龙。

穴位按摩 取大椎穴和天宗穴。大椎穴位于低头时最突出的颈椎棘突下方凹陷处；天宗穴在肩胛骨下窝正中央的位置。

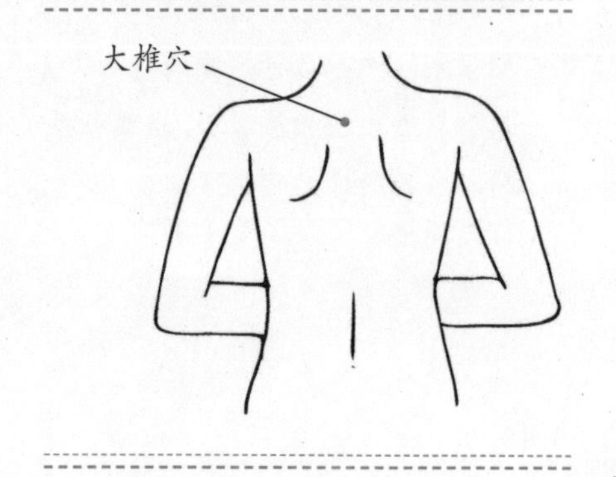

大椎穴处，可以一手握实拳，以拳面四指的第一节指背或掌根部、拇指罗纹面着力于大椎穴处，缓慢揉动2～3分钟；用点压法在天宗穴操作，要求有麻胀的感觉向手臂部传导为最佳。

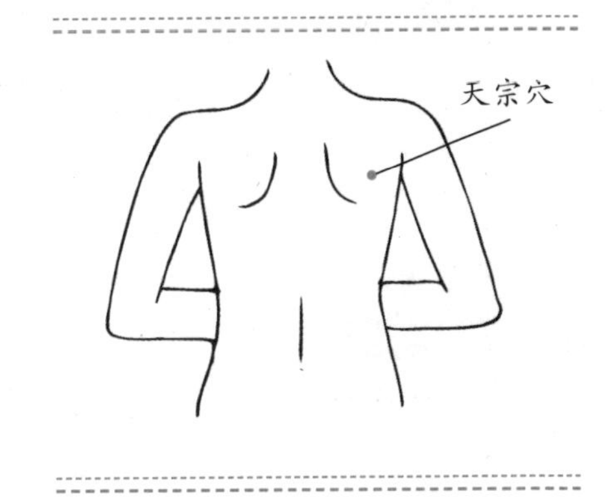

食疗方法 可以食用一些祛风通络，并能够缓解肢体疼痛麻木症状的食物，如用乌蛇1条，将乌蛇去皮、内脏，洗净，切成长5厘米左右的小段，放入砂锅，加葱、姜、黄酒、清水。急火煮沸后，再用小火炖至熟透，再加盐就可制成，分次服食。

神经根型　理筋止颈痛

神经根型主要是由于年龄的增大，或者是长时间的伏案工作，使颈椎发生退化的改变，使局部的结构出现增生，压迫从脊椎孔发出的神经，神经受到刺激之后，出现兴奋的反应，使神经分布的部位就会出现的异常的疼痛感觉。因此，本型的保健关键是缓解神经压迫的疼痛麻木等症状，促进颈部肌肉的放松。

主要可以采用相应的颈部活动体操，进行自我锻炼，以缓解症状。具体的方法是头颈部缓慢进行前屈后伸，左右侧弯，内外旋转等各个方向的活动，注意幅度要逐渐增大，开始时力度和动作幅度都不可过大，在进行完放松动作之后，开始做扩胸运动，双肩肋骨向一起并拢，慢慢加力，直到肩背部的肌肉有较为明显的酸痛感觉；在坐位时，可以双手交叉紧握并拢于头枕之后，向缓缓地使头向后仰，胸部前挺，以扩大颈椎之间的间隙，缓解压迫的症状；还可以平躺在床上，颈项枕在枕头上，使头后仰，然后可左右转动头部，可帮忙颈部肌肉放松。

同时可以配合牵引疗法，注意牵引力的方向和躯体呈20°～30°角，以适合颈椎生理曲度，这样才能使颈部肌肉更好的放松，牵引的重量应逐渐加大，最大量以牵引后感到舒适和症状缓解为最佳，牵引中如感到腮部的关节酸痛、头晕等不舒服的感觉应立即停止牵引。

❗ 椎动脉型　头晕目眩的颈椎病

中药方剂 常用既能够通畅局部气血，又能缓解心晕等供血不足症状的方剂，如通化调理汤。如果有肾虚，腰发酸腿发软的症状，则可以加鹿角霜、山萸肉、仙灵脾；如果疼痛遇到寒冷刺激加重，可以选用加防风、秦艽、羌活、独活等中药进行治疗。

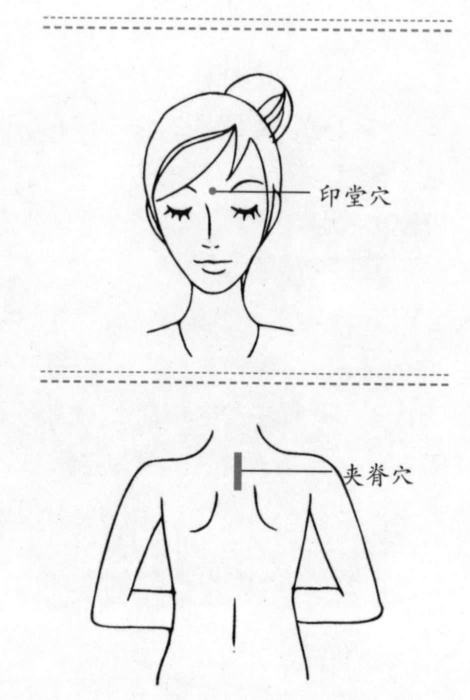

穴位按摩 取印堂穴和颈部的夹脊穴。印堂穴位于两眉头连线的中点处，按摩时可以交替用双手的中指在穴位上进行按摩，至局部有热感或胀感为止；颈部夹脊穴位于大椎至后发际之间的脊椎旁开一横指处，可以用推法由上至下推按，或者依次用点法，由上至下点压。

食疗方法 可以选择能够缓解眩晕、困倦症状的食物，如天麻炖猪脑，具体制作方法是将天麻10克、猪脑1个洗净，天麻切碎，与猪脑一并放入锅内，加水、盐适量，隔水炖熟。每日吃1次，连服3~4次，或者将人参3克粉碎成细粉、粳米50克，大枣15克，洗净后入锅，加水适量，以急火煮沸，小火熬成粥，再调入人参粉及白糖适量，每天服用两次。

椎动脉型 除晕止颈痛

椎动脉型颈椎病主要是由于年龄增大，或者是长时间的伏案工作，或者是由于外伤，引起颈椎的退化改变，使局部的结构出现增生，压迫从脊椎孔发出的椎动脉，使头部的血液供应出现缺乏而产生一系列的颈椎病的症状。因此，本型的保健关键是缓解肌肉的痉挛，松解局部筋肉的粘连。

注意改善不良的睡眠习惯，正常人仰卧位枕高应在12厘米左右，侧卧与肩等高、枕头的高低因人而异，约与个人拳头等高为好。颈椎病患者与正常人大致相同，如果颈椎增生比较明显，可相应偏高些，枕头的内容物要求细碎、柔软，常用谷皮、荞麦皮、绿豆壳草屑等充填，而海绵、棉絮、木棉等均不适合。枕头的形状以中间低，两端高的元宝形为最好，这种形态可利用中部凹陷部来维持颈椎的生理曲度，对头颈部可起到相对制动与固定作用，这对于放松颈部肌肉，缓解症状有非常重要的意义。

对于从事低头工作或头颈部固定在一姿势下工作的人，要使案台与坐椅高度相称，适于自身，尽量避免过度低头屈颈，桌台可适当高些，不要过低，半坡式的斜面办公桌较平面桌更为有利。在长时间工作中，做短暂的颈部前屈、后伸、左右旋转及回环运动。以改善颈肌疲劳。另外，椎动脉型的颈椎病一定不要做牵引治疗，以免加重病症。

❶ 交感神经型　心慌心跳的颈椎病

中药方剂 一般选用能够缓解心慌心跳和颈项部疼痛的方剂，如鹿丹汤。如果还伴发有胸闷肋胀，肢体肿胀不适的症状可以加木香、元胡、枳壳、乌药等；如果疼痛固定不移动，有刺痛的感觉加桃仁、红花、制乳没等；如果疼痛不固定，或疼痛遇到寒冷刺激加重，则应该选用防风、秦艽、桂枝、羌活、独活等配合治疗。

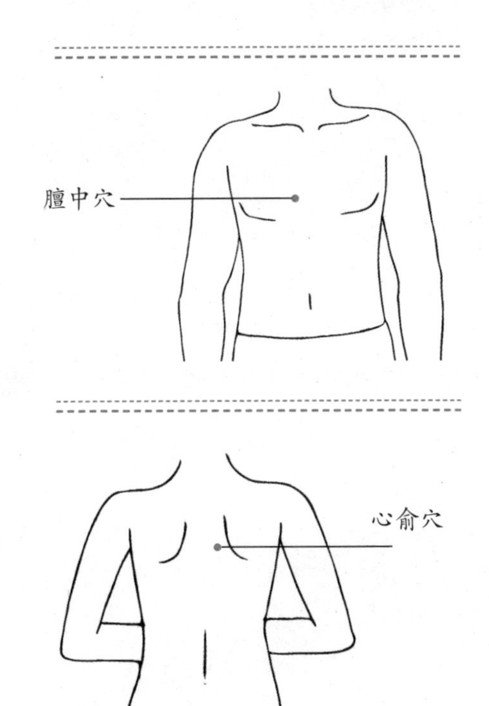

穴位按摩 可以选用膻中穴和心俞穴。膻中穴在胸骨柄上，左右乳头连线与人体前正中线相交的点上；心俞穴位于自肩胛骨中央的背脊突起处，左右各往外侧二指宽的部位。在按摩时可以先将双手搓热，然后以手掌心置于穴位处，使热力可以通过穴位向人体内部渗透，这样能够达到增强心肾功能的作用。

食疗方法 主要是选择一些能够缓解心慌心跳不能自主的症状的食物，如玫瑰花、山楂、红糖等，或者食疗配方，如将党参、黄芪、桂圆肉、枸杞子各20克，粳米50克洗净，党参、黄芪切碎先煎取汁，加水适量煮沸，加入桂圆肉、枸杞子及粳米，用小火长时间煮成粥，加适量白糖即可。

交感神经型 宁神止颈痛

交感神经型的颈椎病主要是由于颈部受寒、或者长时间的从事打字等颈部活动较少的工作，使颈肩部的肌肉不能及时的得到放松和休息，颈椎的病理性增生，压迫颈部的交感神经，从而出现一些压迫引起的症状。因此，本型的保健关键是解除交感神经的压迫症状，缓解心慌心跳，失眠等症状。

以上两种类型颈椎病的保健方法同样适合本型，除此之后，还应该注意饮食方面的调理。饮食要合理搭配，不可单一偏食。粗粮和细粮要一起吃，主食与副食相搭配，全面营养可满足人体需要，促进患者的康复和维持正常人体的需要。颈椎病由于有椎体增生的病理改变，因此应以富含钙、蛋白质、B族维生素、维生素C和维生素E的饮食为主。其中钙是骨的主要成分，以牛奶、鱼、猪尾骨、黄豆、黑豆等含量为多。蛋白质也是形成韧带、骨骼、肌肉所不可缺少的营养素。B族维生素、维生素E则可缓解疼痛。尤其对于交感神经型的颈椎病，应多进食公鸡、鲤鱼、黑豆等食物。

颈椎病治疗除了要很好地选好、用好枕头之外，还应选好床铺。从颈椎病治疗的预防和治疗角度来看，应该选择透气性好、柔软、富有弹性的卧床。此外还要注意颈部的保暖，防止由于寒冷刺激而加剧肌肉的痉挛而加重病状。

附录

中医验方

荆防败毒散

荆芥、防风、羌活、独活、川芎、柴胡、前胡、桔梗、枳壳、茯苓各30克，甘草15克。

桂枝汤

桂枝9克、芍药9克、炙甘草6克、生姜（切）9克、大枣3个。

银翘散

连翘9克、银花9克、苦桔梗6克、薄荷6克、竹叶4克、生甘草5克、荆芥穗5克、淡豆豉5克、牛蒡子9克、芦根9克。

桑菊饮

桑叶7.5克、菊花3克、杏仁6克、连翘5克、薄荷2.5克、桔梗6克、甘草2.5克、葛根6克。

新加香薷饮

香薷6克、银花9克、鲜扁豆花9克、厚朴6克、连翘6克。

藿香正气水

苍术160克、陈皮160克、厚朴（姜制）160克、白芷240克、茯苓240克、大腹皮240克、生半夏160克、甘草浸膏20克、广藿香油1.6毫升、紫苏叶油0.8毫升。

参苏饮

人参6克、紫苏叶6克、干葛6克、半夏6克、前胡6克、茯苓6克、枳壳4克、桔梗4克、木香4克、陈皮4克、甘草炙4克。

加减葳蕤汤

生葳蕤9克、生葱白6克、桔梗4.5克、东白薇3克、淡豆豉12克、薄荷4.5克、炙甘草1.5克、红枣二枚。

麻黄汤

麻黄9克、桂枝6克、杏仁9克、炙甘草3克。

丹栀逍遥散

炙甘草1.5克、当归3克、芍药3克、茯苓3克、炒白术3克、柴胡1.5克、炒栀子1.5克。

血府逐淤汤

当归18克、生地18克、桃仁24克、红花18克、枳壳12克、赤芍12克、柴胡6克、甘草6克、桔梗9克、川芎9克、牛膝18克。

三仁汤

杏仁9克、白寇仁9克、薏仁18克、厚朴9克、通草6克、滑石18克、半夏12克、竹叶6克。

~ 补中益气汤

黄芪15克、党参10克、白术9克、陈皮6克、升麻6克、当归10克、柴胡6克、炙甘草9克。

~ 六一散

滑石180克、甘草30克。

~ 十滴水

樟脑、干姜、大黄、小茴香、肉桂、辣椒、桉油。

~ 玉枢丹

麝香、冰片、雄黄、山慈菇、千金子霜、红大戟、朱砂、五倍子。

~ 清暑益气丸

人参、黄芪(蜜炙)、白术(麸炒)、苍术(米泔炙)、麦冬、泽泻、五味子(醋炙)、当归、黄柏、葛根、青皮(醋炙)、陈皮、六神曲(麸炒)、升麻、甘草。

~ 生脉饮

人参100克、麦冬200克、五味子100克。

~ 川芎茶调散

川芎120克、白芷60克、羌活60克、细辛30克、防风45克、薄荷240克、荆芥120克、甘草60克。

~ 黄连香薷饮

香薷10克、扁豆15克、厚朴10克、黄连10克、藿香10克、金银花30克、连翘20克。

~ 芎芷石膏汤

川芎12克、白芷9克、石膏20克、菊花9克、藁本12克、黄芩6克、栀子6克、薄荷6克、羌活9克。

~ 羌活胜湿汤

羌活、独活各3克，藁本、防风、甘草(炙)、川芎各1.5克，蔓荆子0.9克。

~ 玉壶丸

人参瓜蒌根各等分。

~ 加减神术散

苍术、藁本、防风、甘草、白术、川芎、陈皮、半夏、细辛、白芷、茯苓、生姜、羌活等各15克。

~ 天麻钩藤饮

天麻9克、钩藤12克后下、石决明30克先煎、山栀子6克、黄芩9克、川牛膝12克、杜仲10克、益母草9克、桑寄生12克、夜交藤12克、茯苓12克。

~ 杞菊地黄丸

枸杞子40克、菊花40克、熟地黄160克、山茱萸（制）80克、牡丹皮60克、山药80克、茯苓60克、泽泻60克。

~ 镇肝熄风汤

淮牛膝30克、代赭石30克先煎、生龙骨10克先煎、生牡蛎15克先煎、生龟板15克先煎、生白芍15克、元参15克、天冬15克、川楝子6克、生麦芽

6克、茵陈6克、甘草5克。

逍遥散

柴胡15克、当归15克、白芍15克、白术15克、茯苓15克、生姜15克、薄荷6克、炙甘草6克。

导痰汤

防风(去芦)、南星(牛胆制)、枳实、茯苓(去皮)、羌活各3克，白术(土炒)、半夏各4.5克，甘草(炙)1.5克，橘皮(去白)4.5克，生姜5片。

五苓散

茯苓180克、泽泻300克、猪苓180克、肉桂120克、白术(炒)180克。

半夏白术天麻汤

半夏9克、天麻9克、白术9克、茯苓9克、橘红6克、甘草6克、生姜6克、大枣3枚。

桂枝茯苓丸

桂枝100克、茯苓100克、牡丹皮100克、赤芍100克、桃仁100克。

通窍活血汤

麝香0.15克、桃仁9克、红花9克、赤芍3克、川芎3克、老葱3根、生姜9克、大枣7枚。

四物汤

熟地黄15克、当归10克、白芍10克、川芎6克。

大补元煎

党参120克、山药(麸炒)120克、熟地黄180克、当归180克、山茱萸60克、杜仲(盐炒）120克、枸杞子180克、甘草(蜜炙)120克。

麻黄附子细辛汤

麻黄6克（去节）、细辛6克、附子6克（炮，去皮）。

龙胆泻肝汤

龙胆草12克、黄芩4克、栀子9克、泽泻9克、木通4克、车前子4克、当归4克、柴胡4克、甘草3克、生地黄18克。

归脾汤

白术9克、茯神10克、黄芪12克、龙眼肉10克、酸枣仁10克、党参12克、炙甘草5克、当归10克、远志10克、木香10克。

十全大补汤

人参10克、白术15克、云苓12克、当归10克、川芎10克、熟地12克、炙甘草5克、生姜3片、大枣5枚、黄芪15克、肉桂9克。

温胆汤

半夏(汤洗去滑)、麦门冬(去心)各45克，茯苓60克，酸枣仁90克(炒)，炙甘草、桂心、远志(去心，姜汁炒)、黄芩、萆薢、人参各30克。

保和丸

山楂（焦)300克、六神曲（炒)100克、半夏（制）100克、茯苓100克、陈皮50克、连翘50克、莱菔子（炒)50克、麦芽(炒)50克。

小承气汤

大黄（酒洗、12克）、厚朴（去皮、炙、6克）、枳实（炙、9克）。

竹茹汤

竹茹15克(新竹者)、甘草7.5克(锉)、乌梅2枚(捶破)。

半夏厚朴汤

半夏8.0克、生姜7.5 克、厚朴4.5克、紫苏叶3.0克、茯苓6.0克。

左金丸

黄连600克、吴茱萸100克。

小柴胡汤

柴胡12克、黄芩9克、制半夏9克、党参9克、炙甘草6克、生姜9克、大枣4枚。

大柴胡汤

柴胡15克、黄芩9克、芍药9克、半夏9克、生姜15克、枳实9克、大枣4枚、大黄6克。

膈下逐淤汤

灵脂6克(炒)、当归9克、川芎6克、桃仁9克(研泥)、丹皮6克、赤芍6克、乌药6克、玄胡索3克、甘草9克、香附4.5克、红花9克、枳壳4.5克。

越鞠丸

香附(醋制)200克、川芎200克、栀子(炒)200克、苍术(炒)200克、六神曲(炒)200克。

柴胡疏肝散

陈皮(醋炒)，柴胡各6克，川芎、枳壳(麸炒)、芍药各4.5克，甘草(炙)1.5克，香附4.5克。

小半夏汤合苓桂术甘汤

半夏18克、生姜15克、茯苓12克、桂枝9克、白术9克、甘草克。

香砂六君子汤

人参3克、白术6克、甘草2克、陈皮2.5克、半夏3克、砂仁2.5克、木香2克。

理中丸

人参、白术、干姜(炮)、甘草(炙)各20克。

麦门冬汤

麦门冬60克、半夏9克、人参6克、甘草4克、粳米6克、大枣12枚。

凉膈散

川大黄、朴硝、甘草各60克、山栀子仁、薄荷叶(去梗)、黄芩各30克、连翘120克。

健脾丸

党参、白术(土炒)、甘草(蜜炙)、芡实(麸炒)、白扁豆(土炒)、山药(麸炒)、莲子肉(土炒)、陈皮、山楂(清炒)。

参苓白术散

莲子肉500克、薏仁500克、砂仁

500克、桔梗500克、白扁豆750克、白茯苓1000克、人参1000克、炙甘草1000克、白术1000克、山药1000克。

四神丸

肉豆蔻(生用)60克，补骨脂(炒)120克，五味子60克，吴茱萸120克。

三拗汤

甘草(不炙)、麻黄(不去根、节)、杏仁(不去皮、尖)各等分。

止嗽散

桔梗(炒)、荆芥、紫苑(蒸)百部、白前蒸各1000克，甘草(炒)375克，陈皮(去白)500克。

桑杏汤

桑叶6克、杏仁9克、沙参12克、象贝母6克、香豉6克、栀皮6克、梨皮6克。

沙参麦冬汤

北沙参10克、玉竹10克、麦冬10克、天花粉15克、扁豆10克、桑叶6克、生甘草3克。

清金化痰汤

黄芩、山栀子各12克，知母、桑白皮、瓜蒌仁各15克，贝母、麦门冬、橘红、茯苓、桔梗各9克，甘草3克。

黛蛤散

青黛30克、哈壳300克。

黄芩泻白散

黄芩、桑白皮、地骨皮、甘草各9克。

二陈汤

陈皮(或橘红)9克、制半夏9克、茯苓6克、炙甘草3克。

三子养亲汤

紫苏子、白芥子、莱菔子各9克。

麻仁丸

火麻仁200克、苦杏仁100克、大黄200克、枳实(炒)200克、厚朴(姜制)100克、白芍(炒)200克。

防风通圣散

防风、川芎、当归、芍药、大黄、薄荷叶、麻黄、连翘、芒硝各15克，石膏、黄芩各30克，滑石90克，生甘草60克，荆芥穗、白术、栀子各7.5克。

大承气汤

大黄12克、厚朴15克、枳实12克、芒硝9克。

大黄甘草汤

大黄12克、甘草9克。

六磨汤

沉香、木香、槟榔、乌药、枳实、生大黄各3克。

加味逍遥散

当归、白芍药、干葛各6克，生地黄、川芎、黄芩各4.5克，人参2.7克，麦门冬2.7克，柴胡3克，乌梅2个，甘草1.8克。上药锉散，分作二服。用水150毫升，煎至105毫升，空腹时服。

四逆散

柴胡6克、枳实6克、芍药6克、炙甘草6克、水煎服，每日1剂，每日2次。

黄芪汤

生黄芪15克、鱼腥草30克、赤芍9克、丹皮6克、桔梗6克、瓜蒌9克、生大黄(后下)9克。

润肠丸

麻子仁、桃仁（去皮尖）各6克，羌活、当归尾、大黄（煨）各30克。

济川煎

当归12克、牛膝6克、肉苁蓉9克、泽泻5克、升麻3克、枳壳3克。

大建中汤

芍药60克，当归、川芎、黄耆、桂各30克，甘草(炙) 白术各22克。

大黄附子汤

大黄9克、附子12克、细辛3克。

丁香散

丁香、柿蒂各3克，甘草(炙)，良姜各1.5克。

丁香柿蒂散

丁香、柿蒂、青皮、陈皮各等分。

竹叶石膏汤

竹叶3片、红花0.9克、生地6克、煅石膏9克、花粉2.4克、陈皮1.5克、甘草1.5克、黄连1.5克(微炒)、僵蚕5条、连翘1.8克、玄参3克、牛蒡子1.8克、桑皮3克。

五磨饮子

木香、沉香、槟榔、枳实、台乌药各等分。

旋覆代赭汤

旋覆花、代赭石、半夏（汤泡）、人参各12克，甘草（炙）6克。

理中丸

人参、白术、干姜(炮)、甘草(炙)各1000克。

六味地黄丸

熟地黄160克、山茱萸（制）80克、牡丹皮60克、山药80克、茯苓60克、泽泻60克。

益胃汤

北沙参15克、麦冬15克、生地15克、玉竹5克、冰糖15克。

橘皮竹茹汤

橘皮12克、竹茹12克、生姜9克、甘草6克、人参3克、大枣5枚。

香苏散

陈皮(去白)30克，防己、木通、紫苏叶各15克。

良附丸

高良姜500克，香附(醋制）500克。

一贯煎

北沙参、麦冬、当归身各9克，生地黄18~30克，枸杞子9~18克，川楝子4.5克。

芍药甘草汤

芍药12克、甘草12克。

枳实导滞丸

大黄30克，枳实(麸炒，去瓤)、神曲(炒)各15克，茯苓(去皮)、黄芩(去腐)、黄连(拣净)、白术各10克，泽泻6克。

清中汤

香附、陈皮各4.5克，黑山栀、金铃子、延胡索各2.4克，甘草(炙)1.5克，川黄连(姜汁炒)3克。

失笑散

蒲黄、五灵脂各20克。

丹参饮

丹参30克，檀香、砂仁各30克。

黄芪建中汤

饴糖30克、桂枝9克、芍药18克、生姜9克、大枣6枚、黄芪5克、炙甘草6克。

栝蒌薤白半夏汤

栝蒌实一枚(捣)、薤白20克、半夏50克、白酒500毫升。

涤痰汤

南星(姜制)、半夏(汤洗七次)各2.5克，枳实(麸炒)、茯苓(去皮)各6克，橘红4.5克，石菖蒲、人参各3克，竹茹2.1克，甘草1.5克。

薤白桂枝汤

厚朴12克、薤白9克、桂枝6克、瓜蒌1枚、捣12克。

乌头赤石脂丸

蜀椒14克、乌头7.5克(炮)、附子7克(炮)、干姜14克、赤石脂14克。

参附汤

人参、附子各20克。

人参养荣汤

黄芪30克、当归30克、桂心30克、甘草炙30克、橘皮30克、白术30克、人参30克、白芍药90克、熟地黄9克、五味子4克、茯苓4克、远志15克。

天王补心丹

人参去芦、茯苓、玄参、丹参、桔梗、远志各15克，当归酒浸、五味、麦门冬去心、天门冬、柏子仁、酸枣仁炒，各30克，生地黄120克。

炙甘草汤

炙甘草12克、生姜9克、桂枝9克、人参6克、生地黄50克、阿胶6克、麦门冬10克、麻仁10克、大枣10枚。

酸枣仁汤

酸枣仁18克、知母6克、茯苓6克、川芎3克、炙甘草3克。

黄连阿胶汤

黄连3克、阿胶9克、黄芩9克、鸡子黄2枚、白芍9克。

左归饮

熟地9~30克、山药6克、枸杞子6克、炙甘草3克、茯苓4.5克、山茱萸3~6克。

左归饮

正气天香散：乌药60克，香附末240克，陈皮、苏叶、干姜各30克。

小建中汤

饴糖30克、桂枝9克、芍药18克、生姜9克、大枣6枚、炙甘草6克。

温脾汤

大黄、桂心各9克，附子、干姜、人参各3克。

天台乌药散

台乌12克、木香8克、小茴香6克、青皮6克、高良姜9克、槟榔9克、川楝子12克、巴豆霜(不多于0.3克)。

少腹逐淤汤

小茴香(炒)7粒、干姜(炒)0.6克、延胡索3克、没药(研)6克、当归9克、川芎6克、官桂3克、赤芍6克、蒲黄9克、五灵脂(炒)6克。

桃核承气汤

桃仁2.5克、桂枝2.5克、大黄5.0克、芒硝2.5克、甘草2.5克。

茯苓散

赤茯苓30克、半夏15克、(汤洗七遍去滑）陈橘皮30克、(汤洗，去白、瓤，焙）川芎15克、白术15克、人参30克（去芦头）。

桂枝龙骨牡蛎汤

桂枝、芍药、生姜各9克，甘草6克，大枣12枚，龙骨、牡蛎各9克。

四君子汤

人参9克、白术9克、茯苓9克、炙甘草6克。

朱砂安神丸

朱砂200克、黄连300克、地黄200克、当归200克、甘草100克。

桃仁红花煎

红花、当归、桃仁、香附、延胡索、赤芍、川芎、乳香、丹参、青皮、生地各等分。

半夏秫米汤

半夏15克、秫米(即高粱米)50克。

当归龙荟丸

当归、芦荟、木香、麝香、龙胆草、青黛、黄芩、黄连、黄柏、栀子、大黄各20克。

交泰丸

黄连30克(姜汁浸，黄土炒)、枳实

30克(麸炒)、白术(去芦，土炒)30克、吴茱萸(汤泡，微炒)60克、归尾(酒洗)30克、大黄(用当归、红花、吴茱萸、干漆各30克)。

安神定志丸

人参3克、茯苓15克、茯神15克、远志10克、石菖蒲12克、龙齿30克、朱砂3克。

酸枣仁汤

酸枣仁15克、茯神12克、知母10克、川芎9克、甘草4克。

八正散

车前子、瞿麦、扁蓄、滑石、山栀子仁、甘草炙、木通、大黄面各500克。

滋肾通关丸

黄柏500克酒炒、知母500克酒浸炒、肉桂12克。

济生肾气丸

熟地黄160克、山茱萸(制)80克、牡丹皮60克、山药80克、茯苓120克、泽泻60克、肉桂20克、附子(制)20克、牛膝40克、车前子40克。

香茸丸

鹿茸90克、生当归60克、麝香3克、生川乌15克、雄羊肾3对。

吴茱萸汤

吴茱萸(汤淘，炒)、厚朴(生姜制)、官桂(去皮)、干姜(炮)各60克，白术、陈皮(去白)、蜀椒(去子)各15克。

沉香散

沉香30克、砂仁30克、苍术40克、枳实50克、麦芽(炒焦)40克、青皮50克、紫苏叶40克、细辛20克、川芎40克、桔梗30克、茯苓40克、甘草10克、栀子40克、厚朴(制)30克、香附(制)40克、木香30克、山楂(焦)50克、陈皮40克、藿香40克、荆芥40克、白芷30克、防风20克、薄荷40克、半夏(姜制)40克、白芍30克、葛根40克。

清肺饮

五味子、桔梗、橘红、茯苓、贝母、杏仁、甘草各15克。

代抵当丸

大黄9克、芒硝6克(冲服)、桃仁9克、当归尾9克、穿山甲9克、桂枝9克、生地黄24克。

春泽汤

桂技9克、茯苓9克、炒白术9克、猪苓9克、泽泻10克、党参6克、生姜6克、代赭石12克(先煎)。

六君子汤

人参9克、白术9克、茯苓9克、炙甘草6克、陈皮3克、半夏4.5克。

泻热镇肝汤

龙胆草、黄芩、白芍、生地、丹皮、钩藤、菊花、怀牛膝、生赭石、生石决明、川楝子、夏枯草各15克。

平肝潜阳汤

生牡蛎30克、夏枯草30克、石决明24克、桑寄生15克、生地15克、生杜仲15克、黄芩12克、草决明9克、菊花9克、茺蔚子9克。

右归丸

熟地黄240克、附子（炮附片）60克、肉桂60克、山药120克、山茱萸（酒炙）90克、菟丝子120克、鹿角胶120克、枸杞子120克、当归90克、杜仲（盐炒）120克。

金匮肾气丸

地黄、山药、山茱萸(酒炙)、茯苓、牡丹皮、泽泻、桂枝、附了(炙)、牛膝(去头)、车前子(盐炙)，各等分。

消渴方

黄连末、天花粉末、人乳汁（或牛乳）、藕汁、生地汁、姜汁、蜂蜜各等分。

二冬汤

冬菇50克、冬笋150克。

玉女煎

石膏9~15克、熟地9~30克、麦冬6克、知母5克、牛膝5克。

增液承气汤

玄参30克、麦冬24克、生地黄24克、大黄9克、芒硝9克。

白虎加人参汤

知母18克、石膏50克、甘草6克、粳米30克、人参10克。

甘麦大枣汤

甘草9克、小麦15克、大枣7枚。

复元活血汤

柴胡15克、天花粉9克、当归9克、红花6克、甘草6克、炮山甲6克、酒大黄30克、桃仁9克。

五皮饮

五加皮9克、地骨皮8克、茯苓皮24克、大腹皮9克、生姜皮6克。

胃苓汤

苍术10克、厚朴10克、陈皮5克、甘草5克、白术10克、桂枝5克、猪苓10克、泽泻10克、生姜10克、红枣10克。

实脾饮

白术12克、厚朴6克、木瓜6克、木香3克、草果3克、大腹子(即槟榔)6克、茯苓15克、干姜6克、制附子6克、炙甘草3克、生姜3片、大枣3枚。

真武汤

熟附子6克、茯苓9克、白芍9克、白术6克、生姜9克。

越婢汤

麻黄18克、石膏25克、生姜9克、甘草6克、大枣5枚。

防己黄芪汤

防己6克、黄芪15克、白术10克、炙甘草9克、生姜6克、大枣4枚。

防风汤

防风、当归、赤茯苓、杏仁各10克，甘草、官桂各3克，黄芩、秦艽、葛根各10克，麻黄5克，生姜15克，大枣3枚。

乌头汤

制川乌6克、麻黄6克、黄芪9克、白芍9克、防己9克、炙甘草9克。

薏仁汤

瓜子仁汤、瓜蒌仁汤、瓜蒌子汤、薏仁汤药物组成薏仁18克、瓜蒌仁18克、牡丹皮12克、桃仁(去皮尖)12克。

白虎加桂枝汤

知母180克、甘草(炙)60克、石膏500克、粳米60克、桂枝(去皮)90克。

宣痹汤

防己15克、杏仁15克、滑石15克、连翘9克、山栀9克、薏苡15克、半夏9克(醋炒)、晚蚕沙9克、赤小豆皮9克。

五味消毒饮

金银花20克、野菊花15克、蒲公英15克、紫花地丁15克、紫背天葵子15克。

犀黄丸

犀黄0.9克、乳香(去油)、没药(去油)各30克(研极细末)、麝香4.5克、黄米饭30克。

双合汤

当归6克、川芎6克、白芍6克、生地黄6克、陈皮6克、半夏(姜汁炒)6克、茯苓(去皮)6克、桃仁(去皮)3克、红花3克、白芥子6克、甘草3克。

补血养筋丸

肉苁蓉、牛膝、天麻、木瓜、鹿茸、熟地黄、菟丝子、五味子各等分。

河车大造丸

紫河车100克、熟地黄200克、天冬100克、麦冬100克、杜仲(盐炒)150克、牛膝(盐炒)100克、黄柏(盐炒)150克、龟甲(制)200克。

清燥救肺汤

桑叶9克、生石膏15克、人参2克、甘草3克、麻仁3克、阿胶3克(烊化)、麦冬4克、杏仁2克、枇杷叶6克。

清气化痰汤

枳壳、大黄、栀子、花粉、黄芩、薄荷、牛蒡子、天麻、杏仁（炒，去皮尖）各等分。

补肺汤

款冬花、桂心各30克，桑白皮(炙)120克，人参、紫菀茸、白石英各30克，五味子、钟乳粉各45克，麦门冬(去心)60克。

神应养真丹

当归(酒浸)、天麻、川芎、羌活、

白芍药、熟地黄各等分。

七宝美髯丹

赤白何首乌各500克、赤白茯苓各500克、牛膝250克、当归240克、枸杞子240克、菟丝子240克、补骨脂120克。

枇杷清肺饮

枇杷叶、桑白皮、知母、黄芩、银花、赤勺、生地、生石膏、生甘草各等分。

芩连平胃散

黄连18克、陈皮18克、苍术50克(炒)、生甘草18克、茯苓6克、厚朴18克。

茵陈蒿汤

茵陈蒿18克、栀子9克、大黄9克。

大黄蛰虫散

熟大黄、土鳖虫(炒)、水蛭(制)、虻虫(去翅足,炒)、蛴螬(炒)、干漆(煅)、桃仁、苦杏仁(炒)、黄芩、地黄、白芍、甘草各等分。

小青龙汤

麻黄3~6克、桂枝3克、细辛3克、干姜3克、制半夏9克、五味子6克、白芍9克、甘草3克。

温肺止流丹

党参、荆芥、黄芪、细辛、诃子、五味子、白术、桔梗、辛夷、石菖蒲、甘草。

苍耳子散

苍耳子、辛夷、白芷、薄荷、藿香、白菊花、桑白皮、黄芩、丹皮、马兜铃、甘草。

清胃散

生地15克、当归8克、丹皮12克、川连6克、升麻9克。

知柏地黄汤

熟地黄24克、山茱萸12克、干山药12克、泽泻9克、茯苓9克(去皮)、丹皮9克、知母24克、黄柏24克。

牙痛散

荜拨3克、白芷3克、良姜3克、细辛3克、雄黄3克、白胡椒3克、薄荷1.5克、冰片1.5克。共研细末，以小棉球蘸药粉塞龋洞内。

普济消毒饮

黄芩15克、黄连15克、陈皮6克、甘草6克、玄参6克、柴胡6克、桔梗6克、连翘3克、板蓝根3克、马勃3克、牛蒡子3克、薄荷3克、僵蚕2克、升麻2克。

曲麦枳术丸

白术(麸炒)、桔梗、麦芽(炒)、山楂、枳实(麸炒)、六神曲(麸炒)、枳壳(麸炒)、陈皮各等分。

肥儿丸

神曲(炒)、黄连(去须)各30克，肉

豆蔻(面裹煨,去面)、使君子(去皮,细锉)、麦糵(炒)150克，槟榔2个。

~ 大补阴丸

黄柏(炒褐色)120克、知母(酒侵炒)120克、熟地黄(酒蒸)180克、龟板(酥炙)180克。

~ 启脾丸

人参100克、白术(炒)100克、茯苓100克、甘草50克、陈皮50克、山药100克。

~ 缩泉丸

山药300克、益智仁(盐炒)300克、乌药300克。

~ 二妙散

黄柏(炒)、苍术(米泔浸炒)各等分。

~ 温经汤

当归、川芎、芍药、桂心、牡丹皮、莪术各15克，人参、甘草、牛膝各30克。

~ 圣愈汤

熟地20克、白芍15克、川芎8克、人参(一般用潞党参20克)、当归15克、黄芪18克。

~ 调肝汤

黄芪30克、黄精30克、白花蛇舌草30克、党参30克、虎杖30克、白术12克、白芍12克、仙灵脾15克、大枣15克、枸杞15克、柴胡9克、当归9克、甘草6克。

~ 通乳丹

炙黄芪12克、野党参12克、秦当归12克、天花粉12克、原寸冬9克、炒白术9克、生麦芽15克、王不留行12克、钟乳石12克、净漏芦9克、穿山甲6克、方通草3克。

~ 下乳涌泉散

王不留行、麦芽、通草、漏芦、当归、桔梗、地黄、白芍、川芎、白芷、天花粉、柴胡、甘草、穿山甲各等分。

~ 毓麟珠

人参、 白术(土炒)、茯苓、芍药(酒炒)各60克，川芎、炙甘草各30克，当归、熟地(蒸,捣)、菟丝子(制)各120克，杜仲(酒炒)、鹿角霜、川椒各60克。

~ 养精种玉汤

大熟地30克(九蒸)、当归15克(酒洗)、白芍15克(酒炒)、山萸肉15克(蒸熟)。

~ 开郁种玉汤

酒炒白芍30克、酒炒香附9克、酒洗丹皮9克、茯苓(去皮)9克、酒洗当归150克、土炒白术150克、花粉6克。

~ 赞育丹

淫羊藿20克、巴戟天15克、仙茅10克、肉苁蓉10克、熟地10克、菟丝子10克、枸杞子20克、山萸肉10克、补骨脂10克、鹿角胶10克、肉桂10克、熟附片10克、人参10克。

全鹿丸

全鹿干、锁阳、党参、生地、牛膝、熟地、褚实子、菟丝子、山药、补骨脂、枸杞子、川芎、肉苁蓉、当归、巴戟天、炙甘草、天门冬、五味子、麦冬、白术、续断、青盐、秋石各等分。

渗湿汤

白术18克、干姜(炮)6克、白芍药6克、附子(炮.去皮脐)6克、白茯苓(去皮)6克、人参6克、桂枝(不见火)3克、甘草(炙)3克。

独活寄生汤：独活9克，桑寄生、细辛、秦艽、防风、肉桂、牛膝、杜仲、熟地、当归、川芎、白芍、人参(现多用党参)、茯苓、甘草各6克。

青娥丸

杜仲(盐炒)480克、补骨脂(盐炒)240克、核桃仁(炒)150克、大蒜120克。

身痛逐淤汤

秦艽3克、川芎6克、桃仁9克、红花9克、甘草6克、羌活3克、没药6克、当归9克、灵脂6克(炒)、香附3克、牛膝9克、地龙6克(去土)。

七厘散

血竭500克、乳香(制)75克、没药(制)75克、红花75克、儿茶120克、冰片6克、麝香6克、朱砂60克。

小活络丹

川乌(炙)45克、草乌(炙)45克、当归30克、川芎30克、白芍15克、乳香(炙)22.5克、没药(炙)22.5克、地龙肉22.5克、香附(醋炙)30克、胆星45克。

桂枝葛根汤

桂枝18克、白芍18克、甘草12克、葛根25～40克、生姜6克、大枣6克。

通化调理汤

丹参、葛根、黄芪、大枣各18克，桂枝6克，赤芍12克，当归12克，白芷9克，羌活12克，地龙9克，炙甘草6克。

鹿丹汤

鹿衔草、丹参、熟地、当归、白芍、川芎、薏仁、威灵仙各12克。

读者调查表

◆您最想了解以下哪些方面的内容（可多选）

□癌症	□肝炎	□痛风	□颈椎病	□流产	□皮肤病
□感冒	□肝硬化	□糖尿病	□腰椎间盘突出	□痛经	□口腔溃疡
□肺炎	□脂肪肝	□甲亢	□骨折	□宫外孕	□中耳炎
□肺结核	□阑尾炎	□红斑狼疮	□关节炎	□性病	□鼻炎
□哮喘	□痔疮	□头痛	□骨质疏松	□阳痿	□咽喉炎
□冠心病	□胰腺炎	□失眠	□阴道炎	□早泄	□沙眼
□高血压	□胆结石	□中风	□月经不调	□前列腺炎	□白内障
□高血脂	□肾炎	□老年痴呆	□宫颈糜烂	□性功能障碍	□干眼症
□胃炎	□肾结石	□帕金森氏病	□不孕不育	□脱发	□红眼病

◆就医习惯（可多选）

看病支出最多的家庭成员：

□父母　□成年男性　□成年女性　□儿童

得病后对您造成压力最大的家庭成员：

□父母　□成年男性　□成年女性　□儿童

◆关于本书：

您与多少位家人或朋友分享了本书：

□没有　□1～4人　□5人以上

您对本书封面的评价：

□喜欢　□一般　□不喜欢

您购买本书是因为：

□内容　□封面　□作者　□宣传

您为何购买本书：

□自己喜欢　□馈赠亲友　□消遣阅读　□其他

您通过什么途径获得本书信息：

□报纸　□网络　□杂志　□其他

您通过什么途径购买本书：

□书店　□网络　□超市　□其他

您希望我们改进的建议是：

从此处裁剪邮寄

吉林科学技术出版社

长春市人民大街4646号 邮编：130021 电话：0431-85630195

请寄回这张读者服务卡，您可以获得我社最新出版资讯，并参加各项回馈优惠活动。

书名：

姓名：　　　　　　性别：☐男　☐女

出生日期：＿＿＿＿年＿＿＿月＿＿＿日

教育程度：☐高中及以下　☐大专　☐本科

☐研究生　☐博士及以上

职业：☐学生　☐教师　☐公务员　☐军人

☐金融业　☐制造业　☐IT业　☐新闻出版业

☐服务业　☐贸易业　☐自由职业

☐其他

地址：＿＿＿＿省＿＿＿＿＿市

＿＿＿＿县/区

＿＿＿＿路＿＿＿＿＿号

＿＿＿＿楼＿＿＿＿＿室

邮编：

电话：(O)＿＿＿＿＿(H)＿＿＿＿＿

Email：＿＿＿＿＿＿＿＿

今后是否接受我社的各种书讯、活动等信息：☐是　☐否

更多惊喜登陆：www.jlstp.com